Diminished Ovarian Reserve and Assisted Reproductive Technologies
Current Research and Clinical Management

卵巢储备功能减退与辅助生殖技术

研究现状与临床实践

原著　[美] Orhan Bukulmez

主审　乔　杰　院士

　　　黄荷凤　院士

　　　陈子江　院士

主译　曹云霞　教授

中国科学技术出版社

·北京·

图书在版编目（CIP）数据

卵巢储备功能减退与辅助生殖技术：研究现状与临床实践 /（美）奥汉·布库尔梅兹 (Orhan Bukulmez) 原著；曹云霞主译 . — 北京：中国科学技术出版社，2021.4

书名原文：Diminished Ovarian Reserve and Assisted Reproductive Technologies: Current Research and Clinical Management

ISBN 978–7–5046–8983–2

Ⅰ . ①卵… Ⅱ . ①奥… ②曹… Ⅲ . ①女性—卵巢—机能—研究②试管婴儿—技术 Ⅳ . ① R339.2 ② R321–33

中国版本图书馆 CIP 数据核字 (2021) 第 034174 号

著作权合同登记号：01-2021-0158

策划编辑	焦健姿　费秀云	
责任编辑	孙　超	
装帧设计	佳木水轩	
责任印制	李晓霖	

出　　版	中国科学技术出版社
发　　行	中国科学技术出版社有限公司发行部
地　　址	北京市海淀区中关村南大街 16 号
邮　　编	100081
发行电话	010-62173865
传　　真	010-62179148
网　　址	http：//www.cspbooks.com.cn

开　　本	889mm×1194mm　1/16
字　　数	435 千字
印　　张	19.75
版　　次	2021 年 4 月第 1 版
印　　次	2021 年 4 月第 1 次印刷
印　　刷	天津翔远印刷有限公司
书　　号	ISBN 978–7–5046–8983–2 / R·2672
定　　价	198.00 元

译者名单

主　审　乔　杰　北京大学第三医院

　　　　黄荷凤　上海复旦大学附属妇产科医院

　　　　陈子江　山东大学附属生殖医院

主　译　曹云霞　安徽医科大学第一附属医院

副主译　周　平　安徽医科大学第一附属医院

　　　　张　丹　浙江大学医学院附属妇产科医院

　　　　孙　赟　上海交通大学医学院附属仁济医院

　　　　龚　斐　中信湘雅生殖与遗传专科医院

　　　　魏兆莲　安徽医科大学第一附属医院

　　　　武学清　山西省儿童医院（山西省妇幼保健院）

译　者　（以姓氏笔画为序）

　　　　刁飞扬　南京医科大学第一附属医院

　　　　马燕琳　海南医学院第一附属医院

　　　　卢美松　哈尔滨医科大学附属第一医院

　　　　邢　琼　安徽医科大学第一附属医院

　　　　刘益枫　浙江大学医学院附属妇产科医院

　　　　刘睿智　吉林大学第一医院

　　　　汤小晗　哈尔滨医科大学附属第一医院

　　　　孙　赟　上海交通大学医学院附属仁济医院

　　　　毕星宇　山西省儿童医院（山西省妇幼保健院）

　　　　纪冬梅　安徽医科大学第一附属医院

　　　　李　元　中信湘雅生殖与遗传专科医院

　　　　李　文　海军军医大学附属长征医院

　　　　李　艳　山东大学附属生殖医院

　　　　李　崎　海南医学院第一附属医院

　　　　张　丹　浙江大学医学院附属妇产科医院

张文香　安徽医科大学第一附属医院

张馨月　吉林大学第一医院

陈蓓丽　安徽医科大学第一附属医院

武学清　山西省儿童医院（山西省妇幼保健院）

金　丽　上海复旦大学附属妇产科医院

周　平　安徽医科大学第一附属医院

贺小进　安徽医科大学第一附属医院

曹云霞　安徽医科大学第一附属医院

龚　斐　中信湘雅生殖与遗传专科医院

章志国　安徽医科大学第一附属医院

蒋忠新　海军军医大学附属长征医院

魏兆莲　安徽医科大学第一附属医院

学术秘书　陈蓓丽

内容提要

　　本书引进自 Springer 出版社，是一部系统介绍卵巢储备功能减退与辅助生殖技术相关研究及进展的著作。全书共分四篇，回顾了相关术语的定义和范围，以及当前人们对 DOR 自然史的理解；概述了饮食、激素、传统补品和用于刺激卵巢和改善 ART 结果的常规方法；介绍了微刺激、温和刺激方案和替代方案、冷冻胚胎移植准备、胚胎培养和子宫内膜准备注意事项及对临床结局的回顾；讨论了现代技术在 DOR 治疗中的应用，包括新鲜胚胎移植与冷冻胚胎移植、冷冻保存及全面的染色体分析；展望了 ART 未来发展前景，如人工卵母细胞和卵巢的发育、早期卵母细胞的冷冻、卵巢皮质组织的冷冻和卵巢皮质的活化等。本书内容丰富，图文并茂，汇集了应对卵巢储备功能减退的最新研究成果和临床方法，对从事生殖医学相关专业的医生及研究人员很有参考价值。

序 一

收到 Bukulmez 教授书稿时，我不禁想到转化医学的自然融合。由于社会经济问题改变了我们的生育习性，随之发展而来的是体外受精和越来越被熟知、诊断及积极应对的卵巢衰老问题。日益成熟的恶性肿瘤治疗技术使得更多的幸存者开始寻求辅助生殖技术帮助其实现生育力保存。这些巨大的生殖变化驱动了生殖医学基础及临床科学的发展，只有发展才能应对新的挑战。卵巢储备功能减退的临床进展已不再只是理论知识，而成为基于证据的前沿问题。

Bukulmez 医生及其同事已在该领域工作多年。幸运的是，他们的宝贵经验能够通过本书与更多人分享，许多夫妇或个人将从中获益。书中所述给人以诸多启示，契合并加强了实验室发现，同时不断寻求临床应用。本书不仅是一部临床手册，读者还可从书中展望未来发展趋势。

本书让我有幸履行导师的职责。我与本书的著者一起工作了数十年，非常欣慰地看到他每天为征服各种科学家关注的难题和沉重的临床责任而努力，同时坚守本心，绝不屈服于不断恶化的医疗环境。本书在记录著者宝贵经验的同时，更为有意义的是在一个非常正确的时机向人们展示了 Bukulmez 教授的成果，能够帮助我们更清楚地理解卵巢衰退和卵巢储备的概念。细读本书并用书中所述构建日后的知识体系，那么"一切都可以轻而易举地解释清楚"。

Frederick Naftolin, MD, PhD

New Haven, CT, USA

New York, NY, USA

序 二

　　得克萨斯大学西南医学中心进行体外受精（IVF）的历史始于 20 世纪 80 年代初期。医学中心的一位年轻职工（Guzick 博士）是该中心的创建人，并为西南医学中心第一对通过 IVF 怀孕的夫妇提供了医疗帮助。然而，当时助孕的成功率很低。患者接受人绝经期促性腺激素和人绒毛膜促性腺激素可分别刺激卵泡生长和触发排卵，主要通过使用放射免疫法（RIA）监测血清雌激素并通过腹部 / 骨盆超声检查监测卵泡发育情况。起初通过腹腔镜及细针卵泡穿刺来取卵。当时，我们并没有微型相机和视频监视器，因此我们只能通过腹腔镜直接观察卵泡。

　　1986 年，我成为西南医学中心生殖内分泌和不孕中心的主任。1987 年，Guzick 博士离职并加入匹兹堡大学，我聘请了之前的一位同事 Odum 博士作为我们 IVF 部门主任。Odum 博士入职后就被送去弗吉尼亚州诺福克市进修经阴道细针穿刺取卵术。这项技术使得取卵术更加容易，且成功率更高。1989 年，Odum 博士也离职了，重新就职于德州理工大学。在之后的 20 年，有几位同事担任 IVF 部门主任，如 Bradshaw 博士、Kutteh 博士、Chantilis 博士和 Attia 博士。标准的治疗包括各种促性腺激素加上促性腺激素释放激素的激动药和拮抗药，在 20 世纪 90 年代中期我们开展了供卵项目。

　　2010 年，我的前同事 Orhan Bukulmez 博士加入了我们团队，并成为生殖内分泌及不孕中心的主任兼 IVF 医学技能主任。Bukulmez 博士重点关注提高既往在其他医学中心助孕失败夫妇的 IVF 结局，尤其是那些可预期的卵巢低反应、卵巢储备功能减退和（或）高龄生育的女性。作为西南医学中心 IVF 部门（即现在的生育与先进生殖医学）的新兴方法，他创立了卵巢储备功能减退和（或）高龄女性的微刺激方案。就现有的医学知识，我们都知道以上两种因素均与不孕的发生显著相关，主要是由于女性生育年龄推迟引起的。目前，我们医学中心的大多数患者都合并有高龄和（或）卵巢储备功能减退，且多数患者都有既往就诊于其他医学中心助孕失败的经历。由于帮助这类患者成功受孕并生育活产胎儿，使得我们医学中心获得了较好的声誉。

　　此外，Bukulmez 博士主要为癌症患者和推迟生育的女性制订生育力保护计划，并更新了第三方生殖计划。由于我们的项目具备个体化及经济适用等优势，同时以患者为中心，因而被人们所周知，该项目的开展有赖于人们对生殖内分泌的深刻理解和应用。在我看来，这将有利于推进医学中心研究人员进行更高级的培训，使其更有能力帮助预后差的患者进行 IVF，进而在这一领域得到更多进展。

我们的两名工作人员发现，使用微刺激方案对这类人群有帮助。在学习了关于卵巢储备功能减退及辅助生殖技术进展的一篇综述后，Beverly Reed 博士发表了论文《在辅助生殖过程中使用枸橼酸氯米芬微刺激方案对子宫内膜厚度的负面影响》，该文支持多个冷冻胚胎积攒后冻胚移植，不提倡鲜胚移植。John Wu 博士最近也发表了一篇论文，名为《不同刺激方案对子宫内膜形态学及基因差异表达的影响》，该文针对传统促排方案与微刺激方案对子宫内膜的影响进行了阐释。目前，我们医学中心的 David Prokai 博士正在针对微刺激和温和刺激方案 IVF 周期及其冷冻胚胎移植结局进行大数据深度分析。

总之，根据患者卵巢储备功能减退的情况，Bukulmez 博士针对这类患者制订了个体化的 IVF 方案（包括微刺激或温和刺激等），其涉及的病理生理与未来面对的技术将会在书中相关章节讨论。

我深深地为我们 IVF 团队针对卵巢储备功能减退患者的研究所获得的成果感到骄傲，同时也非常期待本书的持续再版。

Bruce R. Carr, MD
Dallas, TX, USA

译者前言

　　生殖医学事业蓬勃发展几十载，随着时间的推移和时代的变迁，女性社会地位发生改变的同时，生育观念也变得更加独立。生育年龄推迟、生育质量下降，使得卵巢功能低下者与辅助生殖技术关系更加密切。但在助孕过程中，医生和患者往往同时面临着卵巢反应差、获卵数目少、临床妊娠率低的困境，亟须专业的生殖医学知识指导临床，科普患者。恰逢此时，中国科学技术出版社编辑推荐了本书。认真翻阅了 Orhan Bukulmez 教授的这部著作后，深感该书专业性强、指导意义大，推广临床后将益处良多，遂决定邀请国内生殖领域的知名专家及同道一起完成此书的翻译工作。

　　本书回顾了近年来人们对卵巢储备功能减退（DOR）的认识过程，从自然衰老到女性高龄（＞35 岁）频繁出现的 DOR 现象，从饮食调整、激素替代、传统中药等常规处理对卵巢功能的改善到现代辅助生殖技术对 DOR 生育结局的影响，从临床卵巢功能的评估、促排卵方案的制订、扳机药物的使用到实验室胚胎的培养、移植、冷冻保存及染色体筛查，甚至未来生育力保存的发展前景，书中都做了详细阐述，为临床医生面对 DOR 患者或高龄女性患者时提供了最新的国际治疗方案和科学依据。正如原著作者所言，本书看似聚焦卵巢储备功能减退这一疾病，但在回顾各种辅助生殖方法及相关处理方式的同时，让大家对辅助生殖治疗技术有了一个整体性的认识。

　　在此，我要感谢参与本书翻译工作的每一位译者。所有译者均为生殖医学临床一线的实践者和探索者，不仅业务过硬，而且热衷思考。从开始邀约诸位专家参与翻译，到随后反复审校修改，虽然每个人都肩负着繁重的临床工作及科研压力，但所有专家都没有任何推诿，更多的是对翻译工作精益求精的专业态度和服务临床的赤诚之心。正是因为各位译者严谨踏实的态度和高度负责的使命感，本书才得以顺利翻译出版。

　　虽然在翻译过程中，我们力求准确表达原著所传递的生殖医学知识和理念，以便于国内生殖医生、医学生及相关人员阅读和理解，但由于中英文语言表述习惯及专业术语不尽相同，书中可能存在疏漏之处，敬请读者批评指正！

　　最后，衷心希望本书能够进一步加深临床医生对卵巢储备功能减退这一疾病的认识及了解，促进学科的发展及诊疗水平的提高，最终真正服务于 DOR 患者的生殖健康！

安徽医科大学校长　教授　博士研究生导师

原书前言

　　20世纪90年代中期，当我开始涉足生殖医学行业，我发现一些患者在控制性促排卵（controlled ovarian stimulation，COS）过程中，与同年龄段女性相比，往往需要使用更高剂量的促性腺激素，卵巢才会对刺激产生反应。由于促性腺激素的大剂量使用并未产生令人满意的结果，因此临床上针对此类患者形成了各种超促排卵和辅助治疗方案。这些患者大多数在30岁以后多次发生与年龄相关的卵巢反应下降，这与自然受孕率随女性衰老而下降的事实相呼应。但是，一些20—30岁的年轻女性经过辅助生殖技术（assisted reproductive technology，ART）治疗也仅能获得少量的卵子和胚胎。20世纪90年代初期，我们对使用窦卵泡计数（antral follicle count，AFC）来评估卵巢储备功能的认识还不够充分，只是依靠频繁检查基础促卵泡生成素（follicle-stimulating hormone，FSH）和雌二醇（estradiol，E_2）的水平来进行评估。因此，往往对一些FSH和E_2水平正常的女性促排卵过程中发生卵巢反应低下的情况感到困惑。我们通常进行枸橼酸氯米芬（clomiphene citrate，CC）刺激试验来评估卵巢卵母细胞储备状况，尽管这对患者来说有点麻烦，但我们认为该试验能通过生物学方法检测使用CC后FSH的水平是否增加，这比单纯检测基础FSH和E_2水平更有效。随后我们对AFC有了更深刻的认识，同时还补充了新的卵巢储备标志物抗米勒管激素（anti-Müllerian hormone，AMH）。如此，即使患者之前没有进行过任何ART周期的治疗，我们也可以在一定程度上预测为什么或哪些人会发生卵巢不良反应。很快，"卵巢储备功能减退"（DOR）一词被广泛接受。20世纪90年代，我们接诊的患者年龄大多在20—30岁。

　　21世纪初，前来生育诊所就诊的女性患者人口特征开始发生显著变化。许多女性推迟结婚或生育，并在30岁左右甚至更晚才开始考虑怀孕。事实上，许多这样的女性面对生殖功能的减退感到十分焦虑，只能求助于辅助生殖技术来实现自己想要生育的梦想。因此，卵巢低反应（poor ovarian response，POR）成为伴随就诊患者人口特征转换而频繁出现的问题。当女性为35岁或35岁以上时，已到高龄生育年龄（advanced reproductive age，ARA）。评估卵巢储备功能的方法包括超声检查和血清学检测，已成为进行辅助生殖技术控制性促排卵前的必备项目。被预测为卵巢功能低下的患者要接受各种不同的COS方案，这些方案大多数都需要每天使用大剂量促性腺激素，因而会增加ART的花费。我在早期担任生殖科医师时，我们医院更愿意进行新鲜胚胎移植，因为冷冻胚胎移植的活产率会低很多。此外，经常进行多胚胎移植，以期提高POR或DOR女性的成功率。实际上，这些方法会导致临床妊娠率和抱婴回家率下降，其中一些是由于多胚胎移植造成的。许多因新鲜胚胎移植失败的女性正在接受多种高剂量 COS 治疗，以便获得更多的胚胎进行移植。

英国诞生的世界上第 1 例体外受精（in vitro fertilization，IVF）的试管婴儿是通过自然周期获得的。随后，美国的第 1 例 IVF 婴儿在使用小剂量促性腺激素的情况下也获得了成功。由于卵巢刺激与促性腺激素的使用能募集大量卵泡，获得更多卵子，从而提高了 IVF 周期的成功率，这种方法很快成为 IVF 周期的常态，致使促性腺激素的日使用量激增。20 世纪 90 年代，开始出现主张减少 ART 周期中促性腺激素使用量的提议。当时，作为一名年轻的生殖生理学家，我注意到英国有一个团队提倡在 IVF 周期进行微刺激治疗。然而，我最初的看法是这种微刺激方案后新鲜胚胎移植的妊娠率看起来很低。我在土耳其哈塞特佩大学时，曾参加过一项基于重组 FSH 的欧洲多中心双盲随机临床试验。这项研究的目的是评估年龄在 30—39 岁的女性，随着重组 FSH 使用剂量的增加能否增加 ART 周期中获得的卵子数量。研究表明，高剂量的重组 FSH 不能改善与年龄相关的卵母细胞数目下降。实际上后期分析表明，较低的卵巢刺激剂量能够改善 33 岁以上女性的 ART 结局。这项研究让我改变了之前的观点，并形成了后来对高龄或非高龄 DOR 女性或预期 POR 女性的治疗。这项研究发表后不久，我辞去了土耳其的教职，在美国完成了妇产科住院医师培训。我希望继续在美国从事 ART 职业，因此我申请了生殖内分泌和不育（reproductive endocrinology and infertility，REI）学业计划。我被我目前所在的 REI 培训机构，位于得克萨斯州达拉斯的得克萨斯大学西南医学中心（UT Southwestern）录取。耶鲁大学妇产科学系主任 Frederick Naftolin 教授为我提供了美国的居留权、奖学金和教职申请资格，并对我进行了一路指导。Bruce Carr 聘请我加入他的研究计划，毕业后我在佛罗里达大学就职，随后教授又召集我从佛罗里达大学回到西南医学中心担任 REI 部门主任。我在西南医学中心的工作重点是研究辅助生殖技术项目。

在西南医学中心实习期间，我注意到大多数患者在经历 POR 和（或）不良胚胎质量导致妊娠失败后，开始寻求生育治疗。那时，我对西欧和亚洲（尤其是日本）先驱者进行的 IVF 温和刺激方案已较为熟悉。当时，美国纽约已有一家规模较大的 ART 中心专注于使用温和的微刺激方案。受这些做法的启发，我开始针对 DOR 和（或）高龄患者或既往有大剂量药物促排史的 POR 患者实施微刺激或温和刺激方案。我得到了 ART 实验室主任 Huailiang Feng、Jianming Li 和 Zexu Jiao 等博士的大力支持。REI 研究员也在这些项目的实施和密切监控过程中给予了很多帮助。我与另一位来自美国密苏里州圣路易斯的前辈在微刺激方案上观点一致，这些方案对患者来说似乎很容易，但对 ART 团队来说却是棘手的。随着冷冻胚胎复苏周期移植取得巨大成功，我们着手以微刺激或温和刺激方案在多周期内积累冷冻胚胎，计划性地复苏胚胎进行移植，同时将多胎妊娠率降至最低。事实上，这是一个漫长的过程，因此对患者来说也并非易事。如果没有患者的信任和毅力，我们将无法目睹那些靠供卵联合 ART 技术助孕的女性最终获得成功活产结局的一幕。促排周期的花费缩减和药物的小剂量应用使得 ART 整体成本降低，成为多周期促排的范例。我们在此过程中学到了很多东西，同时期待有一个途径来分享我们的经验。因此，当 Springer 出版社找到我探讨创作有关 DOR 和 ART 的著作时，这个时机刚刚好。

本书的编者包括来自美国本土和国外一些经验丰富的 ART 医师和学者，还有来自中国北京解放军海军总医院 IVF 中心主任商微博士。Gurkan Bozdag 博士是我在 Hacettepe 大学任教时的住院医生，现在是该机构的著名教授。Hakan Duran 博士和我都曾在 Hacettepe 大学就读同一所医学院，并参加了同一批住院医师规范化培训。随后，我们在美国又重复进行了规范化培训项目和研究计划。Duran 博士有丰富的 ART 经验，曾在美国第 1 例 IVF 婴儿出生的机构接受过 REI 培训。Erkan Buyuk 博士也是 Hacettepe 大学医学院的毕业生，并在美国完成了相关培训，目前负责 REI 奖学金计划，对卵巢衰老和生育力保存有浓厚的兴趣。我和 Bala Bhagavath 博士是 UT 西南大学 REI 奖学金计划的同年毕业生。他的临床方向是 ART 技术和微创手术领域。我与 Kotaro Sasaki 相识是因为他在人工卵巢发育方面的工作令人印象深刻，当时我们正在邀请他参加我们的生殖研究计划。目前，他是宾夕法尼亚大学的一名研究员，他撰写了本书相关主题的一章内容。Zexu Jiao 博士是我们现任 ART 实验室的主任，一直致力于优化 DOR 和（或）ARA 患者的实验室方案。Karla Saner 博士是我们男科学、生殖内分泌实验室主管，密切参与了我们的临床管理。如果没有我们在 UT 西南大学培训过的 REI 研究员的大力支持和真诚热情，我无法集中研究 DOR 和（或）ARA 女性的生殖管理。我的同事 Beverly Reed、John Wu 和 David Prokai 也是本书编者，他们与我紧密合作，目睹了我们关于这些重要研究项目的成果。我们的最新研究员 Jennifer Shannon 博士也参与了该项目。我感谢所有编者和合著者在繁忙的工作之余参与本书的编撰。

我希望书中所述足够全面，以供临床医生、研究人员、接受培训的人员及对卵巢储备功能减退和辅助生殖技术有兴趣的人员阅读参考。我相信读者可以在回顾各种辅助生殖方法和相关处理方式的同时，对辅助生殖治疗有一个整体性的认识。本书看起来在重点讨论微刺激和温和刺激方案，但这并不是要对此类方案进行文献综述，而是致力于为医务工作者及相关工作人员接诊 DOR 和（或）ARA 患者时提供一些治疗方法及科学依据。另外，本书的展望部分综述了可能适用于 DOR 不孕患者的一些新兴技术和相关研究。

最后，我期盼本书的第 2 版能够与更多的国际机构合作，并在不久的将来吸引更多的编者。我希望目前的这些信息和知识能在考虑不断变化的人口统计学特征和患者需求的基础上，有助于当前和未来逐步形成 ART 相关的操作规范。

Orhan Bukulmez

Dallas, TX, USA

目　录

第一篇　常规及辅助治疗方法

第二篇 微刺激及温和刺激方案

第三篇　现代技术在卵巢储备功能减退患者中的应用

第四篇　展望未来

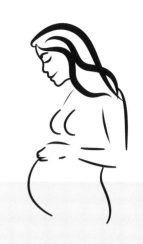

第一篇

常规及辅助治疗方法

The Paradigm of Diminished Ovarian Reserve, Conventional & Adjuvant Treatment Approaches for Assisted Reproductive Technologies

第 1 章　卵巢储备功能下降概述

Introduction: The Scope of the Problem with Diminished Ovarian Reserve

Orhan Bukulmez　著

张文香　译

一、生育力、受孕力和生育能力的定义

美国生殖医学学会（American Society for Reproductive Medicine，ASRM）将生育力定义为生育孩子的能力[1]。受孕力是指在给定的有排卵的月经周期内怀孕的概率。生育能力是指在 1 个月经周期内有活产的概率。在尝试怀孕的前 3 个月中，每月受孕力最高，大约 80% 的夫妇在尝试的前 6 个月内怀孕。同时，ASRM 将不孕症定义为在没有保护措施的规律性生活或精子暴露 12 个月或更长时间后未能成功怀孕。建议对 35 岁以上的女性在 6 个月后未孕的情况下进行更早的评估[2]。这一建议是因为生育力随着女性年龄的增长而下降。与 19—26 岁女性生育能力相比，35—39 岁女性生育能力下降了近 50%[1]。

二、女性年龄

不同年龄女性自然妊娠率的数据显示，自然妊娠率从 30 岁出头到 35 岁左右下降，预计 40 岁以后自然妊娠率会急剧下降（图 1-1）。美国辅助生殖技术协会（Society for Assisted Reproductive Technology，SART）年度辅助生殖技术治疗结果报告（https://www.cdc.gov/art/pdf/2015-national-summary-slides/ART_2015_graphs_and_charts.pdf）显示，随着女性年龄的增长，妊娠率和活产率都在下降（图 1-2）。女性年龄是体外受精（IVF）治疗中活产最重要的决定因素。这些数据还表明，随着治疗的开始，活产率从 30 岁出头就开始下降；在 35 岁左右之后，这种下降变得更加明显；而到了 40 岁及 40 岁以后，下降的幅度更大。

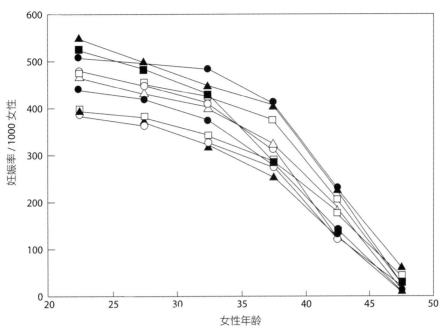

▲ 图 1-1　从 1700 年到 1950 年不同年龄段每 1000 名女性中的妊娠率 [1]

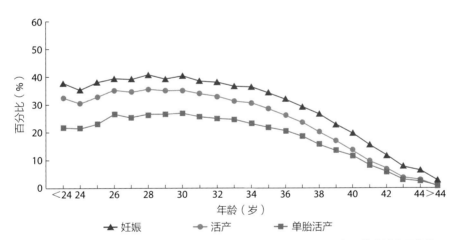

▲ 图 1-2　接受辅助生殖技术治疗的妇女按年龄划分的妊娠、活产和单胎活产百分比

此结果据 SART 2015 年辅助生殖技术总结报告（https://www.cdc.gov/art/pdf/2015-national-summary-slides/ART_2015_graphs_and_charts.pdf）所显示

从经济合作与发展组织（Organisation for Economic Co-operation and Development，OECD）国家的生育力趋势表明全球女性生育第一胎的年龄都在增长。在过去的 20 年里，OECD 国家女性初次生育的平均年龄增长了近 3 岁（图 1-3）。在美国，虽然观察到少女和 20—29 岁与 30—34 岁之间的妇女生育率下降，但发现在 35—39 岁和 40—44 岁的年龄组中生育率却在增加。因此，女性将妊娠推迟到生育期的后几年。

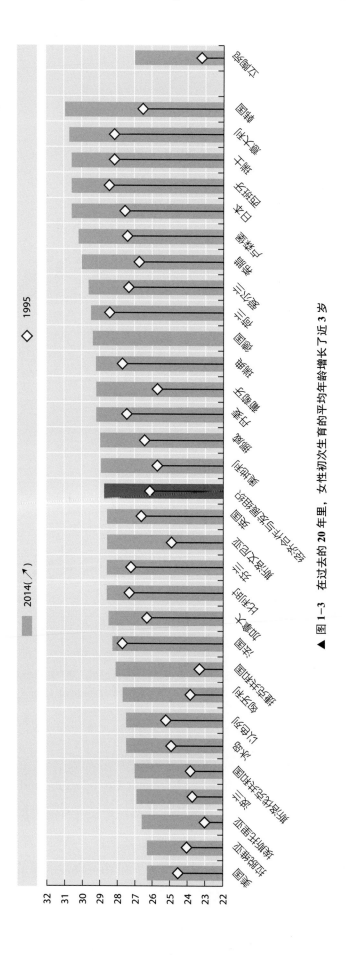

▲ 图 1-3　在过去的 20 年里，女性初次生育的平均年龄增长了近 3 岁

OECD 于 2016 年在巴黎发布了 *General Context Indicators*，其指出"女性初次生育年龄从 1995 年至 2014 年（或最近年份）的 20 年时间里平均增长了近 3 岁"（https://doi.org/10.1787/ soc_glance–2016–graph37–en）。

女性推迟生育最重要的反映是生育力如预期的那样随着年龄的增长而下降。这种生育力的下降与卵巢储备的减少以及随年龄增长而降低的卵母细胞 / 胚胎质量有关。卵巢储备功能下降本身也可能发生在任何年龄的不孕症妇女中。虽然女性生育能力随着年龄的增长而下降，但是每个女性的生育能力下降的速度是不同的[3]。

三、卵巢储备减少是辅助生殖技术中卵巢反应不良的典型临床反映

卵巢储备减少（diminished ovarian reserve，DOR）是最近临床医生和患者在生育治疗中面临的挑战之一。控制性卵巢刺激成为辅助生殖技术（assisted reproductive technology，ART）周期中的标准以后，已经认识到一些妇女对卵巢刺激反应不良，而另一些妇女患有卵巢过度刺激综合征（OHSS）。因此，分别使用了术语"低反应者"和"高反应者"。

这些术语有不同的定义，我们回顾一下 DOR 的各种定义。国家辅助生殖技术监测系统指南将 DOR 定义为"与卵巢功能低下有关的生育力下降；在卵泡早期或枸橼酸氯米芬激发试验中促卵泡素增高或雌二醇增高；与先天性、内科、外科或其他原因有关的卵巢体积减小；或高龄女性（> 40 岁）"[4]。

美国联邦登记办公室对辅助生殖技术的定义如下：ART 包括为实现妊娠而处理人类卵母细胞或胚胎的所有治疗或过程。这包括但不限于体外受精胚胎移植、配子输卵管内移植、合子输卵管内移植、输卵管的胚胎移植、卵母细胞或胚胎冷冻保存、卵母细胞或胚胎捐赠及代孕。ART 不包括使用女性伴侣或精子捐献者的精子进行的人工授精[5]。

在同一份联邦注册文件中，DOR 定义为临床评估与卵巢功能低下相关的生育能力下降的情况；通常表现为 FSH ≥ 10mU/ml 或 AMH < 1ng/ml（https://www.gpo.gov/fdsys/pkg/FR– 2015–08–26/pdf/2015–21108.pdf）。

2005 年美国国家 ART 注册中心数据表明，平均 8.2% 的 ART 周期中存在 DOR，而 39.9% 的 ART 周期是在 35 岁以下的女性中进行的。在 2015 年同一注册中心显示 31% 的 ART 周期中存在 DOR，而 38.1% 的 ART 周期是在 35 岁以下的女性中进行的。DOR 诊断率可高达 69%[6]。因此，DOR 诊断的频率更高，而接受 ART 的 ≥ 35 岁的女性比例增加了近 2%。这种差异可能跟 ART 治疗之前广泛地使用卵巢储备评估有关。另外，更多的夫妇可能会因 DOR 相关的不孕

症而前往生殖中心，DOR 可能会成为 ART 的常见指征。

（一）卵巢低反应——欧洲人类生殖与胚胎学学会

欧洲人类生殖和胚胎学学会（European Society of Human Reproduction and Embryology, ESHRE）对体外受精时卵巢低反应（poor ovarian response，POR）的定义达成共识[7]。POR 的博洛尼亚（Bologna）标准如表 1-1 所示。众多 POR 的研究使用了不同的标准，并报道了不同的结论，是否存在特定的体外受精刺激方案能带来更好的体外受精结果[8]。其基本理论是，如果对 POR 有一个统一的定义，未来可以对这些患者群体进行研究，为这些患者提出统一的全球体外受精治疗方案。但在其实施后不久，批评声再一次接踵而至，一个统一的标准并不适合所有人。虽然大多数 POR 可能是由 DOR 引起的，但有些 POR 病例就是不能用 Bologna 标准来解释。此外，POR 的定义在很大程度上依赖于传统的体外受精刺激方案，这些方案主要关注一个治疗周期中获取的卵母细胞数目，在这些方案中，认为获取的卵母细胞数量是预测临床妊娠和活产的最重要的治疗结局指标。Bologna 标准实际上通过定义不明确的"最大刺激"间接支持大剂量体外受精刺激方案作为此类患者的合理治疗方法（表 1-1）。

表 1-1 卵巢低反应（POR）的 Bologna 标准：3 条中至少符合 2 条[a]

- 高龄（≥ 40 岁）或具备 POR 的任何危险因素
- 前次 POR（常规卵巢刺激获卵数≤ 3 枚）
- 一个异常的卵巢储备试验结果：AFC ＜ 5~7 或 AMH ＜ 0.5~1.1ng/ml

AFC. 窦卵泡数；AMH. 抗米勒管激素
a. 在没有高龄或者卵巢储备试验异常的情况下，两个最大刺激周期的 POR 足以定义 POR

各种内分泌和超声标志物，甚至一些动力学试验都被用来预测 POR。POR 被各种标准所定义，最后通过协商一致推荐 Bologna POR 标准，以统一的方式定义这样的患者，同时治疗方案也得到统一[7]。

最近这些标准成为批评的焦点，因为有些表现出低反应的患者根本不符合 Bologna 标准。因为没有公认的 POR 定义，因此很难将已发表的研究结果进行比较。此外，依据年龄、AMH 和 AFC 标准，POR 可能是全身炎症性疾病、营养失调、晚期癌症引发的而并不存在 DOR。这种情况下 Bologna 共识可能无法满足需求。所有这些定义所使用的标准都取决于女性年龄是否等于或大于 40 岁、血清标志物如抗米勒管激素（anti-Müllerian hormone，AMH）和超声标志物如窦状卵泡计数（antral follicle count，AFC）、先前治疗周期中收集的卵母细胞数量、最高雌二醇水平，以及性腺毒性治疗史或卵巢手术史。在最新的 Bologna 标准中，AFC 和 AMH 的阈值水平有所不同，而这两个参数的测量分别受到主观和方法学偏差的影响 [4, 9]。

1996 年，一项 22—42 岁的志愿者中进行的研究首次报道了经阴道超声对 ≥ 2mm 窦卵泡的 AFC 评估作为卵巢衰老的标志 [10]。作者指出窦卵泡数随着年龄的增长而减少。这项测量后来作为卵巢反应的最佳预测指标之一 [11, 12]。多年来，关于超声测量窦卵泡大小或直径的上限值一直存在争议。如 Rotterdam 标准定义的多囊卵巢，窦卵泡直径为 2～10mm [13]。为了更好地评估控制性卵巢刺激结果，又提出了 < 10mm 的不同上限阈值。一项研究报道称，2～6mm 的窦卵泡数量随着年龄的增长而减少，但 7～10mm 的窦卵泡数量保持不变 [14]。该研究结果表明，AMH 在次级卵泡、窦前卵泡和直径为 4～6mm 的小窦卵泡中高表达。AMH 的表达随着卵泡的进一步生长而减少，并在直径 > 8mm 的卵泡中消失。如预期的一样，在原始卵泡中没有观察到 AMH 的表达，只在一些初级卵泡中低表达 [15]。据报道，直径 2～6mm 的窦卵泡可以很好地预测取卵时获得的成熟卵母细胞的数量，并且与血清 AMH 水平密切相关 [9]。因此，在测量 AFC 时，应将重点放在 2～6mm 的窦卵泡上。

（二）卵巢低反应——预后因素

近期使用 Poseidon 标准对可预期 POR 患者进行分类。Poseidon 标准是以患者个体化为中心，根据获取的卵母细胞数目提出 POR 患者的分类，按年龄分为四组；联合前次卵巢刺激情况、可预测的低预后、AFC 和 AMH 水平来预测非预期 POR 的出现 [16]。对 POR 进行这种新的分层主要原因是 Bologna 标准无论获卵数的多少，忽略了女性年龄对妊娠结局的影响。作者将 POR 概念转变为低预后概念，建议在临床上采用相应标准，根据低预后患者对 IVF 常规卵巢刺激反应性来定义低预后患者。第一种是"次优反应"，指的是与那些获取 10～15 个卵母细胞的正常反应者相比，在特定年龄获取 4～9 个卵母细胞的患者其活产率明显较低，作者引用了回顾性研究来支持这一观点 [17]。第二种是"低反应"，指的是那些可能与遗传因素有关的需要高剂量的促性腺激素和长时间的卵巢刺激才能获取 3 个以上的卵母细胞的患者，作者引用了另一项研究来支持这一观点 [18]。然后将可预期的胚胎非整倍体率相关的 35 岁作为年龄阈值，以及作为卵巢储备标志物的 AMH 和 AFC 也纳入分组。这也是一种更动态的评估，因为它包括刺激前、刺激中和刺激后的观察。低预后患者的 POSEIDON 分类总结见表 1-2。

作者认为，低预后的概念将有助于 ART 治疗方案的个性化，更好评估那些与促性腺激素及其受体相关的遗传多态性的患者 [16]。

表 1-2　辅助生殖技术治疗后低预后患者的 POSEIDON 分组

分　组	亚　组	类　型
1		年龄＜35 岁，卵巢刺激前具体正常的卵巢储备参数（AFC ≥ 5，AMH ≥ 1.2 ng/ml），出现非预期的卵巢低反应或者次优反应
	1a	获卵数少于 4 枚
	1b	获卵数 4～9 枚，比相应年龄的正常反应者有更低的活产率
2		年龄≥35 岁，卵巢刺激前具体正常的卵巢储备参数（AFC ≥ 5，AMH ≥ 1.2 ng/ml），出现非预期的卵巢低反应或者次优反应
	2a	获卵数少于 4 枚
	2b	获卵数 4～9 枚，比相应年龄的正常反应者有更低的活产率
3		年龄＜35 岁，刺激前卵巢储备低下（AFC ＜ 5，AMH ＜ 1.2 ng/ml）
4		年龄≥35 岁，刺激前卵巢储备低下（AFC ＜ 5，AMH ＜ 1.2 ng/ml）

修改自参考文献 [16]

四、结论

正如第 2 章 "卵巢和下丘脑的衰老" 中所讨论的那样，女性由于多种原因正在推迟怀孕。女性从 20 多岁到 30 岁出头生育力开始下降，这是卵母细胞质量下降导致的，主要与卵巢储备减少有关，卵巢储备减少定义为卵母细胞数量减少和质量下降。ESHRE 中提出卵巢低反应主要由于卵母细胞数量下降所致，而年龄主要反映卵母细胞质量，包括女性年龄 ≥ 40 岁时，这将在第 2 章中讨论。尽管提出 Bologna 标准是为了使研究标准更加统一，但由于其假设，引入了自身内在的问题，不能反映患者的预后，而 POSEIDON 分组针对预期低预后的 POR 患者尝试更多的个体化标准。在 ART 周期中 DOR 的诊断在增加，而大多数患有 POR 的女性都是 DOR 患者。这些女性属于异质群体，可能需要个性化的 ART 治疗方法。

参 考 文 献

[1] Practice Committee of the American Society for Reproductive Medicine in collaboration with the Society for Reproductive Endocrinoogy, Infertility. Electronic address, ASRM@asrm.org, Practice Committee of the American Society for Reproductive Medicine in collaboration with the Society for Reproductive Endocrinology, Infertility. Optimizing natural fertility: a committee opinion. Fertil Steril. 2017;107(1):52–8.

[2] Practice Committee of American Society for

Reproductive Medicine. Definitions of infertility and recurrent pregnancy loss: a committee opinion. Fertil Steril. 2013;99(1):63.

[3] Practice Committee of the American Society for Reproductive Medicine. Testing and interpreting measures of ovarian reserve: a committee opinion. Fertil Steril. 2015;103(3):e9–e17.

[4] Pastore LM, Christianson MS, Stelling J, Kearns WG, Segars JH. Reproductive ovarian testing and the alphabet soup of diagnoses: DOR, POI, POF, POR, and FOR. J Assist Reprod Genet. 2018;35(1):17–23.

[5] Centers for Disease Control and Prevention (CDC), Department of Health and Human Services (DHHS). Reporting of pregnancy success rates from Assisted Reproductive Technology (ART) programs. Federal Register Notices. 2015;8(165):51811–9 https://www.gpo.gov/fdsys/pkg/FR–2015–08–26/pdf/2015–21108.pdf.

[6] Center for Disease Control and Prevention. Archived ART Reports and Spreadsheets. 2015 and 2005.

[7] Ferraretti AP, La Marca A, Fauser BC, Tarlatzis B, Nargund G, Gianaroli L, et al. ESHRE consensus on the definition of 'poor response' to ovarian stimulation for in vitro fertilization: the Bologna criteria. Hum Reprod. 2011;26(7):1616–24.

[8] Polyzos NP, Devroey P. A systematic review of randomized trials for the treatment of poor ovarian responders: is there any light at the end of the tunnel? Fertil Steril. 2011;96(5):1058–61.e7.

[9] Jayaprakasan K, Deb S, Batcha M, Hopkisson J, Johnson I, Campbell B, et al. The cohort of antral follicles measuring 2–6 mm reflects the quantitative status of ovarian reserve as assessed by serum levels of anti–Müllerian hormone and response to controlled ovarian stimulation. Fertil Steril. 2010;94(5):1775–81.

[10] Ruess ML, Kline J, Santos R, Levin B, Timor–Tritsch I. Age and the ovarian follicle pool assessed with transvaginal ultrasonography. Am J Obstet Gynecol. 1996;174(2):624–7.

[11] Bancsi LF, Broekmans FJ, Eijkemans MJ, de Jong FH, Habbema JD, te Velde ER. Predictors of poor ovarian response in in vitro fertilization: a prospective study comparing basal markers of ovarian reserve. Fertil Steril. 2002;77(2):328–36.

[12] Eldar–Geva T, Ben–Chetrit A, Spitz IM, Rabinowitz R, Markowitz E, Mimoni T, et al. Dynamic assays of inhibin B, anti–Müllerian hormone and estradiol following FSH stimulation and ovarian ultrasonography as predictors of IVF outcome. Hum Reprod. 2005;20(11):3178–83.

[13] Rotterdam, Eshre Asrm–Sponsored Pcos Consensus Workshop Group. Revised 2003 consensus on diagnostic criteria and long–term health risks related to polycystic ovary syndrome. Fertil Steril. 2004;81(1):19–25.

[14] Haadsma ML, Bukman A, Groen H, Roeloffzen EM, Groenewoud ER, Heineman MJ, et al. The number of small antral follicles (2–6 mm) determines the outcome of endocrine ovarian reserve tests in a subfertile population. Hum Reprod. 2007;22(7):1925–31.

[15] Weenen C, Laven JS, Von Bergh AR, Cranfield M, Groome NP, Visser JA, et al. Anti–Müllerian hormone expression pattern in the human ovary: potential implications for initial and cyclic follicle recruitment. Mol Hum Reprod. 2004;10(2):77–83.

[16] Poseidon Group, Alviggi C, Andersen CY, Buehler K, Conforti A, De Placido G, et al. A new more detailed stratification of low responders to ovarian stimulation: from a poor ovarian response to a low prognosis concept. Fertil Steril. 2016;105(6):1452–3.

[17] Drakopoulos P, Blockeel C, Stoop D, Camus M, de Vos M, Tournaye H, et al. Conventional ovarian stimulation and single embryo transfer for IVF/ICSI. How many oocytes do we need to maximize cumulative live birth rates after utilization of all fresh and frozen embryos? Hum Reprod. 2016;31(2):370–6.

[18] Alviggi C, Pettersson K, Longobardi S, Andersen CY, Conforti A, De Rosa P, et al. A common polymorphic allele of the LH beta–subunit gene is associated with higher exogenous FSH consumption during controlled ovarian stimulation for assisted reproductive technology. Reprod Biol Endocrinol. 2013;11:51.

第 2 章　卵巢和下丘脑的衰老

Ovarian and Hypothalamic Aging

Alexander Kucherov　Erkan Buyuk　著

孙　赟　译

一、女性生殖衰老

自 20 世纪以来，女性的平均预期寿命显著延长，从 1900 年的 38.4 岁延长到 2014 年的 81.3 岁 [1]；然而女性的绝经年龄却相对稳定地维持在 49—52 岁 [2, 3]。女性生殖依赖于下丘脑、垂体和卵巢之间复杂、协调的相互作用，而这些相互作用与女性的寿命无关。多年来，女性生殖衰老被认为是卵母细胞枯竭和卵巢衰竭所致。然而，最近的几项研究对这些结果提出了质疑 [4]。虽然绝经的根本定义是卵巢功能衰竭，但目前亦有较一致的证据表明下丘脑 – 垂体轴（hypothalamic–pituitary axis，HPA）功能障碍也可能在生殖衰老中发挥作用 [5]。对雌激素反馈的异常反应及促性腺激素的异常释放模式可能加速剩余卵泡的消耗和衰竭。

在过去的几十年中，由于职业规划、接受教育、经济问题或者缺乏伴侣，越来越多的女性推迟生育 [6-9]。疾病控制中心的数据显示，从 2005 年到 2014 年，体外受精（in vitro fertilization，IVF）周期增加了近 64%。同时，因卵巢储备功能减退接受 IVF 治疗的比例从 8% 增长至 32%，这些数据都证实了女性生育年龄推迟这一趋势 [10]。了解女性生殖衰老的生理和细胞机制有望延长女性生育力，延缓多系统疾病进展，提高老年妇女的总体生活质量。因此，该领域引起科学界的广泛关注。本章总结了现有的关于卵巢和 HPA 轴在女性生殖衰老中如何单独发挥作用的一些观点。

二、女性生殖衰老与卵巢

卵巢可能是唯一一个在首次使用之前就达到最大潜能的器官！胎儿在子宫内的第 5 个月，

其卵母细胞的数量就已经达到最大值，此时的卵母细胞被一层扁平的鳞状颗粒细胞环绕，形成始基卵泡。卵巢储备的定义是卵巢中剩余卵母细胞的数量和质量 [11]，由始基卵泡池反映。卵母细胞数量达到最大值后开始持续下降，直到绝经期几乎耗尽。最初的观点认为，雌性脊椎动物在出生前会获得始基卵泡的完全储备 [12-14]。然而，这一关于女性配子发生的概念受到质疑，至少在小鼠中，研究表明卵巢配子池并不是有限的，而是由来自骨髓的生殖腺干细胞不断补充 [15-19]。此外，越来越多的证据表明，成人卵巢的上皮中可能存在干细胞 [20, 21]，其中一些似乎可以在体外自发分化成卵母细胞样结构 [20, 22]。通常情况下，绝经期通常发生在 50—60 岁，并定义为卵巢功能的丧失。尽管女性生育力开始时拥有 500 000 枚卵母细胞，但到最后 1 次月经时，卵巢所剩的卵母细胞不足 1000 枚 [23]。卵巢中卵泡的消耗和衰老是一个持续的过程，在女性生育力达到高峰之后，也就是 20—29 岁开始，这个阶段卵泡的消耗保持相对稳定的状态。直到 35—37 岁，尽管促性腺激素能正常生成且性腺机能正常，大多数女性开始经历用于募集、排卵和潜在受精的始基卵泡的加速消耗 [24]。然而，最近的研究表明，这种卵泡的损耗曲线并不像最初想象的那样急剧，并提出卵母细胞数量下降的速率较双相曲线平稳（图 2-1）[25]。

值得注意的是，这种卵巢生理变化早在有明显的绝经过渡期临床表现和（或）症状（如月经紊乱和血管舒缩症状）出现之前就开始了。随着女性年龄的增长，卵母细胞的消耗急剧加快，卵巢储备下降的迹象愈发明显，如卵泡刺激素（follicle-stimulating hormone，FSH）上升，卵巢类固醇激素分泌不稳定，以及月经异常。具有重要意义的是，女性 35 岁以后，生育力急

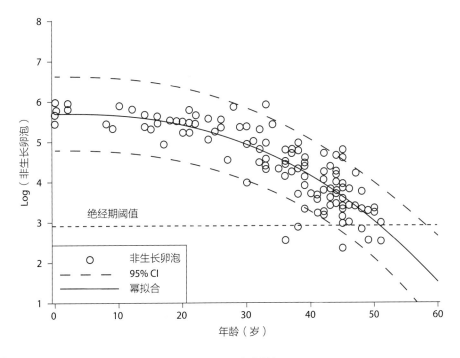

▲ 图 2-1　卵泡损耗

剧下降的同时可以观察到始基卵泡池数量的下降 [26]。

（一）卵巢衰老的标志物

卵巢衰老的一个显著特征是始基卵泡的加速消耗及窦卵泡数量的减少。卵巢储备是自然绝经年龄的主要预测因子，单性的 FSH 上升是即将发生卵巢功能衰竭的公认先兆 [27]。虽然 FSH 传统用于预测不孕人群控制性超促排卵（controlled ovarian hyperstimulation，COH）过程中的卵巢反应性，而且有卵巢储备下降临床表现的女性常伴随 FSH 水平升高，但是血清 FSH 并不是生育力下降的最佳预测因子，也不能预测绝经发生的时间 [28]。因此，研究者们在寻找卵巢衰老的最佳标志物方面做了很多的工作 [29]。

在不孕人群中，AMH 和抑制素 B[30] 已成为评估卵巢储备的生物标志物。这两个标志物都是糖蛋白，属于转化生长因子 β 超家族，由窦前卵泡和早期窦卵泡的颗粒细胞产生。因此它们的血清水平与窦卵泡数量相关。抑制素 B 抑制早卵泡期 FSH 的升高 [31]，AMH 通过改变募集的始基卵泡的敏感性影响卵泡发生，使始基卵泡池处于暂停状态 [32]。值得注意的是，血清抑制素 B 和 AMH 水平随着年龄的增长而下降 [29, 33, 34]。由于不同周期间血清 FSH 水平存在波动 [33, 35]，相比之下，抑制素 B 和 AMH 是早期预测卵巢储备下降的更好的血清学预测因子，然而，在非不孕人群中，低 AMH 水平并非一定发生受孕率下降 [36]。另一方面，在辅助生殖技术（assisted reproductive technology，ART）周期中，AMH 是预测获卵数的最佳因子之一 [37-40]。AMH 水平在月经周期中相对稳定，因此在月经周期的任何时候都可以检测 [41]。鉴于以上优势，临床上 AMH 常被用于指导 COH 周期的治疗。人类及啮齿类动物研究均表明，血清 AMH 水平降低可能是预测卵巢储备下降和卵巢功能衰竭的最敏感指标。虽然 AMH 和抑制素 B 的下降先于卵巢功能衰竭，但其机制尚不清楚。将 AMH 和抑制素 B 仅作为预测绝经年龄的手段而进行常规检测，目前尚不推荐。

如上所述，卵巢的衰老往往伴随始基卵泡和早期窦卵泡数量的减少，因此，通过超声引导下基础窦卵泡计数（antral follicle count，AFC）评估卵巢储备的方法是可行的 [42]。和 AMH 一样，AFC 是 ART 周期中预测获卵数的另一个重要指标。根据这一原理，不孕症专家可以通过 AFC 预测卵巢对外源性促性腺激素刺激的反应性，并评估患者的治疗成功率 [43]。

（二）卵巢衰老的机制

无论卵巢衰竭早发还是在"正常"的围绝经期开始，其结果都是一样的：始基卵泡池耗尽，生育力下降，卵巢功能不全和高促性腺激素性性腺功能减退。女性耗尽始基卵泡池所需的时间因环境因素和个人遗传背景而异。如上所述，关于卵泡的损耗是一个双相还是单相的过程始终存在争议[24-26]。卵巢衰老的双相模型认为当卵泡储备在 35—40 岁达到 25 000 的临界阈值时，卵泡损耗加速。相反，单相模型认为卵泡的加速消耗是恒定的。尽管如此，两个模型一致认为，总体卵泡消耗随着年龄增长而增加。值得注意的是，99% 以上的发育卵泡在排卵前闭锁。女性在初潮时卵巢内大约有 500 000 个卵母细胞，而在绝经时这个数字约减少至＜1000，因此在整个生育期内，每月大约有 1000 个卵母细胞通过颗粒细胞凋亡（即程序性细胞死亡）的机制丢失[44, 45]。但是卵泡消耗和颗粒细胞凋亡之间的联系是有争议的。例如，接受体外受精（IVF）的患者数据显示，与高龄组女性（35—45 岁）相比，年轻女性（23—30 岁）窦卵泡数更多，排卵前颗粒细胞凋亡率增加[46]。然而，在这一高龄组中，这些差异主要来自窦卵泡数量减少的女性。这表明颗粒细胞凋亡率降低只存在于卵泡数量减少的情况下。此外，高龄妇女的受体功能失调，主要包括骨形态发生蛋白受体 1B（BMPR1B）、FSH 和 LH 受体，这些受体可能抑制健康卵泡有丝分裂生长率，表现为颗粒细胞凋亡的减少[46]。虽然卵巢功能衰竭相关的激素变化特征已经比较明确[47]，但导致卵泡消耗率和颗粒细胞凋亡率增加的具体机制尚不清楚。

卵巢衰老涉及多种机制和多条通路（表 2-1），其中包括遗传和代谢、环境和代谢因子、线粒体功能异常、氧化应激、干细胞和端粒酶的作用等。以下部分将详细阐述这些因素与卵巢衰老之间的关系。

1. 遗传和表观遗传因素

卵巢衰老常常伴随双链 DNA 修复蛋白编码基因的表达下降[48]，例如 *BRCA1*、*MRE11*、*Rad51* 和 *ATM* 基因的表达随着卵子衰老而降低，但 *BRCA2* 的表达没有变化[48]。基因突变也可能在卵巢储备中发挥直接作用。与同年龄对照组女性相比，存在生殖细胞 *BRCA1* 基因突变的患者出现 AMH 水平下降[48, 49]、始基卵泡数量减少[50] 及卵母细胞双链 DNA 断裂损伤增加的现象[50]。高龄患者的卵丘细胞中血管生成基因表达增加，这一现象被认为是高龄患者卵母细胞应对缺氧的适应性增加[51]。与年轻女性相比，高龄女性的卵母细胞含有更多的新生基因突变"簇"，而这些位点似乎与双链 DNA 断裂相关[52]。虽然目前还不清楚这种异常是否会导致减数分裂过程中非整倍体风险增加，但目前推测认为这是由于 DNA 重组错误造成的，特别是在 8号、9 号和 16 号染色体上[52]。

表观遗传因素也与卵巢衰老相关。组蛋白修饰是指发生在组蛋白末端氨基酸的修饰，在正常细胞周期调控及减数分裂过程中的染色体分离调控中发挥重要作用。近期的小鼠研究显示，与年轻小鼠相比，年长小鼠卵母细胞组蛋白赖氨酸残基的甲基化水平降低。这种组蛋白修饰下降为高龄女性与染色体分离相关的减数分裂错误增加提供了合理解释。DNA 甲基化可以导致基因的表达或抑制，对配子发生过程中适当的基因表达具有重要调控作用。目前，卵巢衰老对 DNA 甲基化的影响尚不清楚。一项研究发现与年轻小鼠相比，年长的雌性小鼠卵母细胞中直

表 2-1　卵巢衰老的相关因素

遗传和表观遗传因素

- 乳腺癌易感基因 1（*BRCA1*）
- 减数分裂重组蛋白 11 同系物 1（*MRE11*）
- RAD51 重组酶（*RAD51*）
- 共济失调毛细血管扩张突变基因（*ATM*）
- 组蛋白修饰

线粒体因素

- 线粒体大小和数量
- 沉默信息调节因子相关酶 1（*SIRT1*）
- 辅酶 Q
- 异戊二烯基二磷酸合酶第二亚基（*PDSS2*）
- 酪蛋白水解肽酶 P（*CLPP*）
- 哺乳动物雷帕霉素靶蛋白（*mTOR*）

氧化应激

- 活性氧
  - 超氧化物
  - 过氧化氢
  - 次氯氧化物

生殖干细胞

- Hippo 信号通路
- 哺乳动物不育系 20 样激酶 1（*MST1*）
- 大肿瘤抑制因子 1（*LATS1*）

端粒

- 端粒酶
- 沉默信息调节因子相关酶 1（*SIRT1*）
- 黏连蛋白基质抗原 1 和 2（*SA1* 和 *SA2*）

代谢因素

- 卵丘颗粒细胞 / 戊糖磷酸途径
- 沉默信息调节因子相关酶（*SIRT1*、*SIRT3* 和 *SIRT6*）
- 鞘氨醇 -1- 磷酸
- 神经酰胺

环境因素

- 吸烟
- 咖啡因摄入
- 辐射暴露
- 化疗
- 社会经济地位低
- 广泛的骨盆手术
- 慢性心理压力
- 毒素
  - 去氧乙烯基环己烯（vinylcyclohexene diepoxide, VCD）
- 热量限制
- 过氧化物酶体增殖受体 γ 辅助激活因子 1α（*PGC-1α*）
- 叉头框蛋白 O1（*FOXO1*）
- 脂类

其他

- 微小 RNA
- TATA 盒结合蛋白相关因子 4B（*TAF4B*）
- Mov10 样 RISC 复合物 RNA 螺旋酶（*MOV10L1*）

接 DNA 甲基化的数量下降[53, 54]。

2. 线粒体的作用与线粒体功能障碍

研究发现早发性卵巢功能不全（premature ovarian insufficiency，POI）患者及在生育治疗过程中对超促排卵反应不良的患者线粒体 DNA 水平降低[55]。与年轻小鼠相比，线粒体 DNA 水平降低的现象也发生在高龄雌鼠中[56]。相反，胚胎线粒体 DNA 水平升高与 IVF 种植率下降、胚胎存活率降低以及非整倍体风险增加有关[57, 58]。这些现象的病理生理学机制尚未完全阐明，但有研究认为线粒体 DNA 拷贝数增加反映了卵母细胞及胚胎应激水平的增加[58]。研究发现暴露于过氧化氢后，高龄小鼠卵母细胞内活性氧（reactive oxygen species，ROS）水平明显高于年轻小鼠，这一现象也证实了上述理论的合理性[56]。和年轻小鼠相比，高龄雌鼠初级卵泡内卵母细胞的线粒体往往较小，然而，在其他类型的卵泡卵母细胞中没有发现这种关联[56]。

卵母细胞衰老与线粒体功能障碍有关[59]，同时伴随氧化磷酸化和 ATP 水平降低[60]。这一发现可能受母亲年龄的影响。牛动物模型显示，年长母牛卵母细胞中 ATP 水平降低，ROS 水平升高，这似乎降低了卵母细胞活性（通过受精后的出囊率衡量），而在年轻母牛中则未发现这一现象。这可能是由线粒体发生的上游调节因子 SIRT1 介导的，研究发现暴露于导致线粒体功能障碍的药剂后，年轻母牛的 SIRT1 表达升高。这些发现提示与年长的卵母细胞相比，年轻的卵母细胞可能有更好的调节机制和线粒体耐受性[61]。

辅酶 Q（Coenzyme Q，CoQ）是由多个蛋白组成的维持线粒体稳定性的复合物；该复合物异常可能导致线粒体的不稳定性增加[60]。衰老可导致 CoQ 合成关键酶表达降低，如异戊二烯基二磷酸合酶第二亚基（PDSS2）[60, 62]。条件性敲除小鼠卵母细胞 Pdss2 会出现早发性卵巢功能不全的表型，而通过在母体饮食中添加 CoQ 则可预防其发生[60]。此外，与年轻对照组相比，在年长小鼠的饮食中补充 CoQ 可导致促排卵数增多、线粒体拷贝数减少，产仔数增加[62]。

线粒体酪蛋白分解肽酶 P（caseinolytic peptidase P，CLPP）可以切割错误折叠的蛋白质，对正常的线粒体功能至关重要，其活性在卵母细胞线粒体功能、卵母细胞发育和胚胎发育中也得到研究。Clpp 基因敲除小鼠出现卵巢储备加速耗尽、卵母细胞和胚胎发育异常的表现，该过程可能通过激活 mTOR 通路实现。研究表明 mTOR 通路上调可能会引起卵泡闭锁和消耗增加，进而导致卵母细胞数量减少[58]。

3. 氧化应激

活性氧（reactive oxygen species，ROS）可能会引起细胞衰老，ROS 水平升高与卵母细胞成熟率、受精率、胚胎发育情况和妊娠率下降有关[63]。超氧化物、过氧化氢和次氯氧化物均会导致卵母细胞衰老、增加透明带溶解时间、改变卵母细胞胞浆微管动力、增加皮质颗粒丢失，且这些现象在高龄患者的卵母细胞中尤为明显[64]。有研究试图用抗氧化剂来减缓这个过程。小鼠模型研究中，与年龄匹配的对照组相比，使用抗氧化剂—N- 乙酰 -L- 半胱氨酸（N-acetyl-L-cysteine，NAC）处理后的小鼠产仔数增加、卵母细胞质量改善[63]。褪黑素，一种自由基清除剂，同样被证实可以降低 ROS 水平、降低卵母细胞凋亡率、减缓线粒体膜电位下降并增加猪卵母细胞的成胚率[65]。

拉曼光谱是检测卵母细胞氧化应激反应的方法之一。该方法通过主成分分析检测发现，与 ROS 诱导损伤后的卵母细胞和年老小鼠的卵母细胞相比，年轻小鼠的卵母细胞在脂肪和蛋白质组分方面存在显著差异。有趣的是，ROS 诱导损伤的年轻卵母细胞与未暴露于外源性 ROS 损伤的年老卵母细胞显示出相似的氧化应激水平[66]。在未来，这可能成为一种评估卵母细胞氧化损伤，从而有效预测卵母细胞质量的无创手段。

4. 干细胞

传统观点认为，哺乳动物在出生时获得全部卵母细胞储备，而且这些卵母细胞不能自我补充。然而，与传统观点相反，越来越多的证据显示生殖干细胞（germline stem cell，GSC）可促进出生后卵母细胞的持续生成[12, 13, 67–69]。探索这一理论的研究显示，将生殖细胞特异性转基因的年老小鼠卵巢组织移植到年轻的野生型宿主卵巢中，可产生不成熟的卵泡，同时表达始基卵泡标志物[67]。其他实验表明，绝经可能不仅仅是由于卵母细胞的损耗所致，还可能是卵母细胞自我补充缺乏的结果[69]。FSH 在卵巢信号传导中发挥关键作用，卵巢表面干细胞和卵巢表面上皮细胞（ovarian surface epithelium，OSE）的 FSH 受体缺陷可能在 POI 的发生发展中发挥作用[68]。Hippo 信号通路参与卵母细胞极性、卵泡结构及肿瘤干细胞的调控。其同样参与了生理及病理衰老所导致的小鼠卵巢变化的调控。更具体地说，与年轻小鼠相比，年老小鼠的卵巢皮质中上游激酶的 mRNA 和蛋白质表达均下降，其中包括哺乳动物不育系 20 样激酶 1（sterile 20–like protein kinase 1，MST1）、大肿瘤抑制因子 1（large tumor suppressor homolog 1，LATS1）[70]。

干细胞曾被用于恢复卵巢早衰（premature ovarian aging，POA）患者的卵巢功能，如化疗后患者。但到目前为止，尚无卵巢早衰或 POI 的治愈方法。最近，有研究在小鼠模型中探索人类羊膜上皮细胞（human amniotic epithelial cell，hAEC）与人羊膜间充质干细胞（human amniotic mesenchymal stem cell，hAMSC）对 POI 的疗效。研究发现 hAMSC 可提高 POI 患者的卵巢颗粒细胞增殖。这项结果为未来 POI 的干细胞治疗提供了理论依据[71]。

5. 端粒

端粒是位于线性染色体末端的遗传结构。在包括人类在内的脊椎动物中，端粒由 TTAGGG 重复序列组成[72]，这有助于将染色体末端与暴露的或受损的 DNA 进行区分，从而防止其被当做 DNA 碎片而被 DNA 修复机制识别和修复，起到保护染色体 DNA 不被降解、重组、丢失和融合的作用。端粒重复的 DNA 序列随着每一次细胞分裂而大大缩短。端粒缩短是 ROS 损伤的结果，这一过程与细胞衰老有关。如前所述，研究表明，NAC 可以"挽救"发生由 ROS 诱导所致端粒缩短和细胞凋亡的卵母细胞和胚胎[63]。雌激素也有防止端粒缩短的作用。在小鼠模型中，通过敲低芳香化酶基因诱导雌激素缺乏，可导致端粒缩短和颗粒细胞增殖减少。对同一模型的小鼠给予外源性雌激素替代治疗后，研究发现，上述情况得到逆转，治疗后小鼠的端粒活性和长度增加，卵巢颗粒细胞生长恢复正常[73]。SIRT1 是线粒体发生的上游调节因子，通过发挥脱乙酰激酶的作用，促进双链 DNA 断裂的修复。黏连蛋白 SA1 和 SA2 在端粒位点介导姐妹染色单体的黏附。在超促排卵过程中卵巢反应好的女性卵丘细胞中 SIRT1 和黏连蛋白的表达明显升高，且 SIRT1 的升高与端粒的长度呈正相关。此外，在高龄女性（年龄＞ 38 岁）中，SIRT1 的 mRNA 水平是年轻女性（年龄＜ 34 岁）的 2 倍。上述结果表明，SIRT1 和黏连蛋白SA1、SA2 在维持端粒稳态中发挥作用[74]。

6. 代谢因子

多种代谢因子可能对卵巢衰老产生影响。其防止卵母细胞提前老化的机制（排卵前和排卵后）尚不清楚。目前的研究表明卵丘细胞在这一过程中起着至关重要的作用。具体来说，卵母细胞可以利用丙酮酸或乳酸防止早衰，但葡萄糖本身需要卵丘细胞通过激活磷酸戊糖途径，而非糖酵解途径，以实现其向丙酮酸或乳酸的转化[75]。

沉默信息调节因子相关酶（Sirtuins）是 NAD 依赖性去乙酰化酶，在调节代谢、细胞增殖和基因组稳定中发挥作用。如前所述，SIRT1 属于其中之一。然而，其他沉默信息调节因子相关酶，如 SIRT3 和 SIRT6，也被认为可以发挥类似的作用。在几种不同的小鼠卵巢衰老模型中，这 3 种沉默信息调节因子相关酶均与卵巢储备功能呈正相关，其水平下降与卵巢衰老、始基卵泡数量减少及闭锁卵泡数量增加相关[76]。体外实验研究证明 SIRT1 可以防止猪卵母细胞衰老[77]。鞘氨醇 -1- 磷酸（Sphingosine-1-phosphate，SIP）和神经酰胺是在卵母细胞中发现的两种鞘脂，在人体多种组织中，两者的平衡决定了细胞是否发生凋亡。在大鼠模型中，口服 SIP 类似物增加细胞内 SIP 水平，与对照组相比，未凋亡始基卵泡占比及平均 AMH 水平均升高[78]。

7. 环境影响

外源性因素影响卵巢内卵泡消耗速度和卵巢储备功能。吸烟[79]、辐射暴露[80]、社会经济地位低下[81]、化疗[82, 83]、盆腔手术产生的广泛瘢痕及慢性心理压力[84]均被证明具有卵巢毒性，且与卵巢衰老相关。

环境毒素可对卵巢衰老产生不利影响。毒素去氧乙烯基环己烯(vinylcyclohexane diepoxide，VCD）是一种在杀虫剂、阻燃剂、橡胶轮胎和增塑剂中存在的工业化学品，目前已证明 VCD可以选择性地破坏始基卵泡和窦卵泡。小鼠暴露于 VCD 后出现卵泡闭锁或凋亡加速，且在暴露于毒素后 120 天内出现促性腺激素升高、性腺功能减退和卵巢早衰。同样，与对照组相比，VCD 处理后的西伯利亚仓鼠出现始基卵泡数量下降及后代减少[85]。kit 信号通路参与细胞存活调控，具体内容将在下文进行讨论。VCD 通过抑制 kit 信号通路调节其卵巢毒性，进而激活凋亡[84, 86, 87]。

尽管许多环境因素对卵巢衰老有负面影响，但在关于热量限制如何影响啮齿动物寿命的研究中发现，热量限制（体重为对照组的 50%）组啮齿类动物的卵巢衰老延迟、卵泡闭锁减少[88, 89]。研究者认为，热量限制会改变过氧化物酶体增殖受体 γ 辅助激活因子 1α（peroxisome

proliferator-activated receptor gamma coactivator 1-alpha，*PGC-1α*）和叉头框家族转录因子
（forkhead family of transcription factors，*FOXO*）的转录，从而抑制颗粒细胞凋亡和卵母细胞闭
锁[90]。虽然动物研究提示适度限制热量摄入有助于延长生殖寿命，但对人类研究的数据仍为空
白，需进一步探索。

脂质代谢也对卵巢衰老有一定的影响作用。一项研究比较了高龄（年龄＞35）和年轻（年
龄≤35 岁）女性 IVF 治疗过程中卵泡液的脂质含量，发现高龄女性卵泡液中鞘磷脂、二酰甘
油和三酰甘油等 11 种脂质的含量较高，而年轻女性卵泡液则以磷脂酰胆碱、磷脂酰乙醇胺和
磷脂酰肌醇磷酸酯等 4 种脂质含量居多。这项研究表明不同的脂代谢和代谢途径可能通过影响
下游代谢产物的级联反应在卵母细胞的衰老中发挥作用[91]。

有体外实验研究表明，咖啡因可以改善辅助生殖助孕患者的结局。例如研究显示在卵母细
胞培养基中添加咖啡因可以抑制年老猪卵母细胞碎裂和纺锤体降解[92]。另一项研究表明，年
老的猪卵母细胞在含有咖啡因的环境中培养 24h 后，应激反应和细胞黏附等相关蛋白的表达增
加[93]。在小鼠卵母细胞中，添加咖啡因可以减少卵丘细胞分离、维持纺锤体形态、增加受精
率，但不抑制透明带硬化[94]。关于这方面内容的人体研究还很缺乏，咖啡因对人类卵母细胞的
疗效还需要更多的研究加以明确。从 20 世纪 80 年代起，咖啡因对人类生育力的作用一直存在
争议。几项回顾性研究认为咖啡因可能增加不孕的风险；然而，这些研究受限于样本量小，以
及缺乏混杂因素控制[95, 96]。近期更大规模、混杂因素控制更合理的研究提示咖啡因在人类不孕
症中并不发挥主要作用[97, 98]；几项来自于丹麦的队列研究显示咖啡因摄入与原发性不孕症无
关[97, 99]，目前的共识并不支持"适当的咖啡因摄入会导致不孕"这样的理论[100]。此外，最近
的回顾性研究表明，咖啡因的摄入对接受生育治疗患者的妊娠结局没有影响。例如一项研究认
为，咖啡因摄入量对优质获卵数、种植率、临床妊娠率或活产率无显著影响[101]。鉴于不同咖
啡因摄入量对女性获卵数没有影响，提示咖啡因和卵巢储备可能不存在相关性，但很少有研究
关注不孕女性卵巢储备与咖啡因摄入量之间的直接关系。早期研究还表明，咖啡因可以在抑制
DNA 修复中发挥作用[102]。近期的一项前瞻性队列研究分析了母体在早孕期间的饮食摄入，发
现咖啡因摄入与低出生体重、低出生身长、头围小和胎儿孕周短有关[103]。因此，需进一步研
究以充分阐明咖啡因与卵巢储备之间的关系。

薯蓣皂苷元是一种在山药中发现的天然甾体皂苷，具有抗炎、抗增殖的活性。小鼠模型研
究中发现，口服薯蓣皂苷元 3 个月后的年老小鼠较同年龄对照组 AMH 水平升高，然而，初级
卵泡数、IVF 获卵数和受精率两组间均无统计学差异[104]。因此，是否推荐使用该药，还需要
进一步研究。

8. 影响卵巢衰老的其他机制

微小 RNA（microRNAs，miRNA）是短序列的 RNA 分子，参与 mRNA 转录后剪切，靶向降低蛋白表达[105]。最近，科学家利用寿命延长的 Ames dwarf 突变小鼠（df/df）探索其卵巢中 miRNA 的表达情况。在检测到的表达水平随小鼠年龄变化的 46 个 miRNAs 中，只有 3 个 miRNAs 在这两种表型中受到调控，其中最常见的 miRNAs 参与细胞的调控与凋亡。另外，在这两组小鼠中，23 个 miRNAs 仅在年轻小鼠中参与调控，12 个 miRNAs 仅在年老小鼠中参与调控，12 个 miRNAs 在两组表型中均有调节。这项研究表明卵巢年龄对基因表达的不同影响取决于年龄和基因型[105]。MII 卵母细胞中的一些 miRNAs 在控制细胞多能性、染色质重塑和早期胚胎发育中发挥作用，这些 miRNA 的调控改变可能与卵巢衰老有关[106]。另一种方法是通过 TAF4B 基因进行转录后修饰。TAF4B 编码的一种同名蛋白质，是小鼠生育所需的一种大型卵巢蛋白质复合物的组成部分。TAF4B 基因缺陷可引起卵母细胞数迅速下降，从而导致 POI。这种现象是通过抑制 mov10 样 RISC 复合物 RNA 螺旋酶（mov10 like RISC complex RNA helicase，MOV10L1）的转录所致，表明 TAF4B 在卵巢基因转录调控中发挥作用[107]。

当卵母细胞的消耗到达临界水平时，就会发生绝经。为了进行这方面的研究，并试图模拟绝经期的生理变化，研究者建立了小鼠模型。在小鼠模型中，kit 受体是原始生殖细胞中关键信号通路的一部分，它起始于原始条纹并迁移到生殖嵴[108]。c-kit 基因敲除的小鼠模型出生时生殖细胞数量大幅度减少，不到正常鼠的 5%。这些小鼠出现骨密度和心功能下降的同时，还出现了胆固醇、促性腺激素和类固醇激素水平的改变。这些与人类绝经期相似的变化，使这种小鼠模型有望成为未来研究的得力工具[108]。

（三）卵巢衰老中加速卵泡生成的动物模型

胰岛素样生长因子（insulin-like growth factor，IGF）-1 和 FSH 提供颗粒细胞的主要生存信号并抑制其凋亡[109]。随着年龄的增长，IGF-1 的产生[110, 111]和雌二醇促进 IGF-1 表达的能力都降低[112]。小鼠 IGF-1 基因敲除可导致卵泡发育停滞[113]，提示 IGF-1 在卵巢衰老中发挥作用。另一方面，FSH 是卵巢中主要协调卵泡发生的激素[114]。FSH 受体敲除的小鼠模型（knocking out FSH receptors in mouse models，FORKO）卵泡生成异常进而导致不孕[115]。

FOXO 蛋白是调节颗粒细胞存活的转录因子，参与细胞周期停滞和凋亡[116]。FOXO1 与激活素通路相互作用促进 IGF 转录和细胞存活。相反，当 FOXO1 与骨形态发生蛋白 -2（BMP2）通路相互作用时则促进细胞凋亡。这些相互作用的平衡对卵泡的正常发育至关重要[117]。另一方面，FOXO3A 通过抑制卵泡生长调节卵泡的发生[118]。FOXO3A 基因缺失可导致小鼠始基卵泡加速耗竭，发生卵巢早衰[119]。有趣的是，当小鼠同时存在 FOXO1 和 FOXO3 基因缺失时，

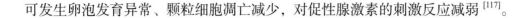

可发生卵泡发育异常、颗粒细胞凋亡减少，对促性腺激素的刺激反应减弱[117]。

三、女性生殖衰老与下丘脑垂体轴

女性生殖衰老的标志是卵巢储备下降。最后的月经期以卵巢卵泡池几近耗竭为特征。然而，大量研究已经证实，下丘脑 – 垂体轴的改变远早于任何的月经周期紊乱，特别是在啮齿动物模型研究中尤为突出。将年老大鼠的卵巢移植到卵巢切除的年轻大鼠体内后可恢复排卵[120]；同样，周期紊乱的大鼠在外界刺激下也可能发生排卵[121]。这些现象表明下丘脑/垂体信号可启动生殖衰老。值得注意的是，生殖衰老在不同物种间存在很大差异。啮齿动物在卵母细胞耗尽之前即失去周期性，而灵长类动物在卵母细胞耗尽后才停止月经。本节重点介绍下丘脑 – 垂体轴对女性生殖衰老的影响。

（一）神经内分泌变化

女性生殖衰老的初期阶段以卵巢分泌的抑制素 B 和 AMH 减少为特征。这些变化与 FSH 的负反馈消失有关，导致 FSH 在月经紊乱之前升高[122]。虽然血清和卵泡液激活素 A 水平都随着年龄的增长而升高[122-124]，但这些变化并不普遍[125]。血清激活素 A 的升高并不一定与 FSH 相关[126]。事实上激活素的作用容易被卵泡抑制素抵消[124]，由于卵泡抑制素与激活素的结合几乎不可逆，提示激活素的作用更倾向于自分泌和旁分泌，而不是内分泌的方式。血清 FSH 水平的升高不是由于血清雌二醇水平的降低，相反，生育阶段后期血雌二醇和尿液中的雌激素代谢产物浓度在晚期反而增加[127, 128]。这些研究表明，升高的 FSH 刺激芳香化酶活性增加，从而高龄女性的卵泡分泌功能得以维持[129, 130]。

1. 啮齿类动物

在中年大鼠由周期性向非周期性过渡期间，LH 的释放会出现时间延迟和下降[131]。这种衰减与动情前期 *GnRH* 基因表达下降存在时间相关性[132]。GnRH 分泌减少与 GnRH 神经元数量减少及 GnRH 分泌过程缺陷无关[131, 133-136]。事实上，GnRH 神经元的激活在这一转变过程中减少，与年轻大鼠相比，中年大鼠只有一半的 GnRH 神经元表达 c-fos（GnRH 神经元表达的标志物）[136]。血管活性肠肽（vasoactive intestinal peptide，VIP）把时间信息传递给 GnRH 神经元，其敏感性降低也可能是导致 GnRH 神经元活化减少的原因[137]。雌激素正反馈条件下，IGF-1 受体信号转导可能是激活 GnRH 所必需的。因此，中年大鼠 IGF-1 信号转导的减少也可能导致 GnRH 激活减少[112]。大鼠的衰老还与 GnRH 神经元的谷氨酸输入减少[138, 139]、谷氨酸介导的 GnRH 释放减少[134]、GnRH 神经元上谷氨酸受体亚基表达降低有关[140]，这些都可能导致 GnRH 神经元激活减弱。γ- 氨基丁酸（gamma-aminobutyric acid，GABA）是中枢神经系统主要的抑制性神经递质。可能由于 GABA 的合成酶 GAD67 水平升高[141]，中年大鼠 GABA 能信号增加。此外，中年大鼠中调控 GnRH 神经元的谷氨酸能细胞与 GABA 能细胞的比例增加[142]，进一步导致了 GnRH 信号的抑制。视前区在排卵前出现去甲肾上腺素（noradrenaline，NE）浓度升高[143, 144]，导致这个区域的细胞直接投射到 GnRH 神经元上。NE 浓度的降低和 NE 转化率的增加也可能导致 GnRH 激活减弱，引起中年大鼠 LH 释放异常[145]。年老的啮齿动物大脑雌激素受体（estrogen receptor，ER）基因表达也发生改变。雌激素可以通过雌激素受体 β（estrogen receptor beta，ERβ）直接反馈到 GnRH 神经元，或经胶质细胞的相互作用，通过 ERα/ERβ 间接反馈到 GnRH 神经元[146]。与年轻大鼠相比，老年大鼠脑室周围视前核内 *ERα* 基因表达减少，而周期不规则的中年和老年大鼠脑皮层和视上核的 *ERβ* 表达降低[147]。Kisspeptin 是一种重要的神经肽，通过控制 GnRH 的脉冲释放调节排卵和卵泡发育[148]。与年轻大鼠相比，老年大鼠弓状核细胞的 kisspeptin 表达显著减少，提示低 kisspeptin 表达与衰老有关[149]。此外，中年大鼠脑室前和室周的 kisspeptin 神经元对雌激素正反馈的敏感性的改变也可能导致 kisspeptin 分泌减少，造成 LH 释放的延迟或缺失[150]。与 kisspeptin 不同，RF 酰胺相关肽 -3（RFamide-related peptide 3，RFRP3）存在于下丘脑背内侧，对 GnRH 释放有抑制作用[151-153]。大鼠 *RFRP3* 基因表达随着年龄的增长而增加，这可能导致 GnRH 释放减少[154]。

与 LH 水平下降相反，FSH 水平在这个过渡期升高[155]。啮齿动物的这种改变与人类的绝经过渡期类似，可以归因于抑制素水平的降低，以及 GnRH 分泌和脉冲的改变。这些研究表明，中年雌性大鼠 GnRH 分泌的神经内分泌调控是通过多种不同水平的递质进行的，最终导致 GnRH 分泌减少，继而 LH 分泌延迟和不足，引起周期不规律。

2. 灵长类动物和人

在完全绝经前的最后 10 个月，尽管雌激素水平正常或较高，但在大部分月经周期是无排卵的。有假设认为，随着年龄的增长雌激素正反馈的敏感性减弱，对外源性雌激素诱导 LH 峰能力降低的现象，进一步验证了这一假设的可能性[156]。同样 LH 对 GnRH 刺激的反应也同时降低[157, 158]。另一方面，通过外源性雌激素对 FSH 水平的抑制现象可以看出，在绝经过渡期对雌激素负反馈的敏感性仍然保持完整[159, 160]。GnRH 的分泌随着年龄的增长也会发生变化。在恒河猴中，GnRH 的脉冲释放，尤其是 GnRH 的脉冲振幅，在围绝经期升高，这与外周血雌二醇水平下降和负反馈消失相一致[161]。与绝经前女性相比，绝经后女性 GnRH 的脉冲振幅较高，但脉冲频率不高[162]。事实上，通过测量促性腺激素游离 -α 亚基发现，绝经后女性 GnRH 的脉冲频率有所下降[163]。与啮齿动物模型相似，在存在雌激素峰的围绝经期女性中，只有一半存在 LH 峰，表明对雌激素正反馈的敏感性降低[164]。绝经后女性的 kisspeptin 表达也发生变化。例如，与绝经前女性相比，绝经后女性漏斗核内 kisspeptin 分泌神经元的数量、大小和基因表达均增加[165]。同样，绝经后恒河猴与绝经前相比，下丘脑内侧基底部 kisspeptin 及其受体 GPR54[165] 的表达增加[166]。围绝经期恒河猴与绝经前相比，弓状核正中隆起 kisspeptin 及其受体 GPR5 的表达增加[167]。最后，在卵巢切除的年老雌性恒河猴下丘脑弓状核正中隆起部，kisspeptin、kisspeptin 受体、*TAC3*（速激肽 3，一种神经递质，其突变与嗅觉正常的低促性腺机能减退症有关）和 *NPY2R*（神经肽 Y2 受体，一种食物摄入的中枢介质）的基因表达相比卵巢切除后使用雌二醇补充的年轻雌性恒河猴有所增加[168]。这些结果表明，即使在老龄阶段，弓状核正中隆起对循环中的雌激素水平仍有反应。

（二）下丘脑 / 垂体轴的解剖和组织学变化

在所有被检测的物种中，GnRH 神经元的活性均随年龄的增长而变化。这些变化可能与 GnRH 神经元的数量和它们的形态改变有关，导致 GnRH 生成、运输和分泌的改变。然而目前大多数研究报道表明，随着雌性大鼠年龄的增长，其 GnRH 细胞的数量、形态或分布没有变化[169, 170]，然而，目前大多数研究显示 GnRH 细胞在数量、形态或分布上没有变化，或者随着雌性大鼠年龄的增长，GnRH 细胞在数量上略微增加[171]。同样，在小鼠[133] 或恒河猴[172] 中也没有观察到变化。但有其他研究发现小鼠[173] 和大鼠[174] 的 GnRH 细胞数量出现轻微的减少（＜ 20%）。同样，大鼠[169] 和猴子[172] 中都发现 GnRH 神经元的分布不随年龄的增长而变化。上述研究表明随着年龄的增长，GnRH 神经元细胞的数量和分布对 GnRH 的分泌并不发挥主要作用。在位置上，GnRH 神经元与胶质细胞（主要是星形胶质细胞）有密切的位置关系，可以实现细胞间的对话。有趣的是，在视前区，GnRH 核周体和星形胶质细胞之间的关系可能随着年龄的增长而改变[175]。年轻大鼠中 GnRH 神经元与胶质细胞的结合在动情前期存在昼夜波动，而中年大鼠无此现象，以上结果提示这种可塑性的丧失可能导致 GnRH 分泌的改变。脑室膜细胞是位于大脑第三脑室和第四脑室底部的特殊室管膜细胞，有突起向深部延伸进入下丘脑。它们参与正中隆起处雌激素和 GnRH 的运输与释放[176]。它们还可能吞噬退变的神经元[177, 178]，并在雌性大鼠中随着年龄的增长发生形态学变化[177]。随着年龄的增长，毛细血管周围区域的脑室膜细胞突起变厚，变得杂乱无章，失去了垂直取向[179]。促性腺激素的抑制神经元定位于背侧核，轴突投射到 GnRH 神经元。促性腺激素抑制性神经元的数量随年龄增长而递减。此外，随着年龄的增长，促性腺激素抑制性神经元与 GnRH 神经元的结合减少[180]。与周期规律的年轻大鼠相比，周期紊乱的中年大鼠 GnRH 神经元细胞的超微结构也发生变化，其中 GnRH 神经元的粗内质网和高尔基体体积比显著降低[181]，表明衰老与 GnRH 神经元蛋白质合成变化有关。

与年轻大鼠相比，年老大鼠 GnRH 纤维染色减少[182]，且正中隆起处的 GnRH 轴突的数量、面积和免疫反应降低[183]。

四、结论

女性生殖衰老是一个复杂的过程，涉及下丘脑、垂体和卵巢。遗传、表观遗传学、环境和代谢因素，以及线粒体功能障碍、端粒酶、氧化应激和其他因素都与卵巢衰老有关。虽然卵巢中卵泡的加速消耗是生殖衰老的标志，但是卵巢功能衰竭并非是向生殖衰老过渡的唯一驱动力。最新的人体和非人体模型的研究数据清楚地证实了 HPA 轴在女性生殖衰老中的作用，这一过程主要与 GnRH 神经元的神经突触和超微结构的改变有关。尽管有证据表明 HPA 轴的中枢性改变会导致生殖衰老，但是在已发表的研究中，很少有转化研究直接致力于延缓卵巢的衰老和提高 HPA 轴对卵巢激素的反应性。因此，在该领域需要进行进一步研究，从而为延长女性生殖寿命和推迟生殖衰老引起的不良后果提供可能。

参 考 文 献

[1] Arias E, Heron M, Xu J. United States life tables, 2014. Natl Vital Stat Rep. 2017;66(4):1–64.

[2] Shifren JL, Gass ML, Group NRfCCoMWW. The North American Menopause Society recommendations for clinical care of midlife women. Menopause. 2014;21(10):1038–62.

[3] Nichols HB, Trentham-Dietz A, Hampton JM, Titus-Ernstoff L, Egan KM, Willett WC, et al. From menarche to menopause: trends among US women born from 1912 to 1969. Am J Epidemiol. 2006;164(10):1003–11.

[4] Hall JE. Neuroendocrine changes with reproductive aging in women. Semin Reprod Med. 2007;25(5):344–51.

[5] Downs JL, Wise PM. The role of the brain in female reproductive aging. Mol Cell Endocrinol. 2009;299(1):32–8.

[6] Martin JA, Hamilton BE, Osterman MJ, Driscoll AK, Mathews TJ. Births: final data for 2015. Natl Vital Stat Rep. 2017;66(1):1.

[7] Hodes-Wertz B, Druckenmiller S, Smith M, Noyes N. What do reproductive-age women who undergo oocyte cryopreservation think about the process as a means to preserve fertility? Fertil Steril. 2013;100(5):1343–9.

[8] Heck KE, Schoendorf KC, Ventura SJ, Kiely JL. Delayed childbearing by education level in the United States, 1969–1994. Matern Child Health J. 1997;1(2):81–8.

[9] Hammarberg K, Clarke VE. Reasons for delaying childbearing – a survey of women aged over 35 years seeking assisted reproductive technology. Aust Fam Physician. 2005;34(3):187–8, 206.

[10] Centers for Disease Control and Prevention 2005–2014. Available from: https://www.cdc.gov/art/reports/archive.html.

[11] Testing and interpreting measures of ovarian reserve: a committee opinion. Fertil Steril. 2015;103(3):e9–17.

[12] Zuckerman S. The number of oocytes in the mature ovary. Recent Prog Horm Res. 1951;6:63–109.

[13] Zuckerman S, Baker T. The development of the ovary and the process of oogenesis. Ovary. 1977;1:41–67.

[14] Peters H. Migration of gonocytes into the mammalian gonad and their differentiation. Philos Trans R Soc Lond Ser B Biol Sci. 1970;259(828):91–101.

[15] Johnson J, Bagley J, Skaznik-Wikiel M, Lee HJ, Adams GB, Niikura Y, et al. Oocyte generation in adult mammalian ovaries by putative germ cells in bone marrow and peripheral blood. Cell. 2005;122(2):303–15.

[16] Johnson J, Canning J, Kaneko T, Pru JK, Tilly JL. Germline stem cells and follicular renewal in the postnatal mammalian ovary. Nature. 2004;428(6979):145–50.

[17] Virant-Klun I, Rozman P, Cvjeticanin B, Vrtacnik-Bokal E, Novakovic S, Rulicke T, et al. Parthenogenetic embryo-like structures in the human ovarian surface epithelium cell culture in postmenopausal women with no naturally present follicles and oocytes. Stem Cells Dev. 2009;18(1):137–49.

[18] Zhang D, Fouad H, Zoma WD, Salama SA, Wentz MJ, Al-Hendy A. Expression of stem and germ cell markers within nonfollicle structures in adult mouse ovary. Reprod Sci. 2008;15(2):139–46.

[19] Ye H, Zheng T, Li W, Li X, Fu X, Huang Y, et al. Ovarian stem cell nests in reproduction and ovarian aging. Cell Physiol Biochem. 2017;43(5):1917–25.

[20] Parte S, Bhartiya D, Telang J, Daithankar V, Salvi V, Zaveri K, et al. Detection, characterization, and spontaneous differentiation in vitro of very small embryonic-like putative stem cells in adult mammalian ovary. Stem Cells Dev. 2011;20(8):1451–64.

[21] Virant-Klun I, Skutella T, Hren M, Gruden K, Cvjeticanin B, Vogler A, et al. Isolation of small SSEA-4-positive putative stem cells from the ovarian surface epithelium of adult human ovaries by two different methods. Biomed Res Int. 2013;2013:690415.

[22] White YA, Woods DC, Takai Y, Ishihara O, Seki H, Tilly JL. Oocyte formation by mitotically active germ cells purified from ovaries of reproductive-age women. Nat Med. 2012;18(3):413–21.

[23] Santoro N. The menopausal transition. The American journal of medicine. 2005;118(Suppl 12B):8–13.

[24] Faddy MJ, Gosden RG, Gougeon A, Richardson SJ, Nelson JF. Accelerated disappearance of ovarian follicles in mid-life: implications for forecasting menopause. Hum Reprod. 1992;7(10):1342–6.

[25] Hansen KR, Knowlton NS, Thyer AC, Charleston JS, Soules MR, Klein NA. A new model of reproductive aging: the decline in ovarian non-growing follicle number from birth to menopause. Hum Reprod. 2008;23(3):699–708.

[26] Wu JM, Zelinski MB, Ingram DK, Ottinger MA. Ovarian aging and menopause: current theories, hypotheses, and research models. Exp Biol Med (Maywood). 2005;230(11):818–28.

[27] Lenton EA, Landgren BM, Sexton L, Harper R. Normal variation in the length of the follicular phase of the menstrual cycle: effect of chronological age. Br J Obstet Gynaecol. 1984;91(7):681–4.

[28] van Montfrans JM, Hoek A, van Hooff MH, de Koning CH, Tonch N, Lambalk CB. Predictive value of basal follicle-stimulating hormone concentrations in a general subfertility population. Fertil Steril. 2000;74(1):97–103.

[29] van Rooij IA, Broekmans FJ, Scheffer GJ, Looman CW, Habbema JD, de Jong FH, et al. Serum antiMüllerian hormone levels best reflect the reproductive decline with age in normal women with proven fertility: a longitudinal study. Fertil Steril. 2005;83(4):979–87.

[30] Seifer DB, Lambert-Messerlian G, Hogan JW, Gardiner AC, Blazar AS, Berk CA. Day 3 serum inhibin-B is predictive of assisted reproductive technologies outcome. Fertil Steril. 1997;67(1):110–4.

[31] Santoro N, Isaac B, Neal-Perry G, Adel T, Weingart L, Nussbaum A, et al. Impaired folliculogenesis and ovulation in older reproductive aged women. J Clin Endocrinol Metab. 2003;88(11):5502–9.

[32] Pellatt L, Rice S, Dilaver N, Heshri A, Galea R, Brincat M, et al. Anti-Müllerian hormone reduces follicle sensitivity to follicle-stimulating hormone in human granulosa cells. Fertil Steril. 2011;96(5):1246–51 e1.

[33] Sowers MR, Eyvazzadeh AD, McConnell D, Yosef M, Jannausch ML, Zhang D, et al. Anti-Müllerian hormone and inhibin B in the definition of ovarian aging and the menopause transition. J Clin Endocrinol Metab. 2008;93(9):3478–83.

[34] van Rooij IA, Tonkelaar I, Broekmans FJ, Looman CW, Scheffer GJ, de Jong FH, et al. Anti-Müllerian

hormone is a promising predictor for the occurrence of the menopausal transition. Menopause. 2004;11(6 Pt 1):601–6.

[35] Welt CK, McNicholl DJ, Taylor AE, Hall JE. Female reproductive aging is marked by decreased secretion of dimeric inhibin. J Clin Endocrinol Metab. 1999;84(1):105–11.

[36] Steiner AZ, Pritchard D, Stanczyk FZ, Kesner JS, Meadows JW, Herring AH, et al. Association between biomarkers of ovarian reserve and infertility among older women of reproductive age. JAMA. 2017;318(14):1367–76.

[37] Majumder K, Gelbaya TA, Laing I, Nardo LG. The use of anti-Müllerian hormone and antral follicle count to predict the potential of oocytes and embryos. Eur J Obstet Gynecol Reprod Biol. 2010;150(2): 166–70.

[38] Blazar AS, Lambert-Messerlian G, Hackett R, Krotz S, Carson SA, Robins JC. Use of in-cycle antiMüllerian hormone levels to predict cycle outcome. Am J Obstet Gynecol. 2011;205(3):223. e1–5.

[39] Anckaert E, Smitz J, Schiettecatte J, Klein BM, Arce JC. The value of anti-Müllerian hormone measurement in the long GnRH agonist protocol: association with ovarian response and gonadotrophin-dose adjustments. Hum Reprod. 2012;27(6):1829–39.

[40] Kotanidis L, Nikolettos K, Petousis S, Asimakopoulos B, Chatzimitrou E, Kolios G, et al. The use of serum anti-Müllerian hormone (AMH) levels and antral follicle count (AFC) to predict the number of oocytes collected and availability of embryos for cryopreservation in IVF. J Endocrinol Investig. 2016;39(12):1459–64.

[41] van Disseldorp J, Lambalk CB, Kwee J, Looman CW, Eijkemans MJ, Fauser BC, et al. Comparison of inter- and intra-cycle variability of anti-Müllerian hormone and antral follicle counts. Hum Reprod. 2010;25(1):221–7.

[42] Gougeon A, Chainy GB. Morphometric studies of small follicles in ovaries of women at different ages. J Reprod Fertil. 1987;81(2):433–42.

[43] Jayaprakasan K, Campbell B, Hopkisson J, Johnson I, Raine-Fenning N. A prospective, comparative analysis of anti-Müllerian hormone, inhibin-B, and three-dimensional ultrasound determinants of ovarian reserve in the prediction of poor response to controlled ovarian stimulation. Fertil Steril. 2010;93(3):855–64.

[44] Jiang JY, Cheung CK, Wang Y, Tsang BK. Regulation of cell death and cell survival gene expression during ovarian follicular development and atresia. Front Biosci. 2003;8:d222–37.

[45] Tilly JL, Kowalski KI, Johnson AL, Hsueh AJ. Involvement of apoptosis in ovarian follicular atresia and postovulatory regression. Endocrinology. 1991;129(5):2799–801.

[46] Regan SLP, Knight PG, Yovich JL, Stanger JD, Leung Y, Arfuso F, et al. The effect of ovarian reserve and receptor signalling on granulosa cell apoptosis during human follicle development. Mol Cell Endocrinol. 2018;470:219–27.

[47] Burger HG, Hale GE, Dennerstein L, Robertson DM. Cycle and hormone changes during perimenopause: the key role of ovarian function. Menopause. 2008;15(4 Pt 1):603–12.

[48] Titus S, Li F, Stobezki R, Akula K, Unsal E, Jeong K, et al. Impairment of BRCA1-related DNA double-strand break repair leads to ovarian aging in mice and humans. Sci Transl Med. 2013;5(172):172ra21.

[49] Ben-Aharon I, Levi M, Margel D, Yerushalmi R, Rizel S, Perry S, et al. Premature ovarian aging in BRCA carriers: a prototype of systemic precocious aging? Oncotarget. 2018;9(22):15931–41.

[50] Lin W, Titus S, Moy F, Ginsburg ES, Oktay K. Ovarian aging in women with BRCA germline mutations. J Clin Endocrinol Metab. 2017;102(10): 3839–47.

[51] Al-Edani T, Assou S, Ferrieres A, Bringer Deutsch S, Gala A, Lecellier CH, et al. Female aging alters expression of human cumulus cells genes that are essential for oocyte quality. Biomed Res Int. 2014;2014:964614.

[52] Goldmann JM, Seplyarskiy VB, Wong WSW, Vilboux T, Neerincx PB, Bodian DL, et al. Germline de novo mutation clusters arise during oocyte aging in genomic regions with high double-strand-break incidence. Nat Genet. 2018;50(4):487–92.

[53] Liang X, Ma J, Schatten H, Sun Q. Epigenetic changes associated with oocyte aging. Sci China Life Sci. 2012;55(8):670–6.

[54] Yue M X, Fu X W, Zhou G B, et al. Abnormal DNA methylation in oocytes could be associated with a

decrease in reproductive potential in old mice. J Assist Reprod Genet, 2012;29: 643–650.

[55] Bonomi M, Somigliana E, Cacciatore C, Busnelli M, Rossetti R, Bonetti S, et al. Blood cell mitochondrial DNA content and premature ovarian aging. PLoS One. 2012;7(8):e42423.

[56] Babayev E, Wang T, Szigeti–Buck K, Lowther K, Taylor HS, Horvath T, et al. Reproductive aging is associated with changes in oocyte mitochondrial dynamics, function, and mtDNA quantity. Maturitas. 2016;93:121–30.

[57] Wang T, Zhang M, Jiang Z, Seli E. Mitochondrial dysfunction and ovarian aging. Am J Reprod Immunol. 2017;77(5):1–9.

[58] Wang T, Babayev E, Jiang Z, Li G, Zhang M, Esencan E, et al. Mitochondrial unfolded protein response gene Clpp is required to maintain ovarian follicular reserve during aging, for oocyte competence, and development of pre–implantation embryos. Aging Cell. 2018;17:e12784.

[59] Bentov Y, Yavorska T, Esfandiari N, Jurisicova A, Casper RF. The contribution of mitochondrial function to reproductive aging. J Assist Reprod Genet. 2011;28(9):773–83.

[60] Ben–Meir A, Burstein E, Borrego–Alvarez A, Chong J, Wong E, Yavorska T, et al. Coenzyme Q10 restores oocyte mitochondrial function and fertility during reproductive aging. Aging Cell. 2015;14(5):887–95.

[61] Kansaku K, Takeo S, Itami N, Kin A, Shirasuna K, Kuwayama T, et al. Maternal aging affects oocyte resilience to carbonyl cyanide–m–chlorophenylhydrazone –induced mitochondrial dysfunction in cows. PLoS One. 2017;12(11):e0188099.

[62] Bentov Y, Casper RF. The aging oocyte – can mitochondrial function be improved? Fertil Steril. 2013;99(1):18–22.

[63] Liu J, Liu M, Ye X, Liu K, Huang J, Wang L, et al. Delay in oocyte aging in mice by the antioxidant N–acetyl–L–cysteine (NAC). Hum Reprod. 2012;27(5):1411–20.

[64] Goud AP, Goud PT, Diamond MP, Gonik B, Abu–Soud HM. Reactive oxygen species and oocyte aging: role of superoxide, hydrogen peroxide, and hypochlorous acid. Free Radic Biol Med. 2008;44(7):1295–304.

[65] Wang T, Gao YY, Chen L, Nie ZW, Cheng W, Liu X, et al. Melatonin prevents postovulatory oocyte aging and promotes subsequent embryonic development in the pig. Aging (Albany NY). 2017;9(6):1552–64.

[66] Bogliolo L, Murrone O, Di Emidio G, Piccinini M, Ariu F, Ledda S, et al. Raman spectroscopy–based approach to detect aging–related oxidative damage in the mouse oocyte. J Assist Reprod Genet. 2013;30(7):877–82.

[67] Massasa E, Costa XS, Taylor HS. Failure of the stem cell niche rather than loss of oocyte stem cells in the aging ovary. Aging (Albany NY). 2010;2(1):1–2.

[68] Bhartiya D, Singh J. FSH–FSHR3–stem cells in ovary surface epithelium: basis for adult ovarian biology, failure, aging, and cancer. Reproduction. 2015;149(1):R35–48.

[69] Hosni W, Bastu E. Ovarian stem cells and aging. Climacteric. 2012;15(2):125–32.

[70] Li J, Zhou F, Zheng T, Pan Z, Liang X, Huang J, et al. Ovarian germline stem cells (OGSCs) and the hippo signaling pathway association with physiological and pathological ovarian aging in mice. Cell Physiol Biochem. 2015;36(5):1712–24.

[71] Ding C, Li H, Wang Y, Wang F, Wu H, Chen R, et al. Different therapeutic effects of cells derived from human amniotic membrane on premature ovarian aging depend on distinct cellular biological characteristics. Stem Cell Res Ther. 2017;8(1):173.

[72] Morin GB. The human telomere terminal transferase enzyme is a ribonucleoprotein that synthesizes TTAGGG repeats. Cell. 1989;59(3):521–9.

[73] Bayne S, Li H, Jones ME, Pinto AR, van Sinderen M, Drummond A, et al. Estrogen deficiency reversibly induces telomere shortening in mouse granulosa cells and ovarian aging in vivo. Protein Cell. 2011;2(4): 333–46.

[74] Valerio D, Luddi A, De Leo V, Labella D, Longobardi S, Piomboni P. SA1/SA2 cohesion proteins and SIRT1–NAD+ deacetylase modulate telomere homeostasis in cumulus cells and are eligible biomarkers of ovarian aging. Hum Reprod. 2018;33(5):887–94.

[75] Li Q, Miao DQ, Zhou P, Wu YG, Gao D, Wei DL, et al. Glucose metabolism in mouse cumulus cells prevents oocyte aging by maintaining both energy supply and the intracellular redox potential. Biol Reprod. 2011;84(6):1111–8.

[76] Zhang J, Fang L, Lu Z, Xiong J, Wu M, Shi L, et al. Are sirtuins markers of ovarian aging? Gene. 2016;575(2 Pt 3):680–6.

[77] Ma R, Zhang Y, Zhang L, Han J, Rui R. Sirt1 protects pig oocyte against in vitro aging. Anim Sci J. 2015;86(9):826–32.

[78] Mumusoglu S, Turan V, Uckan H, Suzer A, Sokmensuer LK, Bozdag G. The impact of a longacting oral sphingosine–1–phosphate analogue on ovarian aging in a rat model. Reprod Sci. 2018;25(9):1330–5.

[79] Sharara FI, Beatse SN, Leonardi MR, Navot D, Scott RT Jr. Cigarette smoking accelerates the development of diminished ovarian reserve as evidenced by the clomiphene citrate challenge test. Fertil Steril. 1994;62(2):257–62.

[80] De Bruin ML, Van Dulmen–den Broeder E, Van den Berg MH, Lambalk CB. Fertility in female childhood cancer survivors. Endocr Dev. 2009;15:135–58.

[81] Vermeulen A. Environment, human reproduction, menopause, and andropause. Environ Health Perspect. 1993;101(Suppl 2):91–100.

[82] Thomas–Teinturier C, Allodji RS, Svetlova E, Frey MA, Oberlin O, Millischer AE, et al. Ovarian reserve after treatment with alkylating agents during childhood. Hum Reprod. 2015;30(6):1437–46.

[83] Marder W, McCune WJ, Wang L, Wing JJ, Fisseha S, McConnell DS, et al. Adjunctive GnRH–a treatment attenuates depletion of ovarian reserve associated with cyclophosphamide therapy in premenopausal SLE patients. Gynecol Endocrinol. 2012;28(8):624–7.

[84] Hoyer PB, Cannady EA, Kroeger NA, Sipes IG. Mechanisms of ovotoxicity induced by environmental chemicals: 4–vinylcyclohexene diepoxide as a model chemical. Adv Exp Med Biol. 2001;500:73–81.

[85] Roosa KA, Mukai M, Place NJ. 4–Vinylcyclohexene diepoxide reduces fertility in female Siberian hamsters when treated during their reproductively active and quiescent states. Reprod Toxicol. 2015;51:40–6.

[86] Hsu SY, Lai RJ, Finegold M, Hsueh AJ. Targeted overexpression of Bcl-2 in ovaries of transgenic mice leads to decreased follicle apoptosis, enhanced folliculogenesis, and increased germ cell tumorigenesis. Endocrinology. 1996;137(11):4837–43.

[87] Kappeler CJ, Hoyer PB. 4–vinylcyclohexene diepoxide: a model chemical for ovotoxicity. Syst Biol Reprod Med. 2012;58(1):57–62.

[88] Holehan AM, Merry BJ. Lifetime breeding studies in fully fed and dietary restricted female CFY Sprague–Dawley rats. 1. Effect of age, housing conditions and diet on fecundity. Mech Ageing Dev. 1985;33(1):19–28.

[89] Shi LY, Luo AY, Tian Y, Lai ZW, Zhang JJ, Wang SX. Protective effects of caloric restriction on ovarian function. Zhonghua Fu Chan Ke Za Zhi. 2013;48(10):745–9.

[90] Tilly JL, Sinclair DA. Germline energetics, aging, and female infertility. Cell Metab. 2013;17(6):838–50.

[91] Cordeiro FB, Montani DA, Pilau EJ, Gozzo FC, Fraietta R, Turco EGL. Ovarian environment aging: follicular fluid lipidomic and related metabolic pathways. J Assist Reprod Genet. 2018;35(8):1385–93.

[92] Miao YL, Sun QY, Zhang X, Zhao JG, Zhao MT, Spate L, et al. Centrosome abnormalities during porcine oocyte aging. Environ Mol Mutagen. 2009;50(8):666–71.

[93] Jiang GJ, Wang K, Miao DQ, Guo L, Hou Y, Schatten H, et al. Protein profile changes during porcine oocyte aging and effects of caffeine on protein expression patterns. PLoS One. 2011;6(12):e28996.

[94] Zhang X, Liu X, Chen L, Wu DY, Nie ZW, Gao YY, et al. Caffeine delays oocyte aging and maintains the quality of aged oocytes safely in mouse. Oncotarget. 2017;8(13):20602–11.

[95] Wilcox A, Weinberg C, Baird D. Caffeinated beverages and decreased fertility. Lancet. 1988;332(8626):1453–6.

[96] Hatch EE, Bracken MB. Association of delayed conception with caffeine consumption. Am J Epidemiol. 1993;138(12):1082–92.

[97] IS L, Jensen A, Juul KE, Kesmodel US, Frederiksen K, Kjaer SK, et al. Coffee, tea and caffeine consumption and risk of primary infertility in women: a Danish cohort study. Acta Obstet Gynecol Scand. 2018;97(5):570–6.

[98] Chavarro JE, Rich–Edwards JW, Rosner BA, Willett WC. Caffeinated and alcoholic beverage intake in relation to ovulatory disorder infertility. Epidemiology. 2009;20(3):374–81.

[99] Olsen J. Cigarette smoking, tea and coffee drinking,

and subfecundity. Am J Epidemiol. 1991;133(7): 734–9.

[100] Gaskins AJ, Chavarro JE. Diet and fertility: a review. Am J Obstet Gynecol. 2018;218(4):379–89.

[101] Ricci E, Noli S, Cipriani S, La Vecchia I, Chiaffarino F, Ferrari S, et al. Maternal and paternal caffeine intake and ART outcomes in couples referring to an Italian fertility clinic: a prospective cohort. Nutrients. 2018;17(8):1–9.

[102] Selby CP, Sancar A. Molecular mechanisms of DNA repair inhibition by caffeine. Proc Natl Acad Sci U S A. 1990;87(9):3522–5.

[103] Chen LW, Fitzgerald R, Murrin CM, Mehegan J, Kelleher CC, Phillips CM, et al. Associations of maternal caffeine intake with birth outcomes: results from the Lifeways Cross Generation Cohort Study. Am J Clin Nutr. 2018;108(6):1301–8.

[104] Shen M, Qi C, Kuang YP, Yang Y, Lyu QF, Long H, et al. Observation of the influences of diosgenin on aging ovarian reserve and function in a mouse model. Eur J Med Res. 2017;22(1):42.

[105] Schneider A, Matkovich SJ, Victoria B, Spinel L, Bartke A, Golusinski P, et al. Changes of ovarian microRNA profile in long-living Ames Dwarf mice during aging. PLoS One. 2017;12(1):e0169213.

[106] Battaglia R, Vento ME, Ragusa M, Barbagallo D, La Ferlita A, Di Emidio G, et al. MicroRNAs are stored in human MII oocyte and their expression profile changes in reproductive aging. Biol Reprod. 2016;95(6):131.

[107] Lovasco LA, Seymour KA, Zafra K, O'Brien CW, Schorl C, Freiman RN. Accelerated ovarian aging in the absence of the transcription regulator TAF4B in mice. Biol Reprod. 2010;82(1):23–34.

[108] Smith ER, Yeasky T, Wei JQ, Miki RA, Cai KQ, Smedberg JL, et al. White spotting variant mouse as an experimental model for ovarian aging and menopausal biology. Menopause. 2012;19(5): 588–96.

[109] Chun SY, Billig H, Tilly JL, Furuta I, Tsafriri A, Hsueh AJ. Gonadotropin suppression of apoptosis in cultured preovulatory follicles: mediatory role of endogenous insulin-like growth factor I. Endocrinology. 1994;135(5):1845–53.

[110] Bartke A, Chandrashekar V, Dominici F, Turyn D, Kinney B, Steger R, et al. Insulin-like growth

factor 1 (IGF-1) and aging: controversies and new insights. Biogerontology. 2003;4(1):1–8.

[111] Wilshire GB, Loughlin JS, Brown JR, Adel TE, Santoro N. Diminished function of the somatotropic axis in older reproductive-aged women. J Clin Endocrinol Metab. 1995;80(2):608–13.

[112] Todd BJ, Merhi ZO, Shu J, Etgen AM, Neal-Perry GS. Hypothalamic insulin-like growth factor-I receptors are necessary for hormone-dependent luteinizing hormone surges: implications for female reproductive aging. Endocrinology. 2010;151(3):1356–66.

[113] Baker J, Hardy MP, Zhou J, Bondy C, Lupu F, Bellve AR, et al. Effects of an Igf1 gene null mutation on mouse reproduction. Mol Endocrinol. 1996;10(7):903–18.

[114] Billig H, Furuta I, Hsueh AJ. Gonadotropin-releasing hormone directly induces apoptotic cell death in the rat ovary: biochemical and in situ detection of deoxyribonucleic acid fragmentation in granulosa cells. Endocrinology. 1994;134(1):245–52.

[115] Yang Y, Balla A, Danilovich N, Sairam MR. Developmental and molecular aberrations associated with deterioration of oogenesis during complete or partial follicle-stimulating hormone receptor deficiency in mice. Biol Reprod. 2003;69(4): 1294–302.

[116] Hosaka T, Biggs WH 3rd, Tieu D, Boyer AD, Varki NM, Cavenee WK, et al. Disruption of forkhead transcription factor (FOXO) family members in mice reveals their functional diversification. Proc Natl Acad Sci U S A. 2004;101(9):2975–80.

[117] Liu Z, Castrillon DH, Zhou W, Richards JS. FOXO1/3 depletion in granulosa cells alters follicle growth, death and regulation of pituitary FSH. Mol Endocrinol. 2013;27(2):238–52.

[118] Brenkman AB, Burgering BM. FoxO3a eggs on fertility and aging. Trends Mol Med. 2003;9(11):464–7.

[119] Castrillon DH, Miao L, Kollipara R, Horner JW, DePinho RA. Suppression of ovarian follicle activation in mice by the transcription factor Foxo3a. Science. 2003;301(5630):215–8.

[120] Krohn PL. Ovarian homotransplantation. Ann N Y Acad Sci. 1955;59(3):443–7.

[121] Huang HH, Meites J. Reproductive capacity of

aging female rats. Neuroendocrinology. 1975;17(4): 289–95.

[122] Reame NE, Wyman TL, Phillips DJ, de Kretser DM, Padmanabhan V. Net increase in stimulatory input resulting from a decrease in inhibin B and an increase in activin A may contribute in part to the rise in follicular phase follicle–stimulating hormone of aging cycling women. J Clin Endocrinol Metab. 1998;83(9):3302–7.

[123] Santoro N, Adel T, Skurnick JH. Decreased inhibin tone and increased activin A secretion characterize reproductive aging in women. Fertil Steril. 1999;71(4):658–62.

[124] Klein NA, Battaglia DE, Woodruff TK, Padmanabhan V, Giudice LC, Bremner WJ, et al. Ovarian follicular concentrations of activin, follistatin, inhibin, insulin–like growth factor I (IGF–I), IGF–II, IGF–binding protein–2 (IGFBP–2), IGFBP–3, and vascular endothelial growth factor in spontaneous menstrual cycles of normal women of advanced reproductive age. J Clin Endocrinol Metab. 2000;85(12):4520–5.

[125] Muttukrishna S, Fowler PA, Groome NP, Mitchell GG, Robertson WR, Knight PG. Serum concentrations of dimeric inhibin during the spontaneous human menstrual cycle and after treatment with exogenous gonadotrophin. Hum Reprod. 1994;9(9):1634–42.

[126] Baccarelli A, Morpurgo PS, Corsi A, Vaghi I, Fanelli M, Cremonesi G, et al. Activin A serum levels and aging of the pituitary–gonadal axis: a cross–sectional study in middle–aged and elderly healthy subjects. Exp Gerontol. 2001;36(8):1403–12.

[127] Klein NA, Battaglia DE, Fujimoto VY, Davis GS, Bremner WJ, Soules MR. Reproductive aging: accelerated ovarian follicular development associated with a monotropic follicle–stimulating hormone rise in normal older women. J Clin Endocrinol Metab. 1996;81(3):1038–45.

[128] Landgren BM, Collins A, Csemiczky G, Burger HG, Baksheev L, Robertson DM. Menopause transition: annual changes in serum hormonal patterns over the menstrual cycle in women during a nine–year period prior to menopause. J Clin Endocrinol Metab. 2004;89(6):2763–9.

[129] Hansen KR, Thyer AC, Sluss PM, Bremner WJ, Soules MR, Klein NA. Reproductive ageing and ovarian function: is the early follicular phase FSH rise necessary to maintain adequate secretory function in older ovulatory women? Hum Reprod. 2005;20(1):89–95.

[130] Welt CK, Jimenez Y, Sluss PM, Smith PC, Hall JE. Control of estradiol secretion in reproductive ageing. Hum Reprod. 2006;21(8):2189–93.

[131] Lloyd JM, Hoffman GE, Wise PM. Decline in immediate early gene expression in gonadotropin–releasing hormone neurons during proestrus in regularly cycling, middle–aged rats. Endocrinology. 1994;134(4):1800–5.

[132] Gore AC, Oung T, Yung S, Flagg RA, Woller MJ. Neuroendocrine mechanisms for reproductive senescence in the female rat: gonadotropin–releasing hormone neurons. Endocrine. 2000;13(3):315–23.

[133] Hoffman GE, Finch CE. LHRH neurons in the female C57BL/6J mouse brain during reproductive aging: no loss up to middle age. Neurobiol Aging. 1986;7(1):45–8.

[134] Zuo Z, Mahesh VB, Zamorano PL, Brann DW. Decreased gonadotropin–releasing hormone neurosecretory response to glutamate agonists in middle–aged female rats on proestrus afternoon: a possible role in reproductive aging? Endocrinology. 1996;137(6):2334–8.

[135] Rubin BS. Naloxone stimulates comparable release of luteinizing hormone–releasing hormone from tissue fragments from ovariectomized, estrogen–treated young and middle–aged female rats. Brain Res. 1993;601(1–2):246–54.

[136] Le WW, Wise PM, Murphy AZ, Coolen LM, Hoffman GE. Parallel declines in Fos activation of the medial anteroventral periventricular nucleus and LHRH neurons in middle–aged rats. Endocrinology. 2001;142(11):4976–82.

[137] Krajnak K, Rosewell KL, Wise PM. Fos–induction in gonadotropin–releasing hormone neurons receiving vasoactive intestinal polypeptide innervation is reduced in middle–aged female rats. Biol Reprod. 2001;64(4):1160–4.

[138] Brann DW, Zamorano PL, De Sevilla L, Mahesh VB. Expression of glutamate receptor subunits in the hypothalamus of the female rat during the afternoon of the proestrous luteinizing hormone surge and

effects of antiprogestin treatment and aging. Neuroendocrinology. 2005;81(2):120–8.

[139] Neal–Perry GS, Zeevalk GD, Santoro NF, Etgen AM. Attenuation of preoptic area glutamate release correlates with reduced luteinizing hormone secretion in middle–aged female rats. Endocrinology. 2005;146(10):4331–9.

[140] Gore AC, Yeung G, Morrison JH, Oung T. Neuroendocrine aging in the female rat: the changing relationship of hypothalamic gonadotropin–releasing hormone neurons and N–methyl–D–aspartate receptors. Endocrinology. 2000;141(12):4757–67.

[141] Grove–Strawser D, Jimenez–Linan M, Rubin BS. Middle–aged female rats lack the dynamic changes in GAD(67) mRNA levels observed in young females on the day of a luteinising hormone surge. J Neuroendocrinol. 2007;19(9):708–16.

[142] Khan M, De Sevilla L, Mahesh VB, Brann DW. Enhanced glutamatergic and decreased GABAergic synaptic appositions to GnRH neurons on proestrus in the rat: modulatory effect of aging. PLoS One. 2010;5(4):e10172.

[143] Mohankumar PS, Thyagarajan S, Quadri SK. Tyrosine hydroxylase and DOPA decarboxylase activities in the medical preoptic area and arcuate nucleus during the estrous cycle: effects of aging. Brain Res Bull. 1997;42(4):265–71.

[144] Szawka RE, Poletini MO, Leite CM, Bernuci MP, Kalil B, Mendonca LB, et al. Release of norepinephrine in the preoptic area activates anteroventral periventricular nucleus neurons and stimulates the surge of luteinizing hormone. Endocrinology. 2013;154(1):363–74.

[145] Ferreira LB, de Nicola AC, Anselmo–Franci JA, Dornelles RC. Activity of neurons in the preoptic area and their participation in reproductive senescence: preliminary findings. Exp Gerontol. 2015;72:157–61.

[146] Herbison AE, Pape JR. New evidence for estrogen receptors in gonadotropin–releasing hormone neurons. Front Neuroendocrinol. 2001;22(4):292–308.

[147] Wilson ME, Rosewell KL, Kashon ML, Shughrue PJ, Merchenthaler I, Wise PM. Age differentially influences estrogen receptor–alpha (ERalpha) and estrogen receptor–beta (ERbeta) gene expression in

specific regions of the rat brain. Mech Ageing Dev. 2002;123(6):593–601.

[148] Lehman MN, Coolen LM, Goodman RL. Minireview: kisspeptin/neurokinin B/dynorphin (KNDy) cells of the arcuate nucleus: a central node in the control of gonadotropin–releasing hormone secretion. Endocrinology. 2010;151(8):3479–89.

[149] Iwata K, Ikehara M, Kunimura Y, Ozawa H. Interactions between kisspeptin neurons and hypothalamic tuberoinfundibular dopaminergic neurons in aged female rats. Acta Histochem Cytochem. 2016;49(6):191–6.

[150] Ishii MN, Matsumoto K, Matsui H, Seki N, Matsumoto H, Ishikawa K, et al. Reduced responsiveness of kisspeptin neurons to estrogenic positive feedback associated with age–related disappearance of LH surge in middle–age female rats. Gen Comp Endocrinol. 2013;193:121–9.

[151] Ukena K, Tsutsui K. Distribution of novel RFamide–related peptide–like immunoreactivity in the mouse central nervous system. Neurosci Lett. 2001;300(3):153–6.

[152] Ukena K, Iwakoshi E, Minakata H, Tsutsui K. A novel rat hypothalamic RFamide–related peptide identified by immunoaffinity chromatography and mass spectrometry. FEBS Lett. 2002;512(1–3):255–8.

[153] Kriegsfeld LJ, Gibson EM, Williams WP 3rd, Zhao S, Mason AO, Bentley GE, et al. The roles of RFamide–related peptide–3 in mammalian reproductive function and behaviour. J Neuroendocrinol. 2010;22(7):692–700.

[154] Geraghty AC, Muroy SE, Kriegsfeld LJ, Bentley GE, Kaufer D. The role of RFamide–related peptide–3 in age–related reproductive decline in female rats. Front Endocrinol (Lausanne). 2016;7:71.

[155] DePaolo LV. Age–associated increases in serum follicle–stimulating hormone levels on estrus are accompanied by a reduction in the ovarian secretion of inhibin. Exp Aging Res. 1987;13(1–2):3–7.

[156] van Look PF, Lothian H, Hunter WM, Michie EA, Baird DT. Hypothalamic–pituitary–ovarian function in perimenopausal women. Clin Endocrinol. 1977;7(1):13–31.

[157] Fujimoto VY, Spencer SJ, Rabinovici J, Plosker S, Jaffe RB. Endogenous catecholamines augment the

inhibitory effect of opioids on luteinizing hormone secretion during the midluteal phase. Am J Obstet Gynecol. 1993;169(6):1524–30.

[158] Shaw ND, Srouji SS, Histed SN, McCurnin KE, Hall JE. Aging attenuates the pituitary response to gonadotropin–releasing hormone. J Clin Endocrinol Metab. 2009;94(9): 3259–64.

[159] Shideler SE, DeVane GW, Kalra PS, Benirschke K, Lasley BL. Ovarian–pituitary hormone interactions during the perimenopause. Maturitas. 1989;11(4):331–9.

[160] Santoro N, Brown JR, Adel T, Skurnick JH. Characterization of reproductive hormonal dynamics in the perimenopause. J Clin Endocrinol Metab. 1996;81(4):1495–501.

[161] Gore AC, Windsor–Engnell BM, Terasawa E. Menopausal increases in pulsatile gonadotropin–releasing hormone release in a nonhuman primate (Macaca mulatta). Endocrinology. 2004;145(10):4653–9.

[162] Rossmanith WG. Gonadotropin secretion during aging in women: review article. Exp Gerontol. 1995;30(3–4):369–81.

[163] Hall JE, Lavoie HB, Marsh EE, Martin KA. Decrease in gonadotropin–releasing hormone (GnRH) pulse frequency with aging in postmenopausal women. J Clin Endocrinol Metab. 2000;85(5):1794–800.

[164] Weiss G, Skurnick JH, Goldsmith LT, Santoro NF, Park SJ. Menopause and hypothalamic–pituitary sensitivity to estrogen. JAMA. 2004;292(24): 2991–6.

[165] Rance NE. Menopause and the human hypothalamus: evidence for the role of kisspeptin/ neurokinin B neurons in the regulation of estrogen negative feedback. Peptides. 2009;30(1):111–22.

[166] Kim W, Jessen HM, Auger AP, Terasawa E. Postmenopausal increase in KiSS–1, GPR54, and luteinizing hormone releasing hormone (LHRH–1) mRNA in the basal hypothalamus of female rhesus monkeys. Peptides. 2009;30(1):103–10.

[167] Eghlidi DH, Haley GE, Noriega NC, Kohama SG, Urbanski HF. Influence of age and 17beta–estradiol on kisspeptin, neurokinin B, and prodynorphin gene expression in the arcuate–median eminence of female rhesus macaques. Endocrinology. 2010;151(8):3783–94.

[168] Eghlidi DH, Urbanski HF. Effects of age and estradiol on gene expression in the rhesus macaque hypothalamus. Neuroendocrinology. 2015;101(3):236–45.

[169] Rubin BS, King JC, Bridges RS. Immunoreactive forms of luteinizing hormone–releasing hormone in the brains of aging rats exhibiting persistent vaginal estrus. Biol Reprod. 1984;31(2):343–51.

[170] Miller BH, Gore AC. N–methyl–D–aspartate receptor subunit expression in GnRH neurons changes during reproductive senescence in the female rat. Endocrinology. 2002;143(9):3568–74.

[171] Merchenthaler I, Lengvari I, Horvath J, Setalo G. Immunohistochemical study of the LHRH–synthesizing neuron system of aged female rats. Cell Tissue Res. 1980;209(3):499–503.

[172] Witkin JW. Luteinizing hormone releasing hormone (LHRH) neurons in aging female rhesus macaques. Neurobiol Aging. 1986;7(4):259–63.

[173] Miller MM, Joshi D, Billiar RB, Nelson JF. Loss of LH–RH neurons in the rostral forebrain of old female C57BL/6J mice. Neurobiol Aging. 1990;11(3):217–21.

[174] Funabashi T, Kimura F. The number of luteinizing hormone–releasing hormone immunoreactive neurons is significantly decreased in the forebrain of old–aged female rats. Neurosci Lett. 1995;189(2):85–8.

[175] Cashion AB, Smith MJ, Wise PM. The morphometry of astrocytes in the rostral preoptic area exhibits a diurnal rhythm on proestrus: relationship to the luteinizing hormone surge and effects of age. Endocrinology. 2003;144(1):274–80.

[176] Akmayev IG, Fidelina OV. Tanycytes and their relation to the hypophyseal gonadotrophic function. Brain Res. 1981;210(1–2):253–60.

[177] Brawer JR, Walsh RJ. Response of tanycytes to aging in the median eminence of the rat. Am J Anat. 1982;163(3):247–56.

[178] Zoli M, Ferraguti F, Frasoldati A, Biagini G, Agnati LF. Age–related alterations in tanycytes of the mediobasal hypothalamus of the male rat. Neurobiol Aging. 1995;16(1):77–83.

[179] Yin W, Gore AC. The hypothalamic median eminence and its role in reproductive aging. Ann N Y Acad Sci. 2010;1204:113–22.

[180] Soga T, Kitahashi T, Clarke IJ, Parhar IS. Gonadotropin–inhibitory hormone promoter–driven enhanced green fluorescent protein expression decreases during aging in female rats. Endocrinology. 2014;155(5):1944–55.

[181] Romero MT, Silverman AJ, Wise PM, Witkin JW. Ultrastructural changes in gonadotropin–releasing hormone neurons as a function of age and ovariectomy in rats. Neuroscience. 1994;58(1): 217–25.

[182] Hoffman GE, Sladek JR Jr. Age–related changes in dopamine, LHRH and somatostatin in the rat hypothalamus. Neurobiol Aging. 1980;1(1):27–37.

[183] Bestetti GE, Reymond MJ, Blanc F, Boujon CE, Furrer B, Rossi GL. Functional and morphological changes in the hypothalamo–pituitary–gonadal axis of aged female rats. Biol Reprod. 1991;45(2):221–8.

第 3 章　卵巢储备衰退的自然病程

Natural History of Diminished Ovarian Reserve

Orhan Bukulmez　著

武学清　毕星宇　译

一、卵母细胞储备模型：固定模型与干细胞模型的比较

关于卵母细胞发育与女性生殖寿命的关系，有两种学派的观点。目前教学是基于"固定模型"；而另一种与之对立的观点是"干细胞模型"。

根据固定模型，人类女性卵巢中的卵母细胞数量在胎儿时期就已经确定。在怀孕 20 周左右，卵母细胞的数量达到 6 000 000～7 000 000。达到此峰值后，卵母细胞就会逐渐减少[1, 2]。出生时，卵母细胞数量会下降到 1 000 000～2 000 000，到青春期会下降到 300 000～500 000。由于始基卵泡的不断生长，卵母细胞数量逐渐减少，大多数始基卵泡在到达窦卵泡期之前就已凋亡[3]。卵母细胞或始基卵泡的数量在不同女性中存在很大差异。有模型预测，始基卵泡的减少率是随年龄逐渐增加而不是呈现突然减少的状态[4]。

Tilly 研究小组假设卵母细胞储备模型是干细胞模型。他们研究证明了幼鼠和成年鼠体内存在卵巢干细胞（ovarian stem cell，OSC）。这些细胞具备有丝分裂活性，可以确保出生后卵母细胞的产生[5]。这一模型假设的提出是基于发现生殖周期与卵泡减少速率存在的矛盾提出的。经白消安（busulfan）处理的小鼠卵泡仍然可以健康生长。将野生型成年小鼠的卵巢移植到绿色荧光蛋白（green fluorescent protein，GFP）标记的转基因小鼠体内，产生的卵母细胞呈现 GFP 阳性而颗粒细胞呈现 GFP 阴性。这一发现表明，来自 GFP 阳性小鼠的 OSC 通过成年小鼠颗粒细胞迁移到发育卵泡的卵巢中。在最初文章发表后出现了很多争议，一些学者批判了这种方法，并提出了一些数据来支持小鼠卵母细胞的固定模型[6]。之后又有研究通过生殖细胞相关基因标记物（Oct4、MVH、Dazl、Stella、Fragilis），证实了成年小鼠骨髓中存在 OSC。在烷化剂、环磷酰胺和白消安处理的不育小鼠骨髓中也观察到 OSC 并可产生新的卵泡发育。类似实验将 GFP 阳性小鼠的骨髓移植到烷化剂处理的不育小鼠中可以产生后代[7-9]。

然而，女性年龄的增长对这两种卵母细胞储备模型都有影响。在固定模型中，随着女性年龄的增长，从青春期到绝经期，始基卵泡的数量逐年减少，当始基卵泡的数量约为1000～2000个时正常的卵泡活动停止[10]。根据干细胞模型，卵母细胞储备在出生时可能不是固定的，卵母细胞可能会在女性生殖周期内不断产生。然而，干细胞模型也表明OSC的功能会随着年龄的增长而下降。最近有研究表明，Tilly研究小组提出的假设认为"雌性哺乳动物的卵母细胞库储备随着年龄的增长而逐渐减少，这可能是由于生长激活及随后的排卵或闭锁引起的卵母细胞减少，以及新卵母细胞输入量的逐渐下降等因素共同作用的结果"，而这个过程也同样被认为是可以被逆转和阻止的[11]。

二、卵巢储备随时间逐渐下降

自然绝经发生的年龄范围很广，但绝经前很多年生育能力就开始下降。一般在25岁左右达到生育高峰后，生育能力开始下降，并在30岁过后迅速下降[12]。这种随着年龄的增长而进行的生育能力下降伴随着正常的卵巢内分泌功能，一直持续到绝经前4年左右。随后由于卵泡数量的减少导致抑制素B分泌降低，黄体期FSH水平增加，最终导致早期卵泡生长，卵泡期缩短，出现月经紊乱[13, 14]。然而，随着女性年龄的增长，生育能力下降和内分泌系统的变化与卵泡的消耗有关。与此同时卵母细胞的质量也逐渐下降[15]。始基卵泡是卵巢储备的决定因素。根据临床和组织学研究，始基卵泡的数量与窦卵泡数量相关。始基卵泡池的减少与对FSH敏感的窦卵泡数量的减少和抗米勒管激素（anti-Müllerian hormone，AMH）水平的降低有关[16, 17]。

目前认为，卵巢中的非生长卵泡池最终决定了卵巢的储备和功能[4, 18, 19]。非生长卵泡（nongrowing follicle，NGF）包括始基卵泡、中间卵泡和初级卵泡。始基卵泡周围有一层扁平的颗粒细胞，初级卵泡周围有单层立方形颗粒细胞。中间卵泡为单层扁平颗粒细胞或立方颗粒细胞。因此，大多数关于卵巢衰老的研究都是通过计算NGF来进行的，卵巢皮质层的始基卵泡是重点研究对象。

（一）通过卵巢的组织学检测评估自然绝经年龄

有许多模型可以预测随着女性年龄的增长到最后月经期的卵泡池的减少率。这些模型试图探讨个体化绝经年龄和生育下降的关系。其中一项研究构建了一个来自8个不同队列研究的大型数据库。数据库由人类卵巢组织中NGF的组织学计算量组成。这项研究的局限性是：无法提供 NGF 计数为零的对应年龄，并且只有 218 例可供分析。之后将提供预期年龄的模型与基于人口的自然绝经数据库进行比较。该模型对 NGF 计数采用自然对数转换。卵巢标本的年龄范围为 0—51 岁。此研究需注意 NGF 池的下降与绝经年龄密切相关[20]。在这个模型中，单个卵巢中 498 个 NGF 的阈值用于预测绝经期。在以往的研究模型中，假设平均绝经年龄为 51 岁时对应的卵泡数为 1000 个[21]。

由于 NGF 计数方法不同，在绝经年龄预测的各种研究中 NGF 存在巨大差异。而这些计数方法的差异也引起了广泛关注。早期研究中 NGF 采用手工计数，计算每 200 或 100 片卵巢切片中的 1 个切片的 NGF 数量，对于未知数量的将切片厚度控制在 10～40μm[22-24]。最近的研究中采用了自动计数方法，研究人员将卵巢切成 1 片 1μm 的薄片和 10 片 100μm 的薄片，每个 1μm 薄片计数 NGF[25]。在另一项研究中，研究人员将卵巢切成 1mm 的厚片，选择其中的 8 片切成 25μm 的薄片，每 10 个切片计数一次卵泡[4]。该模型显示了绝经年龄和 NGF 数量之间的相关性，称之为真正的卵巢储备。虽然 NGF 的临床效用和预测绝经期作用有限，但已知的临床标记卵巢储备的 AMH、窦卵泡数量（antral follicle count，AFC）和对体外受精（in vitro fertilization，IVF）刺激的反应性是否可以作为替代标记物预测更年期的年龄仍有待研究[20]。

（二）通过抗米勒管激素水平预测绝经年龄

通过假设 AMH 水平低于某一阈值后或随时间推移 AMH 加速下降均与绝经年龄相关[26-28]，许多研究试图通过 AMH 来预测绝经年龄。有研究表明，AMH 水平可能会下降至非常低的水平甚至在绝经年龄前 5 年都无法检测[29]。已经有许多方法都尝试用 AMH 模型来预测绝经年龄[30, 31]。

近期有研究通过收集就诊生育门诊的妇女的 AMH 水平，与另一项人群基础研究的数据进行比较。研究表明，AMH 水平随着女性年龄的增长而降低，在绝经前 5 年左右降低到无法检测的水平。此研究中设定的 AMH 检测下限值为 0.2ng/ml，通过模型推测绝经期 AMH 阈值为 0.075ng/ml[32]。绝经年龄的差异与 AMH 水平的差异之间的差异有重要研究意义。绝经期 AMH 阈值的变化主要表现为：AMH 水平较高的女性绝经期比阈值高，而 AMH 水平较低的女性在绝经期比阈值低。对这种阈值不一的现象有两种解释：AMH 水平较高的女性绝经年龄较晚，但由于卵巢老化中多因素作用，她们在自然绝经时卵巢中仍存在许多卵泡；对于 AMH 水平较低的女性，她们卵巢中剩余始基卵泡发挥代偿机制作用，使绝经期 AMH 阈值降低，从而防止过早绝经的发生。因此，不仅始基卵泡的初始储备重要，在复杂因素调控作用下，卵泡数量的下降速度也起到决定作用。对于 AMH 水平较低的女性，其始基卵泡和 NGF 的数量较少。相当多的女性在无法检测 AMH 水平时仍有规律的月经周期[33,34]。因此，在不同女性个体中通过 AMH 水平检测卵巢储备的变化可能存在巨大差异，卵巢衰老模型可用于进一步研究。此外，不同研究实验室之间 AMH 测量标准的差异性也阻碍了 AMH 在卵巢衰老或绝经年龄预测方面的临床应用模型的发展[35]。

（三）卵巢衰老模型的新旧比较

如上所述，采用卵巢组织处理和计数的更新方法研究了 NGF 随年龄增长而下降的关系模型。以往的模型研究表明，NGF 的下降速率为指数型和双相型，预测出生时 NGF 数量约为 1 000 000 个，在 38 岁及以后 NGF 加速减少，仍有大约 25 000 个 NGF 存在（图 3-1A）。当 NGF 减少到 1000 个时，女性进入绝经期[36]。由于以上模型的局限性，选取 122 名 0—51 岁女性的卵巢构建新的模型[4]。与之前的模型研究相比，此模型具有更大样本量。通过使用更精确的采样和自动计数方法，得到 NGF 的范围为 0～916 500 个。此模型研究表明，38 岁以后 NGF 数量的下降趋势是逐渐增加的，而不是指数型和双相型模型所显示的突然增加（图 3-1B）。

（四）生殖衰老分期系统（STRAW）与卵巢衰老模型

阐明了上述 NGF 数量随年龄增长衰减的模型后，该小组又进一步研究了生殖衰老分期系统（stages of reproductive aging workshop，STRAW）[37] 和 NGF 数量的相关性。

在 "0"（最后月经期）之前的 STRAW 阶段包括绝经后期的转变和闭经发作，主要表现为 FSH ≥ 25U/L、低水平 AMH、低水平 AFC 和血管舒缩症状的发生，此阶段定义为 "-1 阶段"。在早期绝经过渡期或 -2 阶段，月经周期会延长至 7 天或以上，与 FSH 水平变化有关。但 AMH 和 AFC 水平均较低，且没有血管舒缩症状。-3 阶段代表生殖晚期，其特征是女性月经出血有规律改变（-3a 阶段）或细微改变（-3b 阶段）。在 -3b 阶段 FSH 水平可能变化，但其他卵巢储备指标降低。在 -3a 阶段，AMH 和 AFC 水平仍然较低，但 FSH 水平保持正常。

本研究表明，尽管 40 岁左右女性的平均年龄组间差异不显著，但在子宫与卵巢切除术患者的卵巢皮质标本中，STRAW 中从 -3 到 -1 阶段的变化与卵巢皮质中 NGF 和始基卵泡的减少有关[38]。因此，无论年龄大小，从 -3 到 -1 阶段的演变都与 NGF 的减少有关。因此，始基卵泡和 NGF 的减少都与绝经的发生有关。此研究目前尚不清楚对于年龄在 < 35 岁或者 < 40 岁的年轻 DOR 女性是否适用，因为该研究认为所有具有正常月经期且 < 35 岁的女性（许多年轻的 DOR 患者也会出现这样的情况）处于 -4 阶段，也就是生育高峰阶段，将月经规律的 ≥ 40 岁的女性所处阶段定义为 -3 阶段。该研究将 60 名女性纳入这项研究，并对其中 43 名女性进行了阴道超声和血液检查。

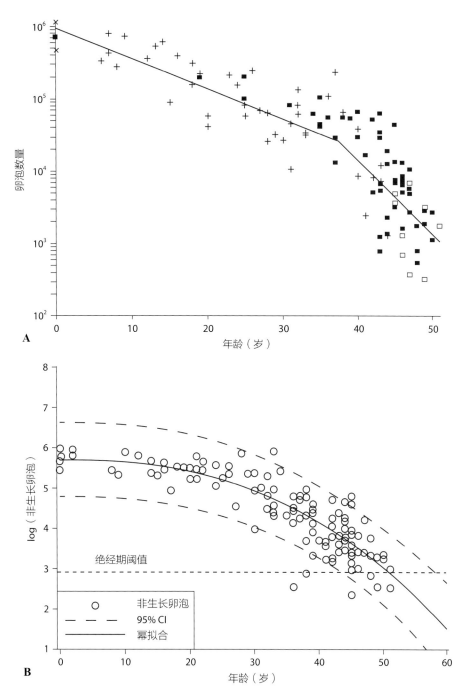

▲ 图 3-1　A. 对 1952—1992 年的数据进行综合研究，随着女性年龄的增长，直径＜ 0.1mm 的卵泡数目变化双指数模型。在 37.5±1.2 岁卵泡数量达到约 25 000 个，之后卵泡数量减少加快。B. NGF 下降模型的 95%CI。卵泡数量减少平稳加快。年龄占不同年龄卵泡计数变异的 84%

（五）NGF 损失的最新卵巢衰老模型

该小组的另一项研究分析了 52 名年龄在 28—51 岁的女性的卵巢，提出了 NGF 衰减的幂模型[39]。这些患者同时作为卵巢切除术的良性适应证而接受此手术。作者再次质疑早期研究的结论，即卵母细胞下降的速度在 38 岁时应该呈现加速的双相模式，而女性则逐渐进入绝经期 [36, 40]。

作者研究了女性 NGF 随年龄增长的下降，并提出了最新验证的 NGF 下降的幂模型。这个模型表明，到 33 岁时，大约 90% 的 NGF 已经耗尽。该模型通过约 1821 例研究预测 NGF 在 19 岁左右达到峰值，其中年龄最小的患者为 28 岁。从出生到 20 岁左右的平均卵泡损失增加，然后平均卵泡损失的数量下降，最低水平接近绝经期。如果女性的卵泡数量的减少与她们在青少年晚期失去的一样多，那么自然绝经年龄相较于 50 岁出头将发生的更早。因此，绝对数量的卵泡损失在 20—40 岁是逐渐下降。与以往的研究和模型相比，似乎卵巢储备在一定年龄后并没有突然下降，而是随着时间的推移逐渐下降 [39]。

最近对幂模型的验证预测在绝经的年龄仍然有 750 个 NGF。研究认为卵巢储备的下降应该更平稳、渐进，而不是在一定年龄后出现剧烈的变化。这个模型除了 NGF 衰减图可能向 DOR 女性的更早年龄倾斜，适用于任何年龄的 DOR 女性。因此，尽管需要更多的前瞻性纵向研究，但这些自发性 DOR 的年轻女性可能如之前所提出的那样提前进入绝经期 [18]。

（六）自体卵巢移植的经验

卵巢皮质自体移植的经验提示与上述不同的范例。自体移植后始基卵泡大量募集，随后募集率极低，导致卵巢皮质移植物在始基卵泡数量有限的情况下内分泌功能延长 [41, 42]。正如我们在卵巢皮质活化一章中所讨论的，卵巢间质也可能影响始基卵泡的活化。随着始基卵泡池 [42] 的进一步减少，始基卵泡募集和死亡的速度实际上可能正在下降。这也许可以解释我们观察到，特别是年轻女性由于低 AFC 和 AMH 定义为 DOR 患者，这些指标长时间保持稳定。然而，一些女性在很短时间内仍然显示出卵巢储备标记物的严重下降。因此，在 DOR 的自然进展中存在广泛的个体差异，这可能与不同的病因有关。

三、卵母细胞质量的下降

除了 NGF 数量下降外，卵母细胞质量也会受到衰老的不利影响。据估计，女性生殖力在 30 岁出头开始下降 [43]。早期的研究表明，女性如果将首次活产推迟到 30 岁以后，那么她们非自愿无子女的概率可能会增加 [44-46]。在 40—41 岁左右，也就是自然绝经前大约 10 年，未采取避孕措施的人群几乎达到生育能力的终点。在 45 岁之前，女性的月经周期都是相对规律的。

大约 5 年后，达到自然绝经期 [47]。研究还表明，在 < 37 岁的卵巢储备减少的妇女中，通过传统的激动剂长方案进行体外受精，可以获得与 ≥ 37 岁的 DOR 妇女相似数量的卵母细胞。然而，在 < 37 岁的女性中，临床妊娠率明显高于 ≥ 37 岁的女性，流产率明显低于 ≥ 37 岁的女性 [48]。因此，卵母细胞质量作为生育力最重要的变量，应主要与实际年龄有关。随着年龄的增长，卵母细胞质量下降的原因有很多，其中也有个体差异。因此，卵巢衰老模式被认为是由遗传、表观遗传和环境因素形成的复杂的多基因和多因素特性形成的 [15]。

大多数的遗传学研究是在患有卵巢功能不全（premature ovarian insufficiency，POI）的妇女中进行的。大多数 POI 全基因组研究都无法检测到效应值较小的基因。此外，与自然绝经不同，原发性 POI 患者可能偶有卵巢功能。尽管 90% 的 POI 仍被认为是特发性的，但自发性 POI 已被认为与遗传因素有关，如异常核型、脆性 X 智力迟钝（FMR）–1 预突变、单基因突变（骨形态蛋白 15–BMP15、透明同源 2–DIAPH2、抑制素 α 亚基 –INHA 等）、家族性表现或自身免疫性疾病 [49]；大多数 DOR 患者及较预期的自然绝经早的患者可能缺乏这些因素 [50-52]。因此，DOR 可能不仅仅是最终进展为 POI 的表型之一。我们仍然需要基于人群的真实数据，而不是通过测量卵巢储备标记物推断出的数据。正如我们将在定义中讨论的，DOR 被认为是一个临床群体，与相同年龄的女性相比，其生育能力下降（每个月经周期活产）或辅助生殖技术（assisted reproductive technologies，ART）过程中对控制性卵巢刺激的反应明显降低 [53]。DOR 的进展率可能在人群中存在变化。目前还不清楚 DOR 仅仅是老化加速，还是由于初始卵母细胞自身或卵母细胞耗竭的不同速度所造成的。

众所周知，与老年女性相比，年轻的 DOR 患者的妊娠结局更好。1957 年，一项 DOR 患者的回顾性队列研究表明，母亲年龄是决定 ART 治疗后存活分娩的独立因素之一。年龄 < 35 岁的 DOR 患者的活产率高于 ≥ 35 岁的患者 [54]。在另一项回顾性研究中，对由于不明原因的复发性自然流产而接受体外受精进行植入前非整倍体基因检测（preimplantation genetic testing for aneuploidy，PGT–A）的妇女进行了研究，发现年龄 ≥ 35 岁的妇女的胚胎非整倍体风险的显著增加与低 AMH 水平有关。与正常（1.5～5.6ng/ml）和高 AMH 水平的患者相比，35 岁以下低 AMH（< 1.5ng/ml）水平与患者胚胎非整倍体发生率的增加无关 [55]。这些数据表明，年龄仍然决定卵母细胞的质量，与卵巢储备无关。卵母细胞质量下降可能与染色体减数分裂的频率、颗粒细胞功能障碍、DNA 修复功能障碍、线粒体缺陷、蛋白质合成增加、代谢需求增加、端粒缩短和表观遗传因素有关 [56-58]。一般来说，这些因素也是与衰老相关的主要因素。

四、生育率下降反映总体老龄化

正如本书中提到的，由于现代社会的生育率下降，首次怀孕的年龄增加了。一些基于人群的研究表明，生育年龄晚于 33 岁的母亲寿命可能会更长[59]。也有一些数据表明，长寿的人可能是由年轻的母亲所生。更复杂的是，最初生育的年龄与寿命无关[60]。另一项研究表明，晚育女性的寿命并不比她的姐妹们长[61]。尽管这项来自欧洲皇室的研究并没有显示出晚育的任何优势，但在自然生育的背景下，晚育与寿命延长有关。一些研究将体细胞衰老与生殖能力的最后年龄联系起来。在高龄生育最后一个子女的妇女寿命最长，而生育第一个子女的年龄和总生育能力与妇女的寿命无关[62]。一些研究人员从动物数据中得到启发，提出了怀孕、分娩和哺乳对女性的返老还童作用。这一假设表明，在晚年生孩子可能会引发身体某种自我更新[63, 64]。然而，由于辅助生殖技术的出现，这些假说中任何一个与晚期妊娠的相关性都需要更多的研究和生物学上的证明。

一些研究将卵巢储备减少与心血管疾病等老年相关性疾病联系起来。在一项小型研究中，研究人员调查了卵巢储备功能下降但月经周期规律的女性尿液中促性腺激素、尿雌激素和孕酮代谢物的水平，结果表明与年龄相仿的对照组妇女相比，该组女性观察到较高的 FSH 水平，雌二醇低水平下的 LH 峰，持续 LH 和 FSH 增加，黄体期孕酮和雌激素代谢物水平较低。然而，所有 DOR 患者的基础 FSH 水平为 > 10U/L，有对高剂量卵巢刺激反应不佳的病史且月经周期为 21～35 天。这些发现与处于绝经期的妇女相似[65]。目前尚不清楚这些发现是否适用于月经周期 ≥ 28 天、基础 FSH 水平在 10U/L 以下的 DOR 患者。

如前所述，月经周期的持续时间主要随着女性的年龄增加而缩短，这与生育能力的下降有关。月经周期长短也可能是 ART 结局的一个预测因素。据报道，月经周期 < 26 天较周期长度 > 34 天的妇女的活产率降低，这与 ART 中的女性年龄无关[66]。40 岁以后而绝经前，卵泡期较短是导致月经周期较短的原因。这被证明是由于在前一个周期的黄体期 FSH 水平的增高导致卵泡的提前生长，也可能导致在卵泡期开始时卵泡发育的不同步[13]。黄体期的选择和卵泡向早期卵泡期的生长被认为在血清雌二醇水平方面具有内分泌作用，可能导致与绝经期妇女相似的 DOR 妇女心血管疾病发生风险的增加[67]。目前尚不清楚这一假设中的女性 DOR 心血管疾病风险的增加是否仅仅与卵巢卵泡功能障碍或体细胞老化有关，因此，直接进行临床相关性研究也是必要的。问题是，这些妇女可能在整个卵泡期都表现出高水平的雌二醇，这是由于优势卵泡提前生长和其他卵泡的生长引起的，这与绝经期雌二醇缺乏状态不同。此外，雌二醇和孕酮的最佳水平并没有明确的定义来保证受孕周期。据报道，直径 13mm 卵泡的排卵可以正常妊娠[68]。虽然排卵卵泡直径的范围被认为在 17～25mm，但在＜ 34 岁和＞ 40 岁的女性中，均可能在＜ 17mm 时排卵，其雌二醇和黄体期孕酮水平各不相同[13, 69, 70]。因此，女性 DOR 患者生育率下降和总体发病率的增加可能不仅仅是由于卵泡生长动力的变化引起的内分泌紊乱所致。因此，需要更多基于纵向和患者结果的数据。

正如本书提到的，生殖老化的另一个方面与端粒长度有关。一项研究报告称，与年龄调整后的对照组相比，POI 女性外周血白细胞、颗粒细胞的端粒长度较短，颗粒细胞的端粒酶（末端转移酶）活性较低[71]。所有患者年龄均在 40 岁以下，月经周期在 23～35 天，基础 FSH ≥ 10U/L，单侧窦卵泡数＜ 5 个。因此，这些女性更多的是 DOR。早期的一项关于 POI 的研究（诊断标准为月经停止和 FSH ＞ 40U/L）显示，与对照组相比，POI 患者外周血白细胞的经过年龄调整的端粒长度更长[72]。虽然两项研究结果的差异可以用不同的方法来讨论，端粒长度和发病率之间的关系是相当复杂的。直到 2015 年孟德尔随机化研究分析了全基因组的关联研究。根据研究结果，较长的端粒可能会增加一些癌症（卵巢、子宫内膜、睾丸、大脑）的风险，但可能会降低一些非肿瘤疾病的风险，比如心血管疾病、阿尔茨海默病、1 型糖尿病、乳糜泻和间质性肺疾病[73]。

五、结论

卵巢储备功能自然降低的过程在不同患者中有很大差异。女性 DOR 患者卵巢储备随年龄增加而进一步下降的速率可能遵循最近提出的衰老导致的始基和（或）非生长卵泡耗竭模型。在许多 DOR 患者中，这个曲线可能只是向更年轻的年龄偏移。有些 DOR 患者的卵母细胞池最终会以比其他患者更快的速度严重耗竭。年轻的 DOR 患者似乎比高龄的 DOR 患者有更高的妊娠率和活产率。因此，年龄仍然可能决定卵母细胞的质量。卵母细胞衰竭率和卵母细胞质量下降的变化可能与许多尚未确定的遗传、表观遗传和环境因素有关。

参 考 文 献

[1] Baker TG. A quantitative and cytological study of germ cells in human ovaries. Proc R Soc Lond B Biol Sci. 1963;158:417–33.

[2] McGee EA, Hsueh AJ. Initial and cyclic recruitment of ovarian follicles. Endocr Rev. 2000;21(2):200–14.

[3] Fortune JE, Cushman RA, Wahl CM, Kito S. The primordial to primary follicle transition. Mol Cell Endocrinol. 2000;163(1–2):53–60.

[4] Hansen KR, Knowlton NS, Thyer AC, Charleston JS, Soules MR, Klein NA. A new model of reproductive

aging: the decline in ovarian non-growing follicle number from birth to menopause. Hum Reprod. 2008;23(3):699–708.

[5] Johnson J, Canning J, Kaneko T, Pru JK, Tilly JL. Germline stem cells and follicular renewal in the postnatal mammalian ovary. Nature. 2004;428(6979):145–50.

[6] Bristol-Gould SK, Kreeger PK, Selkirk CG, Kilen SM, Mayo KE, Shea LD, et al. Fate of the initial follicle pool: empirical and mathematical evidence supporting its sufficiency for adult fertility. Dev Biol. 2006;298(1):149–54.

[7] Johnson J, Bagley J, Skaznik-Wikiel M, Lee HJ, Adams GB, Niikura Y, et al. Oocyte generation in adult mammalian ovaries by putative germ cells in bone marrow and peripheral blood. Cell. 2005;122(2): 303–15.

[8] Lee HJ, Selesniemi K, Niikura Y, Niikura T, Klein R, Dombkowski DM, et al. Bone marrow transplantation generates immature oocytes and rescues long-term fertility in a preclinical mouse model of chemotherapy-induced premature ovarian failure. J Clin Oncol. 2007;25(22):3198–204.

[9] Zou K, Yuan Z, Yang Z, Luo H, Sun K, Zhou L, et al. Production of offspring from a germline stem cell line derived from neonatal ovaries. Nat Cell Biol. 2009;11(5):631–6.

[10] Gougeon A. Regulation of ovarian follicular development in primates: facts and hypotheses. Endocr Rev. 1996;17(2):121–55.

[11] Wang N, Satirapod C, Ohguchi Y, Park ES, Woods DC, Tilly JL. Genetic studies in mice directly link oocytes produced during adulthood to ovarian function and natural fertility. Sci Rep. 2017;7(1):10011.

[12] Practice Committee of the American Society for Reproductive Medicine in collaboration with the Society for Reproductive Endocrinology, Infertility. Electronic address ASRM@asrm.org. Practice Committee of the American Society for Reproductive Medicine in collaboration with the Society for Reproductive Endocrinology, Infertility. Optimizing natural fertility: a committee opinion. Fertil Steril. 2017;107(1):52–8.

[13] van Zonneveld P, Scheffer GJ, Broekmans FJ, Blankenstein MA, de Jong FH, Looman CW, et al. Do cycle disturbances explain the age-related decline of female fertility? Cycle characteristics of women aged over 40 years compared with a reference population of young women. Hum Reprod. 2003;18(3):495–501.

[14] Burger HG, Hale GE, Dennerstein L, Robertson DM. Cycle and hormone changes during perimenopause: the key role of ovarian function. Menopause. 2008;15(4 Pt 1):603–12.

[15] Broekmans FJ, Soules MR, Fauser BC. Ovarian aging: mechanisms and clinical consequences. Endocr Rev. 2009;30(5):465–93.

[16] Scheffer GJ, Broekmans FJ, Dorland M, Habbema JD, Looman CW, te Velde ER. Antral follicle counts by transvaginal ultrasonography are related to age in women with proven natural fertility. Fertil Steril. 1999;72(5):845–51.

[17] Hansen KR, Hodnett GM, Knowlton N, Craig LB. Correlation of ovarian reserve tests with histologically determined primordial follicle number. Fertil Steril. 2011;95(1):170–5.

[18] Lambalk CB, van Disseldorp J, de Koning CH, Broekmans FJ. Testing ovarian reserve to predict age at menopause. Maturitas. 2009;63(4):280–91.

[19] Charleston JS, Hansen KR, Thyer AC, Charleston LB, Gougeon A, Siebert JR, et al. Estimating human ovarian non-growing follicle number: the application of modern stereology techniques to an old problem. Hum Reprod. 2007;22(8):2103–10.

[20] Depmann M, Faddy MJ, van der Schouw YT, Peeters PH, Broer SL, Kelsey TW, et al. The relationship between variation in size of the primordial follicle pool and age at natural menopause. J Clin Endocrinol Metab. 2015;100(6):E845–51.

[21] Wallace WH, Kelsey TW. Human ovarian reserve from conception to the menopause. PLoS One. 2010;5(1):e8772.

[22] Block E. A quantitative morphological investigation of the follicular system in newborn female infants. Acta Anat (Basel). 1953;17(3):201–6.

[23] Gougeon A, Chainy GB. Morphometric studies of small follicles in ovaries of women at different ages. J Reprod Fertil. 1987;81(2):433–42.

[24] Richardson SJ, Senikas V, Nelson JF. Follicular depletion during the menopausal transition: evidence for accelerated loss and ultimate exhaustion. J Clin Endocrinol Metab. 1987;65(6):1231–7.

[25] Forabosco A, Sforza C. Establishment of ovarian reserve: a quantitative morphometric study

of the developing human ovary. Fertil Steril. 2007;88(3):675–83.

[26] Broer SL, Eijkemans MJ, Scheffer GJ, van Rooij IA, de Vet A, Themmen AP, et al. Anti–Müllerian hormone predicts menopause: a long–term follow–up study in normoovulatory women. J Clin Endocrinol Metab. 2011;96(8):2532–9.

[27] Freeman EW, Sammel MD, Lin H, Boorman DW, Gracia CR. Contribution of the rate of change of antiMüllerian hormone in estimating time to menopause for late reproductive–age women. Fertil Steril. 2012;98(5):1254–9.e1–2.

[28] Freeman EW, Sammel MD, Lin H, Gracia CR. Anti–Müllerian hormone as a predictor of time to menopause in late reproductive age women. J Clin Endocrinol Metab. 2012;97(5):1673–80.

[29] Sowers MR, Eyvazzadeh AD, McConnell D, Yosef M, Jannausch ML, Zhang D, et al. Anti–Müllerian hormone and inhibin B in the definition of ovarian aging and the menopause transition. J Clin Endocrinol Metab. 2008;93(9):3478–83.

[30] Nelson SM, Messow MC, McConnachie A, Wallace H, Kelsey T, Fleming R, et al. External validation of nomogram for the decline in serum anti–Müllerian hormone in women: a population study of 15,834 infertility patients. Reprod Biomed Online. 2011;23(2):204–6.

[31] Nelson SM, Messow MC, Wallace AM, Fleming R, McConnachie A. Nomogram for the decline in serum antiMüllerian hormone: a population study of 9,601 infertility patients. Fertil Steril. 2011;95(2):736–41. e1–3.

[32] Dolleman M, Faddy MJ, van Disseldorp J, van der Schouw YT, Messow CM, Leader B, et al. The relationship between anti–Müllerian hormone in women receiving fertility assessments and age at menopause in subfertile women: evidence from large population studies. J Clin Endocrinol Metab. 2013;98(5):1946–53.

[33] Overbeek A, Broekmans FJ, Hehenkamp WJ, Wijdeveld ME, van Disseldorp J, van Dulmen–den Broeder E, et al. Intra–cycle fluctuations of anti–Müllerian hormone in normal women with a regular cycle: a re–analysis. Reprod Biomed Online. 2012;24(6):664–9.

[34] La Marca A, Spada E, Grisendi V, Argento C, Papaleo E, Milani S, et al. Normal serum anti–Müllerian hormone levels in the general female population and the relationship with reproductive history. Eur J Obstet Gynecol Reprod Biol. 2012;163(2):180–4.

[35] Kumar A, Kalra B, Patel A, McDavid L, Roudebush WE. Development of a second generation anti–Müllerian hormone (AMH) ELISA. J Immunol Methods. 2010;362(1–2):51–9.

[36] Faddy MJ, Gosden RG, Gougeon A, Richardson SJ, Nelson JF. Accelerated disappearance of ovarian follicles in mid–life: implications for forecasting menopause. Hum Reprod. 1992;7(10):1342–6.

[37] Soules MR, Sherman S, Parrott E, Rebar R, Santoro N, Utian W, et al. Executive summary: Stages of Reproductive Aging Workshop (STRAW). Fertil Steril. 2001;76(5):874–8.

[38] Hansen KR, Craig LB, Zavy MT, Klein NA, Soules MR. Ovarian primordial and nongrowing follicle counts according to the Stages of Reproductive Aging Workshop (STRAW) staging system. Menopause. 2012;19(2):164–71.

[39] Knowlton NS, Craig LB, Zavy MT, Hansen KR. Validation of the power model of ovarian nongrowing follicle depletion associated with aging in women. Fertil Steril. 2014;101(3):851–6.

[40] Faddy MJ, Gosden RG. A model conforming the decline in follicle numbers to the age of menopause in women. Hum Reprod. 1996;11(7):1484–6.

[41] Ayuandari S, Winkler–Crepaz K, Paulitsch M, Wagner C, Zavadil C, Manzl C, et al. Follicular growth after xenotransplantation of cryopreserved/thawed human ovarian tissue in SCID mice: dynamics and molecular aspects. J Assist Reprod Genet. 2016;33(12):1585–93.

[42] Silber S. Ovarian tissue cryopreservation and transplantation: scientific implications. J Assist Reprod Genet. 2016;33(12):1595–603.

[43] van Noord–Zaadstra BM, Looman CW, Alsbach H, Habbema JD, te Velde ER, Karbaat J. Delaying childbearing: effect of age on fecundity and outcome of pregnancy. BMJ. 1991;302(6789):1361–5.

[44] Bongaarts J. Involuntary childlessness with increasing age. Res Reprod. 1982;14(4):1–2.

[45] Bongaarts J. Infertility and age: not so unresolved: a reply. Fam Plann Perspect. 1982;14(5):289–90.

[46] Bongaarts J. Infertility after age 30: a false alarm. Fam Plann Perspect. 1982;14(2):75–8.

[47] Treloar AE. Menstrual cyclicity and the pre-menopause. Maturitas. 1981;3(3–4):249–64.

[48] Chang Y, Li J, Li X, Liu H, Liang X. Egg quality and pregnancy outcome in young infertile women with diminished ovarian reserve. Med Sci Monit. 2018;24:7279–84.

[49] Nelson LM. Clinical practice. Primary ovarian insufficiency. N Engl J Med. 2009;360(6):606–14.

[50] Voorhuis M, Onland–Moret NC, Fauser BC, Ploos van Amstel HK, van der Schouw YT, Broekmans FJ. The association of CGG repeats in the FMR1 gene and timing of natural menopause. Hum Reprod. 2013;28(2):496–501.

[51] Murray A, Schoemaker MJ, Bennett CE, Ennis S, Macpherson JN, Jones M, et al. Population–based estimates of the prevalence of FMR1 expansion mutations in women with early menopause and primary ovarian insufficiency. Genet Med. 2014;16(1):19–24.

[52] Pastore LM, Young SL, Manichaikul A, Baker VL, Wang XQ, Finkelstein JS. Distribution of the FMR1 gene in females by race/ethnicity: women with diminished ovarian reserve versus women with normal fertility (SWAN study). Fertil Steril. 2017;107(1):205–11.e1.

[53] Practice Committee of the American Society for Reproductive Medicine. Testing and interpreting measures of ovarian reserve: a committee opinion. Fertil Steril. 2015;103(3):e9–e17.

[54] Huang Y, Li J, Zhang F, Liu Y, Xu G, Guo J, et al. Factors affecting the live–birth rate in women with diminished ovarian reserve undergoing IVF–ET. Arch Gynecol Obstet. 2018;298(5):1017–27.

[55] Jiang X, Yan J, Sheng Y, Sun M, Cui L, Chen ZJ. Low anti–Müllerian hormone concentration is associated with increased risk of embryonic aneuploidy in women of advanced age. Reprod Biomed Online. 2018;37(2):178–83.

[56] Ben–Meir A, Yahalomi S, Moshe B, Shufaro Y, Reubinoff B, Saada A. Coenzyme Q–dependent mitochondrial respiratory chain activity in granulosa cells is reduced with aging. Fertil Steril. 2015;104(3):724–7.

[57] Duncan FE, Jasti S, Paulson A, Kelsh JM, Fegley B, Gerton JL. Age–associated dysregulation of protein metabolism in the mammalian oocyte. Aging Cell.

2017;16(6):1381–93.

[58] Nguyen AL, Drutovic D, Vazquez BN, El Yakoubi W, Gentilello AS, Malumbres M, et al. Genetic Interactions between the Aurora Kinases Reveal New Requirements for AURKB and AURKC during Oocyte Meiosis. Curr Biol. 2018;28(21):3458–68. e5

[59] Sun F, Sebastiani P, Schupf N, Bae H, Andersen SL, McIntosh A, et al. Extended maternal age at birth of last child and women's longevity in the Long Life Family Study. Menopause. 2015;22(1):26–31.

[60] Gagnon A. Natural fertility and longevity. Fertil Steril. 2015;103(5):1109–16.

[61] Mueller U. Does late reproduction extend the life span? Findings from European royalty. Popul Dev Rev. 2004;30(3):449–+.

[62] Helle S, Lummaa V, Jokela J. Are reproductive and somatic senescence coupled in humans? Late, but not early, reproduction correlated with longevity in historical Sami women. Proc Biol Sci. 2005;272(1558):29–37.

[63] Gielchinsky Y, Laufer N, Weitman E, Abramovitch R, Granot Z, Bergman Y, et al. Pregnancy restores the regenerative capacity of the aged liver via activation of an mTORC1–controlled hyperplasia/hypertrophy switch. Genes Dev. 2010;24(6):543–8.

[64] Yi Z, Vaupel J. Association of late childbearing with healthy longevity among the oldest–old in China. Popul Stud (Camb). 2004;58(1):37–53.

[65] Pal L, Zhang K, Zeitlian G, Santoro N. Characterizing the reproductive hormone milieu in infertile women with diminished ovarian reserve. Fertil Steril. 2010;93(4):1074–9.

[66] Brodin T, Bergh T, Berglund L, Hadziosmanovic N, Holte J. Menstrual cycle length is an age–independent marker of female fertility: results from 6271 treatment cycles of in vitro fertilization. Fertil Steril. 2008;90(5):1656–61.

[67] Quinn MM, Cedars MI. Cardiovascular health and ovarian aging. Fertil Steril. 2018;110(5):790–3.

[68] van Zonneveld P, te Velde ER, Koppeschaar HP. Low luteal phase serum progesterone levels in regularly cycling women are predictive of subtle ovulation disorders. Gynecol Endocrinol. 1994;8(3):169–74.

[69] Eissa MK, Obhrai MS, Docker MF, Lynch SS, Sawers RS, Newton JR. Follicular growth and endocrine profiles in spontaneous and induced conception

cycles. Fertil Steril. 1986;45(2):191–5.

[70] Zegers–Hochschild F, Gomez Lira C, Parada M, Altieri Lorenzini E. A comparative study of the follicular growth profile in conception and nonconception cycles. Fertil Steril. 1984;41(2):244–7.

[71] Xu X, Chen X, Zhang X, Liu Y, Wang Z, Wang P, et al. Impaired telomere length and telomerase activity in peripheral blood leukocytes and granulosa cells in patients with biochemical primary ovarian insufficiency. Hum Reprod. 2017;32(1):201–7.

[72] Hanna CW, Bretherick KL, Gair JL, Fluker MR, Stephenson MD, Robinson WP. Telomere length and reproductive aging. Hum Reprod. 2009;24(5): 1206–11.

[73] Telomeres Mendelian Randomization Collaboration, Haycock PC, Burgess S, Nounu A, Zheng J, Okoli GN, et al. Association between telomere length and risk of cancer and nonneoplastic diseases: a Mendelian randomization study. JAMA Oncol. 2017;3(5):636–51.

第 4 章 卵巢储备功能下降、卵巢低反应、生育高龄和早发性卵巢功能不全的相关定义

Definitions and Relevance: Diminished Ovarian Reserve, Poor Ovarian Response, Advanced Reproductive Age, and Premature Ovarian Insufficiency

Orhan Bukulmez **著**

武学清　毕星宇　**译**

一、概述

关于卵巢低反应（poor ovarian response，POR）及其最常见原因——卵巢储备减少（diminished ovarian reserve，DOR）的激烈讨论反映了其在每个患者中表现的异质性，甚至每个患者、每个自然或刺激周期的异质性。在辅助生殖技术（assisted reproductive technology，ART）中，这种异质性表现可能需要对每个患者，以及同一患者的每个治疗周期采取相当个性化的治疗方案。例如，在一些患者中，在第一个 IVF 卵巢刺激周期中可能发现卵巢反应不良，但这种情况在随后的周期中可能不会重复出现。此外，卵巢储备评估本身可能无法预测自然周期或 ART 治疗周期的活产结局。

二、卵巢储备功能下降的不同定义

还有一种说法认为，由于我们测量窦卵泡计数（antral follicle count，AFC）和抗米勒管激素（anti-Müllerian hormone，AMH）水平作为卵巢储备的反映，因此我们实际只是测量了 FSH 敏感的卵泡池。原始卵泡、中间卵泡和初级卵泡通常被认为是非生长卵泡（non-growing

第 4 章　卵巢储备功能下降、卵巢低反应、生育高龄和早发性卵巢功能不全的相关定义

Definitions and Relevance: Diminished Ovarian Reserve, Poor Ovarian Response, Advanced Reproductive Age, and Premature Ovarian Insufficiency

follicle，NGF）池。因此，有个别专家建议我们不应该评估包括 NGF 在内的总卵巢储备（total ovarian reserve，TOR），而是应该评估功能性卵巢储备（functional ovarian reserve，FOR）[1-3]。研究表明，卵巢储备检测，即 AFC 和 AMH，与原始卵泡的数量 [4-6] 以及包括 NGF 在内的总卵巢储备密切相关。如果将 DOR 重新命名为低功能性卵巢储备（low FOR，LFOR）是否会对此类患者的识别和治疗产生影响，目前尚不清楚。

三、生育高龄、卵巢低反应和促性腺激素剂量

许多医生观察到，年轻的 POR 患者可获得更好的 IVF 结局 [7, 8]。也有报道称，患有 POR 的年轻女性 IVF 的成功率仍然较低 [9]。生育高龄的定义在相关研究中有很大差异。美国生殖医学学会建议，如果女性年龄超过 35 岁，应在试孕 6 个月后而不是 12 个月后进行生育评估 [10]。虽然年龄界限通常被认为是 35 岁及以上，但＞ 37 岁或≥ 40 岁经常被用作女性生育高龄（advanced reproductive age，ARA）的阈值。

在其中一项研究中，作者回顾了 IVF 周期新鲜移植的结果。每侧卵巢平均 AFC ≤ 4 的妇女被定义为潜在 POR 人群，给予高剂量促性腺激素治疗方案。在取卵时将 POR 定义为≤ 5 个卵泡 [11]。因此，该定义不同于博洛尼亚（Bologna）标准，但同时，方案的决定完全依赖于 AFC。接下来，作者只纳入至少有 1 个卵泡发育到取卵的周期，即 1803 个启动周期中的 1706 个，发现 POR 患病率为 17%。良好反应比不良反应者更年轻，而且有更多的优质卵裂期胚胎。290 例不良反应患者的中位年龄为 37 岁，因此，作者根据这个年龄界限对 IVF 结局进行比较，研究中最大移植胚胎数不超过 2 个。与年龄≤ 37 岁组患者相比，＞ 37 组低反应者患者 FSH 所需总量显著增加，平均获卵数较低，接受单胚胎移植的患者数较少。在 POR 患者中，年龄＞ 37 岁的妇女每移植周期的活产率明显低于年轻患者（4% vs. 19.1%）。对 290 例 POR 患者行单因素 logistic 回归分析显示，FSH 总剂量、年龄和获卵数与治疗结局相关。在二元模型中，平均 FSH 剂量与妊娠呈显著负相关，但年龄与妊娠无相关性。进一步的模型显示，年龄＞ 37 岁、接受高剂量 FSH 治疗的患者，其结局明显不如单独高龄或高 FSH 治疗的妇女 [11]。在 30—40 岁的低反应者中，妊娠概率随 FSH 平均剂量的增加而降低，并且随着年龄的增长，妊娠率的下降比 30 岁时更明显。因此，年龄增长和 FSH 剂量增加都与 IVF 的不良结局有关。

在一项前瞻性随机试验中，纳入直径 2～5mm 大小 AFC ＜ 5 个、接受第 1 周期 IVF 的 52 名潜在 POR 女性，分别给予 150U（组 1）或 300U（组 2）重组 FSH 并不能改变平均获卵数和妊娠率（组 1：8% vs. 组 2：4%，$P = 0.55$）[12]。

在有 DOR 的高龄妇女中，那些潜在 POR 的妇女可能不会从高起始剂量的 FSH 中有任何获益。高剂量的 FSH 甚至可能对这些妇女的 IVF 结局产生不良影响，而较温和的方案可能更有益[13-15]。

四、早发性卵巢功能不全

早发性卵巢功能不全（premature ovarian insufficiency，POI）是卵巢功能受损的一种极端表现形式，与女性 40 岁以前出现闭经、雌激素（E_2）水平降低、FSH 升高至更年期水平有关。在 2008 年之前，主要使用卵巢早衰（premature ovarian failure，POF）这一术语表示。文献综述表明，POF 和 POI 两个术语可以通用。由于注意到此类患者确诊后仍有排卵和受孕的可能，因此，POI 成为更适用的术语。根据人类生殖与胚胎学欧洲协会（european society of human reproduction and embryology，ESHRE）的共识，"insufficiency" 更能准确地描述这种情况动态变化的本质，而不带有 "failure" 的消极含义（https://www.eshre.eu/Guidelines-and-Legal/Guidelines/Management-of-premature-ovarian-insufficiency.aspx）[16]。这种情况也被称为原发性卵巢功能不全，尤其是在美国，这是为了向 Albright 在 1942 年首次使用这个术语致敬[17-19]。POI 并不是过早绝经，因为可观察到超过 25% 的女性卵巢功能可恢复。大约有 1% 的女性存在早发性卵巢功能不全[17]。

据推测，POI 可能代表了卵巢功能从月经规律、FSH 水平正常、但生育能力开始下降的隐匿期，过渡到绝经状态的显著期的连续下降过程[20]。因此，POI 的扩展诊断标准为：40 岁以下女性，连续 4 个月以上月经不规律，2 次至少间隔 1 个月的 FSH 为绝经后水平（FSH ＞ 40U/L）。然而，还没有文献证明这种连续体的存在，一般认为 DOR 和 POI 是不同的病症[17]。与 POI 不同，DOR 预计在 40 岁或 40 岁以后出现。DOR 患者大多月经周期规律。虽然认为 DOR 不应与绝经后卵巢检测结果，如基础或第 3 天 FSH ＞ 40U/L，E_2 水平低，AMH 水平测不出相关，但偶尔 DOR 患者也可能出现这种结果。DOR 患者仍有周期性月经功能，但周期长度可能会有所改变。

由于没有强有力的证据表明 DOR 是 POI 的前兆，DOR 和 POI 患者对医疗管理和生育治疗有不同的需求。POI 和 DOR 可能有一些常见的或遗传学病因，如卵巢手术、化疗、脆性 X 智力低下基因 1（FMR-1）基因前突变（5′ 端非翻译区 55～199 的 CGG 重复扩增，主要是 70～100 的重复），和嵌合型 Turner 综合征（45X/45XX）[17]。然而，所有这些情况更多的是与 POI 相关，而不是 DOR。

五、尽管卵巢储备评估在一般人群中可能不能预测生育能力，但大多数卵巢低反应是由于卵巢储备功能低下造成的

卵巢储备功能下降实际上并没有一个统一的定义，POR 博洛尼亚标准也是如此。诊断需要有临床判断。卵巢储备通常由女性年龄、遗传和环境因素决定。无论卵巢储备如何，每个相同年龄的女性表现出不同的生殖潜能和对 IVF 卵巢刺激的不同反应。卵巢储备，虽然应该只涉及所剩卵母细胞的数量而不是质量，但是定义通常同时包括数量和质量[21]。在这方面，DOR 与月经周期正常的育龄妇女对 IVF 卵巢刺激反应不良有关，或与同龄女性相比，仅表现为生育力下降。

根据目前的定义，卵巢储备检测有望提供有关生育力以及卵子数量和质量的信息。这些检测往往被视为"生育检测"从而引起了很多争议。如果卵巢储备是生育和生育力的同义词，那么许多卵巢储备检测"异常"的女性将被排除在使用自己的卵母细胞进行生育治疗的选项之外。

最近一项前瞻性孕期队列研究的结果表明，根据生育能力的一般定义，年龄在 30—40 岁的非不孕症女性中，卵巢储备检测，包括血清 AMH、血清 FSH、血清抑制素 B 和尿 FSH，这些标记物的水平与自然生殖潜能无关[22]。低 AMH 水平的妇女在试孕 12 个月经周期后，预测累积妊娠率为 84%，而正常 AMH 水平的妇女为 75%（图 4-1）。作为此类研究的首次研究，作者承认这项研究可能存在以下问题：主要研究结果没有活产，因而无法计算生育力；此外，由

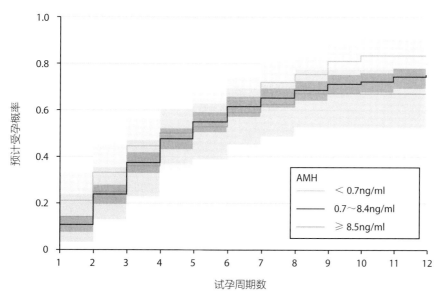

▲ 图 4-1　不同水平 AMH 患者所需妊娠时间的校正 Kaplan-Meier 曲线及 95%CI（此图彩色版本见书末彩插）
模型对年龄、BMI、种族、吸烟情况、前 1 年避孕药史进行了校正。所有置信区间重叠[22]（经许可引用）

于没有对排卵进行评估，所以无法对生育力进行严格定义。

现在更清楚的是，根据 AMH 预测的 DOR 不一定能预测生育能力。因此，生育能力只能通过尝试怀孕来测试和确认。如果试孕不成功，且符合不孕症诊断标准并决定进行 IVF 治疗，那么，AMH 就被认为是预测卵母细胞产量的一个重要标志物 [23]。在这种情况下，一些患者可以诊断为 DOR。然后，这项评估对于 DOR 患者选择最佳的促卵巢刺激方案是非常有价值的。

六、结论

卵巢储备功能下降是生殖衰老过程中的一种生理现象，在生殖高龄（主要指 ≥ 35 岁）女性中发生频率越来越高。目前认为，许多女性在 ≥ 40 岁时就会出现 DOR。在 IVF 周期中，这样的女性可能没有卵泡发育或取不到卵，或取到的卵母细胞不能发育成胚胎。有时，即使促排卵期间卵泡生长和激素反应都比较满意，甚至采取高压卵泡抽吸或多次卵泡冲洗，可能依然无法成功获取卵子 [24]。在辅助生殖技术中，DOR 患者还表现出较高的周期取消和较低的妊娠率 [25]。年轻的 DOR 患者比生殖高龄患者有更好的 ART 妊娠结局。尽管最近的 POI 定义包括了一些重度 DOR 的女性，但 POI 和 DOR 可能有不同的发病机制。卵巢储备检测可能无法预测普通人群的生育能力。

对 DOR 患者的管理已经成为对成功的不懈追求。在本书接下来的内容中，我们的作者团队将针对 DOR 患者已知的生理学、研究、临床管理策略，以及为保证生育成功率而即将迎来的发展提供全面信息。

参 考 文 献

[1] Barad DH, Kushnir VA, Gleicher N. The importance of redundancy of functional ovarian reserve when investigating potential genetic effects on ovarian function. J Assist Reprod Genet. 2016;33(9):1157–60.

[2] Gleicher N, Kushnir VA, Weghofer A, Barad DH. The importance of adrenal hypoandrogenism in infertile women with low functional ovarian reserve: a case study of associated adrenal insufficiency. Reprod Biol Endocrinol. 2016;14:23.

[3] Gleicher N, Weghofer A, Barad DH. Defining ovarian reserve to better understand ovarian aging. Reprod Biol Endocrinol. 2011;9:23.

[4] Kevenaar ME, Meerasahib MF, Kramer P, van de Lang–Born BM, de Jong FH, Groome NP, et al. Serum anti–Müllerian hormone levels reflect the size of the primordial follicle pool in mice. Endocrinology. 2006;147(7):3228–34.

[5] Hansen KR, Craig LB, Zavy MT, Klein NA, Soules MR. Ovarian primordial and nongrowing follicle counts according to the Stages of Reproductive Aging Workshop (STRAW) staging system. Menopause. 2012;19(2):164–71.

[6] Hansen KR, Hodnett GM, Knowlton N, Craig LB. Correlation of ovarian reserve tests with histologically determined primordial follicle number. Fertil Steril. 2011;95(1):170–5.

[7] Biljan MM, Buckett WM, Dean N, Phillips SJ, Tan SL. The outcome of IVF–embryo transfer treatment in patients who develop three follicles or less. Hum Reprod. 2000;15(10):2140–4.

[8] Check JH, Nazari P, Check ML, Choe JK, Liss JR. Prognosis following in vitro fertilization–embryo transfer (IVF–ET) in patients with elevated day 2 or 3 serum follicle stimulating hormone (FSH) is better in younger vs older patients. Clin Exp Obstet Gynecol. 2002;29(1):42–4.

[9] El–Toukhy T, Khalaf Y, Hart R, Taylor A, Braude P. Young age does not protect against the adverse effects of reduced ovarian reserve – an eight year study. Hum Reprod. 2002;17(6):1519–24.

[10] Practice Committee of American Society for Reproductive Medicine. Definitions of infertility and recurrent pregnancy loss: a committee opinion. Fertil Steril. 2013;99(1):63.

[11] Saldeen P, Kallen K, Sundstrom P. The probability of successful IVF outcome after poor ovarian response. Acta Obstet Gynecol Scand. 2007;86(4):457–61.

[12] Klinkert ER, Broekmans FJ, Looman CW, Habbema JD, te Velde ER. Expected poor responders on the basis of an antral follicle count do not benefit from a higher starting dose of gonadotrophins in IVF treatment: a randomized controlled trial. Hum Reprod. 2005;20(3):611–5.

[13] Check JH, Choe JK, Katsoff D, Summers–Chase D, Wilson C. Controlled ovarian hyperstimulation adversely affects implantation following in vitro fertilization–embryo transfer. J Assist Reprod Genet. 1999;16(8):416–20.

[14] Check ML, Check JH, Wilson C, Choe JK, Krotec J. Outcome of in vitro fertilization–embryo transfer according to age in poor responders with elevated baseline serum follicle stimulation hormone using minimal or no gonadotropin stimulation. Clin Exp Obstet Gynecol. 2004;31(3):183–4.

[15] Check JH. Mild ovarian stimulation. J Assist Reprod

Genet. 2007;24(12):621–7.

[16] Webber L, Davies M, Anderson R, et al. ESHRE guideline: management of women with premature ovarian insufficiency. Grimbergen: European Society of Human Reproduction and Embryology; 2015.

[17] Tucker EJ, Grover SR, Bachelot A, Touraine P, Sinclair AH. Premature ovarian insufficiency: new perspectives on genetic cause and phenotypic spectrum. Endocr Rev. 2016;37(6):609–35.

[18] Nelson LM. Clinical practice. Primary ovarian insufficiency. N Engl J Med. 2009;360(6):606–14.

[19] Cooper AR, Baker VL, Sterling EW, Ryan ME, Woodruff TK, Nelson LM. The time is now for a new approach to primary ovarian insufficiency. Fertil Steril. 2011;95(6):1890–7.

[20] Welt CK. Primary ovarian insufficiency: a more accurate term for premature ovarian failure. Clin Endocrinol (Oxf). 2008;68(4):499–509.

[21] Practice Committee of the American Society for Reproductive Medicine. Testing and interpreting measures of ovarian reserve: a committee opinion. Fertil Steril. 2015;103(3):e9–e17.

[22] Steiner AZ, Pritchard D, Stanczyk FZ, Kesner JS, Meadows JW, Herring AH, et al. Association between biomarkers of ovarian reserve and infertility among older women of reproductive age. JAMA. 2017;318(14):1367–76.

[23] Wu CH, Chen YC, Wu HH, Yang JG, Chang YJ, Tsai HD. Serum anti–Müllerian hormone predicts ovarian response and cycle outcome in IVF patients. J Assist Reprod Genet. 2009;26(7):383–9.

[24] Kumaran A, Narayan PK, Pai PJ, Ramachandran A, Mathews B, Adiga SK. Oocyte retrieval at 140–mmHg negative aspiration pressure: a promising alternative to flushing and aspiration in assisted reproduction in women with low ovarian reserve. J Hum Reprod Sci. 2015;8(2):98–102.

[25] Reed BG, Babayev SN, Bukulmez O. Shifting paradigms in diminished ovarian reserve and advanced reproductive age in assisted reproduction: customization instead of conformity. Semin Reprod Med. 2015;33(3):169–78.

第 5 章　改善卵巢储备功能下降患者辅助生殖技术临床结局的食物补充和激素类药物

Food Supplements and Hormonal Products to Improve Assisted Reproductive Technology Outcomes in Patients with Diminished Ovarian Reserve

Volkan Turan　Melis Bozan　Gurkan Bozdag　著

贺小进　译

一、概述

卵巢低反应（poor ovarian response，POR）是辅助生殖治疗中常见的问题。卵巢低反应多数是指卵巢储备减少（diminished ovarian reserve，DOR）的女性在促排卵（ovarian stimulation，OS）时对足够剂量的促性腺激素反应低下。虽然对 POR 的定义缺乏非常统一的共识，但欧洲人类生殖和胚胎学学会（European Society of Human Reproduction and Embryology，ESHRE）用博洛尼亚标准的名义定义了 POR，本书中对此标准进行了详细的描述[1]。由于每个启动周期的累积活产率随着卵子数量减少而下降，POR 和 DOR 的准确定义及其管理在临床实践中至关重要。

回顾相关的发展历史，人们试图通过以下多种方式增加可用卵子的数量，包括：促性腺激素释放激素类似物、增加促性腺激素剂量以及相关的辅助疗法，如生长激素、脱氢表雄酮、辅酶 Q_{10}、透皮睾酮等。本文将重点讨论对已证实或预测为 POR 的女性使用激素类药物和食品补充剂，从而改善辅助生殖技术（assisted reproductive technology，ART）的治疗结局。

二、POR 女性的激素类药物补充

（一）生长激素

生长激素（growth hormone，GH）是垂体前叶生长激素细胞分泌的一种多肽激素，可以刺激细胞生长和增殖。有研究证明，GH 可能通过调节胰岛素生长因子 –1（insulin growth factor–1，IGF–1）的合成在卵泡发育和卵母细胞成熟中发挥关键作用，还可以增加卵泡对促性腺激素的敏感性[2]。卵母细胞、卵泡内膜细胞和颗粒细胞均有 IGF–1 受体。在接受 IVF–ET 女性中，由于 IGF–1 对卵泡凋亡的抑制作用，IGF–1 浓度与发育中卵泡的数量直接相关。生长激素本身也是卵泡发育和抑制卵泡凋亡所必需的。

已有多项研究评估了 GH 对接受 ART 治疗的 POR 女性的影响。这些研究中关注的主要参数是卵母细胞数量和临床妊娠 / 活产率。在补充 GH 方面进行的最大研究之一是 2016 年来自澳大利亚和新西兰的 LIGHT 试验[3]。患者被前瞻性随机分入研究组（补充 GH 12U/d 从刺激之日开始）或对照组。尽管对卵巢刺激的反应有一些改善，但研究者并没有发现研究组的活产率方面有任何改善。然而，需注意到这项研究还没有作为一篇完整的论文正式发表。

除了此项前瞻性研究，Keane 等在最近的一项回顾性研究中报道：400 名女性中 161 人接受了 GH 治疗（平均 1.5U/d），补充 GH 可显著提高临床妊娠率 3.42 倍（95%CI 1.82～6.44，$P < 0.0005$），活产率 6.16 倍（95%CI 2.83～13.39，$P < 0.0005$）[4]。研究者通过对女性年龄进行分组并深入分析数据发现，GH 的疗效主要与患者的年龄相关。女性年龄在 35—40 岁时，在 GH 周期中怀孕的可能性增高 4.50 倍，而年龄 < 35 岁或 ≥ 40 岁时，临床妊娠率没有显著影响。

在最近的一项纳入 7 项随机对照试验（RCT）的 Meta 分析中，尽管各研究中没有一项显示临床妊娠率有所改善，但在分析汇总数据后，临床妊娠率和活产率显著增加（OR 2.13，95%CI 1.06～4.28；OR 2.96，95%CI 1.17～7.52）[5]。在另一项 Meta 分析纳入了所有类型的试验（12 项研究），尽管作者发现 GH 治疗组卵母细胞数增加（OR 1.94，95%CI 1.19～2.69），并获得了更多的可用胚胎（OR 1.72，95%CI 1.13～2.31），但临床妊娠率和活产率在使用和不使用 GH 干预组中并无显著性差异。进一步的亚组分析表明，在黄体期补充 GH 可显著增加临床妊娠率和活产率[6]。

综上所述，根据迄今为止所进行的所有研究，有一些证据支持生长激素治疗对于卵母细胞数量和临床妊娠率 / 活产率有一定的改善作用。然而，为了获得更可靠的结果，需要进行更大样本量的进一步研究，以确认 GH 治疗的效果及在接受 ART 治疗中 POR 女性使用 GH 的最佳剂量和模式。

（二）脱氢表雄酮

脱氢表雄酮（dehydroepiandrosterone，DHEA）是一种内源性类固醇，来源于肾上腺网膜细胞（85%）和卵巢内膜细胞（15%）[7]。它促进类固醇作为雌二醇和睾酮的前体，并促进卵泡发育[8]。它还可以提高 IGF-1 的水平，这反过来通过增强促性腺激素的作用和减少卵泡阻滞来促进卵泡发育[9]。此外，与对照组相比，DHEA 可显著降低低氧诱导因子 -1 水平（0.50 ± 0.52 vs. 0.08 ± 0.29，$P = 0.018$），这在免疫反应、稳态、血管化和厌氧代谢等过程中起着至关重要的作用[10]。

尽管基础研究的数据支持使用 DHEA 会对促排卵有一定的促进作用，但是，在超促排卵的体外受精（in vitro fertilization，IVF）临床研究提示使用 DHEA 能够改善 POR 或 DOR 女性的临床结局仍然存在争议。最近的一项 Meta 分析纳入 5 项研究，共 910 名使用 DHEA 的患者。尽管使用 DHEA 并未增加取卵周期的平均获卵数，但临床妊娠的可能性提高（OR 1.8，95% CI 1.29～2.51）了[11]。值得注意的是，在大多数研究中 DHEA 使用剂量为 75mg/d，使用时间为 12 周。当作者分析使用 DHEA 与流产可能性之间的关系时，他们发现研究之间的异质性较低（I^2=0.0%），使用 DHEA 可以显著降低流产的可能性（OR 0.25，95%CI 0.07～0.95；$P = 0.045$）[11]。

与其他研究不同，Chern 等研究了 DHEA 治疗对血清硫酸脱氢表雄酮水平＜180μg/dl 的 POR 患者的影响[12]。该研究发现 DHEA 治疗可能有利于血清硫酸脱氢表雄酮水平较低的女性提高获得 3 个以上卵母细胞的可能性[12]。最近的另一项 RCT 研究[13]表明，DHEA 治疗组与未补充 DHEA 组之间在平均获卵数（6.35 ± 2.41 vs. 3.98 ± 3.2）、获得 Ⅰ 级胚胎比例（55% vs. 30%）、临床妊娠率（21/34 vs. 10/28）和活产率（18/34 vs. 4/28）等指标方面存在统计学差异。这种改善作用在年龄＜30 岁女性最显著[13]。

总之，根据目前有限的研究结果，可以推测 DHEA 治疗可能会提高临床妊娠率和活产率。然而，由于缺乏大规模的 RCT 研究、未知的长期健康风险和费用问题是限制 DHEA 使用的主要因素。

（三）经皮可吸收睾酮

睾酮治疗的理论依据是雄激素在卵泡早期发育、颗粒细胞增殖以及增加小卵泡数量方面发挥重要作用[14]。在 2012 年的一项 Meta 分析中纳入了 3 项 RCT 研究来评估经皮睾酮对 POR 女性促排卵的影响[15]。汇总比较接受经皮可吸收睾酮治疗的 113 名女性与 112 名对照组女性时，发现临床妊娠（RR 2.07，95% CI 1.13～3.78）和活产率（RR1.91，95%CI 1.01～3.63）均有显著提高。然而，随后一项包括 50 名 POR 女性的 RCT 研究结果提示，当这些 POR 患者被分层到经皮可吸收睾酮预处理和未行预处理组时，两组间的活产率并无统计学差异（7.7% vs. 8.3%）[16]。

总之，虽然现有的研究结果支持在促排卵过程中使用睾酮，但是仍然需要更多大样本的研究来确定 POR 女性中使用雄激素的疗效和最佳治疗方案。

（四）来曲唑

来曲唑是一种非甾体芳香化酶抑制剂，可以抑制雄激素转化为雌激素。它通常用于多囊卵巢综合征女性的促排卵，也可以用于激素依赖性肿瘤如乳腺癌的女性，通过降低促排卵期间的雌激素水平以保持生育能力[17, 18]。芳香化酶抑制剂改善促排卵过程的生物学原理是卵巢内雄激素对小卵泡发育和颗粒细胞和黄体细胞增殖的积极影响，从而提高卵泡对 FSH 的敏感性[19]。

初期通过小剂量 Flare-up（micro-dose flare-up，MF）方案来评价来曲唑的疗效。在一项回顾性病例对照研究中，纳入了经预测有 POR 或有 POR 史的 1383 个治疗周期，其中，673 例患者（1026 个周期）使用 MF 方案，其余 212 例患者（357 个周期）使用拮抗药 + 来曲唑（antagonist/Letrozole，AL）方案[20]。与 MF 方案组相比，AL 方案组总 Gn 用量、促排卵天数、hCG 日雌二醇水平获卵数均显著降低，AL 方案组至少一个优质胚胎移植率较高，然而，两组的临床妊娠率是相当的[20]。

除病例对照研究外，最近还发表一项包括 4 项研究和 223 名女性患者的 Meta 分析。该研究报告补充来曲唑并不能提高卵母细胞的数量或临床妊娠率（OR 1.28，95%CI 0.60～2.73）[5]。在另一项并未包括在上述 Meta 分析的 RCT 研究中[21]，该研究的目的是观察 3 组使用不同剂量促性腺激素合用或不合用来曲唑的 POR 患者（Bologna 标准）IVF 治疗结果是否存在差异。其中 31 名患者应用 450U 促性腺激素治疗；31 名患者应用 300U 促性腺激素治疗；最后 1 组 33 例患者应用 150U AL 联合治疗方案。研究发现，联合使用来曲唑组促性腺激素的总剂量明显较少，但 3 组中获卵数、种植率和持续妊娠率是相当的[21]。尽管尚不清楚微刺激组与高剂量促性腺激素组治疗效果相同是受益于合并使用来曲唑还是低剂量促性腺激素的使用本身，但是这些数据有力地证明增加 POR 患者的促性腺激素剂量并不能改善辅助生殖技术的结果。

（五）黄体生成素

黄体生成素（luteinizing hormone，LH）通过增加颗粒细胞中 FSH 受体的表达、与 IGF-1 协同作用以及增加窦前卵泡和窦状卵泡的募集，在早期卵泡发育过程中起着至关重要的作用。在卵泡后期，它的功能是进一步优化类固醇生成、调节后期卵泡发育和卵母细胞成熟。

基于以上理论依据，已经有各种 LH 补充的实验研究。卵巢反应不良是指患者卵巢储备检测指标正常，然而在促排卵过程中出现意料之外的卵巢反应不佳，这类患者在促排卵第 7～10 天补充 LH 可能比仅增加 FSH 剂量更加有效[22-24]。在一项包括 2 个年龄组研究对象的开放随机对照试验中，评估了拮抗药方案治疗周期中补充 LH 的影响[25]。在年龄 ≤ 35 岁组中，患者被随机分为 FSH（225U/d）或 FSH（150U/d）+ LH（75U/d）。年龄 36—39 岁的患者也同样被随机分为 FSH（300U/d）或 FSH（225U/d）+ LH（75U/d）两种方案。虽然在 ≤ 35 岁年龄组中不同方案的种植率和临床妊娠率无统计学差异，但是，在 36—39 岁年龄组中，添加 LH 方案的周期种植率和临床妊娠率均显著增高[25]。然而遗憾的是，除了这些特定的研究队列以外，现有的 7 项研究数据均并不支持在 FSH 治疗过程中添加 LH 能够提高 POR 或 DOR 患者的成功率[26]。

（六）褪黑素

褪黑素是一种由松果体分泌的激素，既有助于睡眠过程，也是一种抗氧化剂[27]。据报道，在排卵前卵泡的卵泡液中褪黑素水平较高，表明它在卵泡发育和成熟中具有潜在的作用[28]。患者的褪黑素水平也与窦状卵泡数和血清抗米勒管激素浓度呈正相关[29]。

虽然有几项动物模型的研究评估了褪黑素治疗的作用，但仍然缺乏 POR 或 DOR 患者 IVF 治疗周期中褪黑素治疗作用的数据。在一项双盲 RCT 研究中，作者通过在促排卵前 1 个月经周期第 5 天开始使用褪黑素（3mg/d）来研究褪黑素对卵巢储备功能下降的女性 ART 治疗结果的影响。与对照组相比，尽管褪黑素治疗组扳机日血清雌二醇水平较高、胚胎质量更好，但两组间总体妊娠率并无明显差异[28]。尽管有这些令人鼓舞的结果，我们仍需要更多的数据以获得补充褪黑素疗效的确切结论。

三、POR 女性的膳食补充

（一）辅酶 Q10

卵巢衰老的潜在分子机制尚不完全清楚，然而，其中一个假设是由于氧化应激增加而导致 DNA 链断裂[30]。由于线粒体和细胞核都有各自的 DNA，活性氧的聚集可能导致两者的氧化损伤。在这方面，由于辅酶 Q10 的抗氧化特性，使得其可能是一个可以提高卵巢储备功能下降患者促排卵结果和妊娠率的制剂。辅酶 Q10 的抗氧化性能也在细胞能量和三磷酸腺苷的产生中发挥作用。

初期，人们在卵巢正常应答女性中补充辅酶 Q10 来改善治疗周期临床结局。现有数据表明，

卵泡液中辅酶 Q_{10} 浓度与胚胎质量和妊娠率呈正相关 [31, 32]。然而，对于低预后的年轻女性，只有一项 RCT 试验研究了辅酶 Q_{10} 对卵巢应答和胚胎质量的影响 [33]。在该项试验中，共有 186 名连续的卵巢储备功能参数较低的年轻患者（年龄＜ 35 岁）随机分为干预组和未干预组。其中干预组在 IVF 治疗前 60 天辅酶 Q_{10} 预治疗。尽管两组间的人群和临床特征基线资料无统计学差异，辅酶 Q_{10} 预处理可以显著降低促性腺激素用量，增加获卵数并提高胚胎质量 [33]。尽管两组间每移植周期、启动周期的临床妊娠和活产率无未达统计学差异，但是辅酶 Q_{10} 干预组的临床妊娠和活产率出现了显著增高的趋势。

虽然辅酶 Q_{10} 似乎是一种很有应用前景的改善卵巢低反应患者，尤其是年轻但卵巢储备标志物较低女性的补充制剂，但是仍需要更大样本的研究来总结其疗效。在将来的研究中也需关注辅酶 Q_{10} 的使用时机、疗程和使用剂量。

（二）维生素 D

先前的研究表明维生素 D 可能在卵巢类固醇激素的生成中发挥作用，但维生素 D 缺乏与生殖之间关系的机制尚不清楚 [34]。这些假设主要是基于当维生素 D 明显缺乏时性腺功能可能受到影响的事实。这也与人们在人卵巢组织、混合卵巢细胞培养物和颗粒细胞培养物中观察到维生素 D 受体 mRNA 的表达一致 [35]。虽然没有专门针对 POR 女性的维生素 D 补充改善促排卵结局的研究，维生素 D 补充与卵巢保护之间的关联性研究结果是有争议的。根据现有最大规模的纳入 388 名绝经前有规律月经周期女性的横断面研究结果，≥ 40 岁女性的外周血 25- 羟基维生素 D（25OH-D）与 AMH 水平存在相关性。作者强调，25OH-D 缺乏症可能与晚期育龄妇女卵巢储备功能降低有关 [36]。与此相反，一项前瞻性横断面研究纳入连续 283 名年龄在 42 岁以下不育妇女，结果显示 25OH-D 缺乏组和正常组患者之间平均 AMH 水平（3.9 ± 3.8ng/ml vs. 4.3 ± 4.8ng/ml）和 AFC 数目（13.9 ± 13.3 vs. 12.7 ± 11.4）无统计学差异 [35]。在多元线性回归分析中，在调整潜在混杂因素（年龄、体重指数、吸烟状况、不孕症原因和血液取样季节性差异）后，所有参与者预测 $\log_{10}AMH$ 的回归斜率为 0.006（标准误差 = 0.07，$P = 0.9$）。

综上所述，我们可以强调需要进一步研究维生素 D 对卵巢储备和生育能力的可能影响，不仅对卵巢低反应人群，而且可以对整个不孕人群。

（三）体重控制与 IVF

由于美国大约一半的育龄妇女了解女性超重 [37]，因此认识女性体重指数（body mass index，BMI）与 IVF 结果之间的相关性是非常重要的。在护士健康研究 -3（2010—2014）中，前瞻性随访追踪了 1950 名尝试怀孕的女性，作者研究了入组人群 18 岁以来体重变化、当前

BMI 和 18 岁时 BMI 这几项因素与生育能力的相关性[38]。研究发现自 18 岁起体重每增加 5kg，尝试妊娠时间增加 5%（95% CI 3%～7%）。与保持体重的女性相比，体重下降的女性当前尝试妊娠时长调整后中位数缩短 0.5 个月；体重增加 4.0～9.9kg 和 10.0～19.9kg 的女性当前尝试妊娠时长调整后中位数延长 0.3 个月；体重增加 20.0kg 或以上的女性当前尝试妊娠时长调整后中位数延长 1.4 个月（$P < 0.001$）。当前 BMI 增加 $5kg/m^2$ 的调整时间比为 1.08（95%CI 1.04～1.12）。总之，成年后体重增加、成年后超重或肥胖以及 18 岁时体重不足可能会使生育力略有下降[38]。

与在自然妊娠中的研究不同，BMI 升高对生育治疗结局的潜在影响研究结果是有争议的。虽然一些研究报道 BMI 升高对 IVF 治疗结局无显著的不良影响[39, 40]，但也有其他研究发现 BMI 升高与获卵数减少和临床妊娠率及活产率下降相关[41]。在最近的一项从 2018 年开始的研究中，研究者通过来自 13 个不同生育中心的 51 198 名女性首个自体 IVF 治疗周期来研究 BMI 对 IVF 治疗结局的影响[42]。研究发现，超重（BMI = $25.0～29.9kg/m^2$）或肥胖（BMI > $30.0kg/m^2$）女性面临着更高的周期取消率、更少的获卵数、更少的可用胚胎数和更低的持续临床妊娠率。与此研究结果一致的是一项纳入了 33 项研究、47 967 个治疗周期的 Meta 分析[43]。该研究发现：超重或肥胖女性接受 IVF 时临床妊娠率（RR = 0.90，$P < 0.0001$）和活产率（RR = 0.84，$P = 0.0002$）均较低，而流产率较高 RR = 1.31，$P < 0.0001$）。

尽管已有足够的研究证据得出肥胖不利于 IVF 治疗结局的结论，有趣的是，目前尚缺乏结论性的数据证明控制体重是否可以改善成功率。在一项包括 317 名女性的多中心随机对照试验中研究 IVF 前进行集中减轻体重，结果发现减轻体重 IVF 组和未减体重 IVF 组的活产率分别为 29.6%（45/152）和 27.5%（42/153），差异无统计学意义（95% CI 12.9～-8.6，$P = 0.77$）[44]。减轻体重 IVF 组的平均体重变化为 -9.44（6.57）kg，而未减体重 IVF 组的平均体重变化为 +1.19（1.95）kg，两者具有统计学差异（$P < 0.0001$）。值得注意的是，与未减体重 IVF 组相比，减轻体重 IVF 组可以获得更高的通过自然妊娠活产率（10.5% vs. 2.6%，$P = 0.009$）。两组间流产率和促排卵促性腺激素剂量无差异（29.6% vs. 27.5%）[44]。

由于没有直接评估高 BMI 和 POR 患者的研究，我们可以通过在总体人群中的研究推测肥胖可能进一步降低活产率。然而，与在总体人群中研究结果一样，没有数据表明，在 POR 患者 IVF 期间或之前短期内减重可以提高活产率，至多可以获得一定程度上的促排卵相关参数的提高。

（四）饮食背景和 IVF

饮食和其对生育治疗的影响一直是医生和患者讨论的话题。然而，只有少数前瞻性和纵向研究来关注这个问题。EARTH 研究是一项始于 2006 年，目前仍在进行的、旨在发现生育力决定因素的前瞻性队列研究，该研究评估了在治疗前进行全谷物饮食对 IVF 治疗结局的影响[45]。作者报道，较高的全谷物饮食预处理与更高的种植率和活产率相关。全谷物摄入量最高四分位数（> 52.4g/d）女性调整活产周期百分比为 53%（95%CI 41%～65%），而在全谷物摄入量最高四分位数（< 21.4g/d）女性仅为 35%（95%CI 25%～46%）[45]。

　　除了谷物，EARTH 研究组还研究了蛋白质摄入与生育能力之间的关系。在连续的两项研究中，作者报告说，虽然摄入鱼较高的预处理女性 ART 后活产率较高[46]，但较高的蛋白质摄入量（≥ 5.24% 的能量）与在接受不孕症治疗女性 AFC 较少相关[47]。作者还证实，血清多不饱和脂肪酸浓度（包括 ω-3，但不含 ω-6），与接受 ART 治疗的女性活产率呈正相关[48]。对于叶酸和维生素 B_{12} 的摄入量，作者发现到血清叶酸浓度最高四分位数（> 26.3ng/ml）的女性活产率可能性是最低四分位数（< 16.6ng/ml）女性的 1.62 倍（95%CI 0.99～2.65）[49]；血清维生素 B_{12} 最高四分位数（> 701pg/ml）的女性的活产率是最低四分位数的女性（< 439pg/ml）的 2.04 倍（95%CI 1.14～3.62）。值得注意的是，血清叶酸和维生素 B_{12} 浓度大于中位数的女性与叶酸和维生素 B_{12} 浓度小于或等于中位数的女性相比，活产率可能性为 1.92 倍（95%CI 1.12～3.29）。这转化为调整后的活产率差异为 26%（95%CI 10～48%，$P = 0.02$）[49]。

　　由于现有的研究表明各种产品对 ART 治疗结果的积极影响尚未得到充分验证，在生育治疗期间如何保证最佳饮食仍需进一步 RCT 评估。在此之前，特别是对于 POR 和（或）DOR 患者，医生可能会根据上述研究和发现为患者提供饮食成分的一般建议。

四、结论

　　为了有效地管理患有 POR 和（或）DOR 的女性，在 IVF 周期中研究了许多饮食和激素补充剂以期增加获卵数和（或）提高妊娠率。然而，如上所述，从大型 RCT 中可能获得的可用数据很少，在研究中尚缺乏统一的方法来利用这些数据。依据有限的数据，目前人们可以认为 GH，DHEA 和透皮睾酮可能在一定程度上改善 IVF 的结果。但无论是开始和停止的最佳时间，还是适用的理想剂量和使用时间都不明确。通过推断从一般人群中检索到的数据，我们可以推测从成年初期开始维持正常体重和保持平衡的饮食可能是值得推荐的。

参 考 文 献

[1] Ferraretti AP, La Marca A, Fauser BC, et al. ESHRE consensus on the definition of 'poor response' to ovarian stimulation for in vitro fertilization: the Bologna criteria. Hum Reprod. 2011;26:1616–24.

[2] Tapanainen J, Martikainen H, Voutilainen R, et al. Effect of growth hormone administration on human ovarian function and steroidogenic gene expression in granulosa–luteal cells. Fertil Steril. 1992;58:726–32.

[3] Norman R, Alvino H, Hart R, et al. A randomised double blind placebo controlled study of recombinant human growth hormone (h–GH) on live birth rates in women who are poor responders. Hum Reprod. 2016;31:i37.

[4] Keane KN, Yovich JL, Hamidi A, et al. Single–centre retrospective analysis of growth hormone supplementation in IVF patients classified as poor–prognosis. BMJ Open. 2017;7:e018107.

[5] Jeve YB, Bhandari HM. Effective treatment protocol for poor ovarian response: a systematic review and meta–analysis. J Hum Reprod Sci. 2016;9:70–81.

[6] Li XL, Wang L, Lv F, et al. The influence of different growth hormone addition protocols to poor ovarian responders on clinical outcomes in controlled ovary stimulation cycles: a systematic review and meta–analysis. Medicine (Baltimore). 2017;96:e6443.

[7] Li J, Yuan H, Chen Y, et al. A meta–analysis of dehydroepiandrosterone supplementation among women with diminished ovarian reserve undergoing in vitro fertilization or intracytoplasmic sperm injection. Int J Gynaecol Obstet. 2015;131:240–5.

[8] Dorrington JH, Moon YS, Armstrong DT. Estradiol–17beta biosynthesis in cultured granulosa cells from hypophysectomized immature rats; stimulation by follicle–stimulating hormone. Endocrinology. 1975;97:1328–31.

[9] Zhang M, Niu W, Wang Y, et al. Dehydroepiandrosterone treatment in women with poor ovarian response undergoing IVF or ICSI: a systematic review and meta–analysis. J Assist Reprod Genet. 2016;33:981–91.

[10] Artini PG, Simi G, Ruggiero M, et al. DHEA supplementation improves follicular microenviroment in poor responder patients. Gynecol Endocrinol.

2012;28:669–73.

[11] Schwarze JE, Canales J, Crosby J, et al. DHEA use to improve likelihood of IVF/ICSI success in patients with diminished ovarian reserve: a systematic review and meta–analysis. JBRA Assist Reprod. 2018;22:369–74.

[12] Chern CU, Tsui KH, Vitale SG, et al. Dehydroepiandrosterone (DHEA) supplementation improves in vitro fertilization outcomes of poor ovarian responders, especially in women with low serum concentration of DHEA–S: a retrospective cohort study. Reprod Biol Endocrinol. 2018;16:90.

[13] Al–Turki HA. Dehydroepiandrosterone supplementation in women undergoing assisted reproductive technology with poor ovarian response. A prospective case–control study. J Int Med Res. 2018;46:143–9.

[14] Weil S, Vendola K, Zhou J, et al. Androgen and follicle–stimulating hormone interactions in primate ovarian follicle development. J Clin Endocrinol Metab. 1999;84:2951–6.

[15] Gonzalez–Comadran M, Duran M, Sola I, et al. Effects of transdermal testosterone in poor responders undergoing IVF: systematic review and meta–analysis. Reprod Biomed Online. 2012;25:450–9.

[16] Bosdou JK, Venetis CA, Dafopoulos K, et al. Transdermal testosterone pretreatment in poor responders undergoing ICSI: a randomized clinical trial. Hum Reprod. 2016;31:977–85.

[17] Guang HJ, Li F, Shi J. Letrozole for patients with polycystic ovary syndrome: a retrospective study. Medicine (Baltimore). 2018;97:e13038.

[18] Turan V, Bedoschi G, Emirdar V, et al. Ovarian stimulation in patients with cancer: impact of letrozole and BRCA mutations on fertility preservation cycle outcomes. Reprod Sci. 2018;25:26–32.

[19] Garcia–Velasco JA, Moreno L, Pacheco A, et al. The aromatase inhibitor letrozole increases the concentration of intraovarian androgens and improves in vitro fertilization outcome in low responder patients: a pilot study. Fertil Steril. 2005;84:82–7.

[20] Yarali H, Esinler I, Polat M, et al. Antagonist/ letrozole protocol in poor ovarian responders for

intracytoplasmic sperm injection: a comparative study with the microdose flare–up protocol. Fertil Steril. 2009;92:231–5.

[21] Bastu E, Buyru F, Ozsurmeli M, et al. A randomized, single–blind, prospective trial comparing three different gonadotropin doses with or without addition of letrozole during ovulation stimulation in patients with poor ovarian response. Eur J Obstet Gynecol Reprod Biol. 2016;203:30–4.

[22] De Placido G, Alviggi C, Perino A, et al. Recombinant human LH supplementation versus recombinant human FSH (rFSH) step–up protocol during controlled ovarian stimulation in normogonadotrophic women with initial inadequate ovarian response to rFSH. A multicentre, prospective, randomized controlled trial. Hum Reprod. 2005;20:390–6.

[23] De Placido G, Mollo A, Alviggi C, et al. Rescue of IVF cycles by HMG in pituitary down–regulated normogonadotrophic young women characterized by a poor initial response to recombinant FSH. Hum Reprod. 2001;16:1875–9.

[24] Ferraretti AP, Gianaroli L, Magli MC, et al. Exogenous luteinizing hormone in controlled ovarian hyperstimulation for assisted reproduction techniques. Fertil Steril. 2004;82:1521–6.

[25] Bosch E, Labarta E, Crespo J, et al. Impact of luteinizing hormone administration on gonadotropin–releasing hormone antagonist cycles: an age–adjusted analysis. Fertil Steril. 2011;95:1031–6.

[26] Alviggi C, Conforti A, Esteves SC, et al. Recombinant luteinizing hormone supplementation in assisted reproductive technology: a systematic review. Fertil Steril. 2018;109:644–64.

[27] Tomas–Zapico C, Coto–Montes A. A proposed mechanism to explain the stimulatory effect of melatonin on antioxidative enzymes. J Pineal Res. 2005;39:99–104.

[28] Jahromi BN, Sadeghi S, Alipour S, et al. Effect of melatonin on the outcome of assisted reproductive technique cycles in women with diminished ovarian reserve: a double–blinded randomized clinical trial. Iran J Med Sci. 2017;42:73–8.

[29] Zheng M, Tong J, Li WP, et al. Melatonin concentration in follicular fluid is correlated with antral follicle count (AFC) and in vitro fertilization (IVF) outcomes in women undergoing assisted

reproductive technology (ART) procedures. Gynecol Endocrinol. 2018;34:446–50.

[30] Tanaka T, Huang X, Halicka HD, et al. Cytometry of ATM activation and histone H2AX phosphorylation to estimate extent of DNA damage induced by exogenous agents. Cytometry A. 2007;71:648–61.

[31] Akarsu S, Gode F, Isik AZ, et al. The association between coenzyme Q10 concentrations in follicular fluid with embryo morphokinetics and pregnancy rate in assisted reproductive techniques. J Assist Reprod Genet. 2017;34:599–605.

[32] Turi A, Giannubilo SR, Bruge F, et al. Coenzyme Q10 content in follicular fluid and its relationship with oocyte fertilization and embryo grading. Arch Gynecol Obstet. 2012;285:1173–6.

[33] Xu Y, Nisenblat V, Lu C, et al. Pretreatment with coenzyme Q10 improves ovarian response and embryo quality in low–prognosis young women with decreased ovarian reserve: a randomized controlled trial. Reprod Biol Endocrinol. 2018;16:29.

[34] Parikh G, Varadinova M, Suwandhi P, et al. Vitamin D regulates steroidogenesis and insulin–like growth factor binding protein–1 (IGFBP–1) production in human ovarian cells. Horm Metab Res. 2010;42:754–7.

[35] Drakopoulos P, van de Vijver A, Schutyser V, et al. The effect of serum vitamin D levels on ovarian reserve markers: a prospective cross–sectional study. Hum Reprod. 2017;32:208–14.

[36] Merhi ZO, Seifer DB, Weedon J, et al. Circulating vitamin D correlates with serum antiMüllerian hormone levels in late–reproductive–aged women: Women's Interagency HIV Study. Fertil Steril. 2012;98:228–34.

[37] Practice Committee of the American Society for Reproductive M. Obesity and reproduction: a committee opinion. Fertil Steril. 2015;104:1116–26.

[38] Gaskins AJ, Rich–Edwards JW, Missmer SA, et al. Association of fecundity with changes in adult female weight. Obstet Gynecol. 2015;126:850–8.

[39] Dechaud H, Anahory T, Reyftmann L, et al. Obesity does not adversely affect results in patients who are undergoing in vitro fertilization and embryo transfer. Eur J Obstet Gynecol Reprod Biol. 2006;127:88–93.

[40] Legge A, Bouzayen R, Hamilton L, et al. The impact of maternal body mass index on in vitro fertilization

outcomes. J Obstet Gynaecol Can. 2014;36:613–9.

[41] Comstock IA, Kim S, Behr B, et al. Increased body mass index negatively impacts blastocyst formation rate in normal responders undergoing in vitro fertilization. J Assist Reprod Genet. 2015;32: 1299–304.

[42] Kudesia R, Wu H, Hunter Cohn K, et al. The effect of female body mass index on in vitro fertilization cycle outcomes: a multi–center analysis. J Assist Reprod Genet. 2018;35:2013–23.

[43] Rittenberg V, Seshadri S, Sunkara SK, et al. Effect of body mass index on IVF treatment outcome: an updated systematic review and meta–analysis. Reprod Biomed Online. 2011;23:421–39.

[44] Einarsson S, Bergh C, Friberg B, et al. Weight reduction intervention for obese infertile women prior to IVF: a randomized controlled trial. Hum Reprod. 2017;32:1621–30.

[45] Gaskins AJ, Chiu YH, Williams PL, et al. Maternal whole grain intake and outcomes of in vitro fertilization. Fertil Steril. 2016;105:1503–10.e4.

[46] Nassan FL, Chiu YH, Vanegas JC, et al. Intake of protein–rich foods in relation to outcomes of infertility treatment with assisted reproductive technologies. Am J Clin Nutr. 2018;108:1104–12.

[47] Souter I, Chiu YH, Batsis M, et al. The association of protein intake (amount and type) with ovarian antral follicle counts among infertile women: results from the EARTH prospective study cohort. BJOG. 2017;124:1547–55.

[48] Chiu YH, Karmon AE, Gaskins AJ, et al. Serum omega–3 fatty acids and treatment outcomes among women undergoing assisted reproduction. Hum Reprod. 2018;33:156–65.

[49] Gaskins AJ, Chiu YH, Williams PL, et al. Association between serum folate and vitamin B–12 and outcomes of assisted reproductive technologies. Am J Clin Nutr. 2015;102:943–50.

第6章 中医在辅助生殖技术中的应用

Traditional Chinese Medicine for Assisted Reproductive Technology

Wei Shang **著**

张 丹 刘益枫 **译**

一、概述

1978 年，妇科和腹腔镜手术专家 Patrick Steptoe 博士和胚胎学家 Robert Edwards 博士应用了体外受精 – 胚胎移植（in vitro fertilization–embryo transfer，IVF–ET）技术，使得世界上第一例试管婴儿成功诞生。这一技术具有重要的里程碑式意义，开创了通过辅助生殖技术（assisted reproductive technology，ART）治疗不育夫妇的新方法。目前，得益于卵巢生理学、生殖内分泌冷冻生物学、遗传学、胚胎培养和移植技术等领域的快速发展，ART 在临床中的应用也得到了进一步扩展[1]。

然而，ART 仍然存在着许多挑战。目前 ART 的全球平均临床妊娠率为 30%～40%，抱婴回家率则更低[2]。部分患者在反复接受各类 ART 疗法后，仍无法成功妊娠，可能面临终身不孕的严重后果[3]。此外，ART 技术仍存在许多问题亟须解决，如卵巢反应不良、高龄生育、卵巢储备功能下降（diminished ovarian reserve，DOR）和反复种植失败。若要提高 ART 的活产率，就应该进一步解决这些问题。

传统中医学（traditional Chinese medical science，TCMS）历史广泛悠久，有大量疗法可用于治疗不孕症，其疗效已得到临床肯定。在本章中，我们将回顾可用于生殖治疗以及促进 ART 成功的中医疗法。

二、中医学

（一）生殖

中医有"肾主生殖""月经以肾为本"和"月经源于肾"的说法。当肾脏功能丰富充沛，精气充实圆满，任冲二脉畅通且气血和谐时，月经协调，妇女即可怀孕。但是，当肾功能与精华不足时，女性受精血不调的影响，可能无法怀孕。因此，补肾和调节月经是中医治疗不孕症的重要方法。

许多研究表明，在 IVF 中采用中医治疗可以提高临床妊娠率[4, 5]。中医在妇产科学领域已经有丰富的成就和完善的理论体系。"治疗不孕症前需先调节月经"和"女性必须具备两种精气才能怀孕"等理论，对现代医学起着重要指导作用[5]。

（二）辅助生殖技术

中医在 ART 中的应用包括以下几种情况。

1. 控制性卵巢刺激（controlled ovarian stimulation，COS）

补肾、健脾和排湿可以显著降低卵巢过度刺激综合征（ovarian hyper- stimulation syndrome，OHSS）的风险，缓解 OHSS 症状，增加 OHSS 高危患者鲜胚移植的机会[6]。在 COS 前，预期卵巢功能不良的女性若定期服用补肾和调节月经周期的中药，可以改善其卵巢反应，这一过程可能涉及下丘脑 – 垂体 – 卵巢轴和卵巢微环境的调节[7]。补肾的中药可以显著降低促性腺激素（gonadotropin，Gn）的剂量，改善卵巢反应，增加卵母细胞的获得数量，提高卵母细胞质量，从而提高妊娠率[8]。在卵巢储备不足的患者中，补肾和激活血液循环具有调节生殖激素、抑制卵巢颗粒细胞凋亡和促进卵巢血管生成等作用[9]。

2. 胚胎移植

子宫内膜容受性对于胚胎移植成功非常重要。由此，中医认为内脏、月经、气血、子宫以及任、督、冲、带四脉是女性生殖系统的生理基础，其中以肾脏、月经、子宫、任冲二脉为中心。根据中医理论，肾虚、肾精耗竭会引起生殖问题。另外，肝功能障碍会导致人体无法储存、调控血液，而脾脏的运输功能障碍则会导致血液的产生与吸收受阻。上述因素是子宫内膜容受性降低的主要原因。我们应该在 ART 中滋补精血、肝肾，以改善子宫内膜容受性，从而提高胚胎着床率和妊娠率[10]。

3. 预防流产

中医强调，各种病因导致的任冲二脉受损和胚胎不稳定都可能流产。因此，滋补脾肾是预防流产的关键[11]。研究发现，改良后的中药固胎汤可以有效治疗 ART 患者脾肾不足引发的先兆流产。它可以通过调节内分泌系统来促进胚胎发育、降低子宫肌层的兴奋性，从而防止孕妇流产[12]。研究表明中药治疗如使用二至天癸方和启宫丸，是治疗 ART 患者晚期先兆流产的有效方法[13]。

　　简而言之，未来研究人员还需要进一步研究如何在 IVF–ET 各方面将中医疗法标准化，扩展其应用领域。我们有必要做进一步的努力和研究，结合中医理论和西医研究方法，为经历 ART 周期的妇女提供具有成本效益的治疗新选择。

三、中药

　　中药，又称汉药，是中华文化的宝贵财富，为中华民族的繁荣做出了巨大贡献。世界范围内，中药治疗的概念被日益接受，也引起了国际社会的广泛关注。中国的古籍将中药称为"本草"。最早有关中药药理学的中文专著是由汉代神农氏编著的《神农本草经》。唐朝发行的《唐本草》则是世界上最早的药典。唐朝孙思邈编写的《千金要方》和《千金翼方》，汇总了唐代以前中医诊治的经验，对后世的中医产生了很大的影响。明朝时李时珍撰写了《本草纲目》，总结了公元 6 世纪至 10 世纪的用药经验，并为后世中医药理学的发展做出了巨大贡献。

不孕症

中医药治疗不孕症的历史十分悠久。根据中医理论，不孕症的发病机制是肾虚[14]。下面我们将介绍不孕症的中药方剂。

1. ART

在接受 ART 治疗的不育妇女中，53.9% 的妇女被中医诊断为肾阳虚[15]。温肾安胎汤，含熟地黄、山茱萸肉、菟丝子、川续断、炒杜仲、桑寄生、巴戟天、女贞子、当归、丹参、黄芩等，以水煎后口服，每日 2 次，每次 1 剂。患者应在胚胎移植后第 2 天开始煎服温肾安胎汤，持续服用 5～7 天。温肾安胎汤内的丹参等成分可以滋养血液并促进血液循环。下一疗程中，方剂内无须加入当归，继续服用 5～7 天。相关研究选取具有 IVF–ET 失败史的 40 名患者，在其接受胚胎移植后，使用孕酮或人绒毛膜促性腺激素（human chorionic gonadotropin，hCG），与仅服用西药的对照组相比，温肾安胎汤能提高胚胎着床失败患者二次胚胎移植的妊娠率（$P < 0.05$）。此外，温肾安胎汤还可以提高多次植入失败患者的妊娠率（$P < 0.01$）[16]。李东等[16]发现温肾安胎汤中的熟地黄、山茱萸肉、女贞子和当归可以滋血养阴，滋补肝肾；而女

贞子、川续断、炒杜仲、桑寄生和巴戟天可以温宫暖肾，填精益髓，调补冲任，促孕安胎；白术可以健脾安胎；黄芩具有清热除烦、防止流产的功效；丹参具有活血化瘀、凉血安神的功效，不仅可以改善子宫内膜的血液循环，还可以缓解精神焦虑和紧张感。药材的配合可以调补冲、任二脉，温肾助孕，为子宫创造良好的内部环境，增强胚胎与子宫的亲和力。

2. 输卵管

输卵管受损或堵塞是女性不孕的主要原因。冯冬兰等[17]对患有输卵管积水的女性进行了包括中药、西药和腹腔镜手术在内的三联治疗。三联治疗后随访 1 年，发现妊娠率为 66.67%，恢复率为 66.67%，复发率为 6.67%。在三联疗法中施用的中药和西药如下所示。

(1) 中西药灌肠：抽取 20ml 生理盐水，溶化抽取 4000U 的胰凝乳蛋白酶，再依次抽取 16U 庆大霉素、10mg 地塞米松、20ml 丹参注射液注入直肠。然后以相同方式注射甲硝哒唑氯化钠注射液。

(2) 中药热敷腹部：中药热敷（附子 15g，桂枝 10g，川椒 10g，大葱 3 根，麻黄 5g，生姜 10g，透骨草 15g，凤仙草 15g，当归 10g，血竭 3g，乳香 3g，没药 3g，冰片 1g，樟脑 1g，适量醋）。

(3) 口服中药处方：黄芪、丹参、皂刺、荔枝核、益母草、路路通、泽兰、王不留行、枳壳、赤芍、川牛膝各 10g，通草、当归、鹿角片各 5g。

重度输卵管积水者应添加醋三棱、醋莪术、鸡内金各 5g。

湿热重者加红藤、败酱草、生薏苡仁各 5g。

肾气虚者加菟丝子、续断各 10g；肾阳虚者加紫石英、巴戟天、覆盆子各 5g。

3. 卵巢因子

卵巢中的卵泡发育障碍是不孕的常见原因，包括多囊卵巢综合征、未破裂卵泡黄素化综合征、不排卵等。在中医中，治疗卵泡发育障碍主要在于治疗“肾虚”。肾精缺乏是卵泡发育障碍的关键原因。肾虚会导致血瘀，进而阻塞任、冲二脉与子宫。没有足够的营养，卵母细胞就无法成熟而排出。因此，治疗过程中应强调补充肾脏的营养和精华，同时注重滋阴养阳，保证阴阳相长。同时应使用适量相容的补血、活血和祛瘀药物，以改善症状、根除疾病[18]。根据张宁等对接受 IVF-ET 治疗的多囊卵巢综合征（polycystic ovarian syndrome，PCOS）患者的研究[19]，将患者随机分为中医组和对照组，每组 30 例。与对照组相比，中药组患者服用中药可以在 COS 的过程中有效补肾活血，其配方为紫石英、菟丝子各 30g，枸杞、杜仲、丹参、牛膝各 15g，当归、白芍、香附子各 12g，甘草 6g。结果显示，与对照组相比，中药组患者受精率、卵裂率、高质量胚胎获得率和临床妊娠率显著提高（$P < 0.05$），但获卵数则没有显著差异（$P > 0.05$）。

4. 预防卵巢过度刺激综合征

卵巢过度刺激综合征（ovarian hyperstimulation syndrome，OHSS）属于 ART 的严重并发症。严重 OHSS 患者会出现血液浓缩、胸水和腹水、肝肾功能损伤、血栓、成人呼吸窘迫综合征，甚至死亡。中医认为 OHSS 的机制是肾精大量丢失，子宫空虚，任、冲二脉营养缺乏。人体气血与内脏紊乱时，患者出现血瘀痰浊等症状。当气血、内脏相互作用时，就会引起恶性循环，导致内脏、气血的严重紊乱，最终引起腹胀和水肿[20]。牛煜等[21] 使用补肾活血中药对 56 名同时服用枸橼酸氯米芬的 PCOS 患者进行促排，对照组患者仅使用 hCG 促排，试验组患者则在使用 hCG 促排同时服用补肾活血中药（熟地黄 10g，附子 5g，菟丝子 15g，枸杞子 15g，茯苓 15g，淫羊霍 15g，川芎 10g，当归 10g，桃仁 10g，红花 10g，皂角刺 15g，穿山甲 10g）。研究结果表明，补肾活血中药可以显著降低 OHSS 的发生率，而不会影响排卵率和妊娠率。在 OHSS 治疗过程中，赵荣等[22] 在常规黄体支持的基础上给予促黄体颗粒（含熟地黄、山药、枸杞子、山茱萸肉、菟丝子、鹿角胶、龟板、党参、白术、扁豆、薏苡仁、茯苓等），并将其治疗效果与仅使用黄体支持治疗组相比较。试验结果显示，试验组治愈率为 90.9%，总有效率为 100%；而对照组治愈率为 61.5%，总有效率为 80.8%。中药联合治疗有利于 OHSS 病情恢复，差异有统计学意义（$P < 0.05$）。作者提出药方中白术、茯苓可健脾利湿；山药既能健脾又可补肾；扁豆、薏苡仁可利水渗湿，专治其标；菟丝子、鹿角胶可温补肾阳；熟地、枸杞子、龟板、山茱萸肉滋补肾阴，以达阴中求阳，全方标本兼治。

5. 西药

中药诊疗可以在 ART 卵巢刺激、提高 IVF 成功率、增加子宫内膜容受性、预防 OHSS 等 ART 并发症等多方面发挥辅助作用。但是，中药也存在不够规范、缺乏统一客观的诊治标准、缺乏循证医学研究、理论重复性差、理论深度不足等缺点，引起了一系列中药临床应用方面的担忧。目前，ART 中的中医、中药研究进展迅速。有效进行中西医结合治疗，将两者优势互补，可以使之得到广泛应用，提高 ART 的治疗效率和质量。

四、针灸

（一）定义与类型

针灸是针刺与艾灸的合称，包括针灸理论、穴位、针灸技术以及相关用具，属于中医的重要组成部分，也是中华民族传统文化科学的宝贵遗产。

针刺是指在中医引导下，以一定角度将针刺工具（通常为针）刺入患者体内，并通过捻、提、推等手法刺激人体穴位，从而达到治疗目的。

艾灸是指将预制的艾灸锥和艾灸草药置于人体特定穴位上，进行烧灼、烟熏与按压穴位，用热刺激预防和治疗疾病。针灸的种类很多，以针灸疗法、电针疗法和艾灸疗法最为常见。

（二）作用机制

1. 疏通

针灸通过治疗或预防主脉、旁脉阻滞，使其发挥正常的生理功能，达到最终的治疗目的。主脉、旁脉分布在内脏、四肢和关节中，起到循环气血的重要生理功能。主脉及旁脉阻滞使得气血不畅，临床上表现为疼痛、麻木、肿胀和瘀斑。在相应穴位进行针灸或通过三棱针放血，就可以疏通主脉及旁脉，恢复气血循环。

2. 调节阴阳平衡

针灸治疗最终是为了保持阴阳平衡。人体疾病的根源在于阴阳不平衡，针灸通过调节主脉、旁脉的阴阳属性、脉搏与穴位的相容性，最终调节人体阴阳平衡。

3. 增强人体免疫力以消除致病因素

针灸增强机体免疫力，消除病因的机制是增强人体的抵抗力。疾病的发生、发展和预后是机体抵抗力与致病因素之间的斗争过程。针灸治疗在增强机体免疫力、消除病因中起着重要作用。

（三）在 ART 和不孕症中的临床应用

针灸改善卵巢功能

(1) 改善卵巢内分泌功能：吴佳霓等[23]发现，持续 3 个月电针治疗对卵巢功能不全患者有效。

取穴：①方一，中髎（双侧）；②方二，关元、天枢（双侧）、归来（双侧）。2 组穴方隔日交替针刺。结果表明，针灸可以降低卵巢早衰患者血清 FSH 和 LH 水平，提高雌二醇（E_2）水平（$P < 0.01$），从而显著改善内分泌功能。治疗结束当月 E_2、FSH、LH 分别与随访第 3 个月的激素水平比较，差异均无统计学意义。因此，电针仅具有短期潜在治疗效果。米慧等[24]通过经皮穴位电刺激（transcutaneous electrical nerve stimulation，TENS）治疗 30 例卵巢低反应患者并观察其疗效，经皮穴位电刺激取穴：关元、中极、三阴交、子宫、天枢、肾俞、腰阳关、命门。治疗 3 个月后，患者血清 FSH、LH 和 E_2 水平与治疗前有显著性差异。

徐崟等[25]通过每日电针和艾灸治疗排卵障碍性不孕症患者 40 例，取穴子宫、关元和中极等，配合灵龟八法开穴，治疗持续 3 个月。观察疗效发现，与治疗前相比，治疗后患者血清

FSH 和 LH 水平显著降低，E_2 水平显著升高。

(2) 促进卵泡发育：周莉等[26] 将 63 名卵巢储备功能不良患者随机分为治疗组和对照组。治疗组按月经周期分阶段采用针灸序贯疗法治疗。

经前期取穴：气海、关元、阳陵泉、太冲；行经期取穴：十七椎、命门；经后期取穴：三阴交、太溪、肾俞、膈俞；排卵期取穴：气海、关元、子宫、足三里、复溜。治疗组疗程结束后接受 IVF-ET，并与未采用序贯针灸治疗的 33 例患者进行分析比较。结果显示，治疗组的获卵数、受精数、优质胚胎数、胚胎种植率和临床妊娠率较对照组显著提高。

崔薇等[27] 将 66 名即将接受 IVF-ET 的 PCOS 患者随机分为观察组和对照组，两组均使用促性腺激素释放激素激动剂（gonadotropin-releasing hormone agonist，GnRH-a）长方案进行 COS，观察组接受了额外的电针干预，穴取关元、中极、三阴交、子宫、太溪。结果发现观察组的受精率、卵裂率和优质胚胎率显著高于对照组。

连方等[28] 选取 35—42 岁行 IVF-ET 的肾虚型、女性 66 例，将其随机分为观察组和对照组。所有患者均接受 GnRH-a 长方案。观察组在月经第 5 天开始进行电针治疗，穴取三阴交、子宫、中极、关元，对照组则选取相同穴位行假针刺，电针治疗隔日 1 次，每次 30min，至取卵日。试验结果显示，观察组的优质卵率、优质胚胎率高于对照组。

(3) 排卵诱导：尹德辉等[29] 用电针治疗 40 例排卵障碍性不孕症患者，取穴命门、关元、三阴交、子宫、足三里。经电针干预后，患者排卵率为 45%，1 年后妊娠率为 22.5%。

张丹等[30] 选取 50 例排卵障碍性不孕症患者，随机分为试验组和对照组。试验组患者给予通过搓柄提插法针刺卵巢穴位治疗，对照组患者给予临床基础性治疗。试验结果显示，试验组患者排卵成功率为 80.0%，显著高于对照组的 40.0%。

盛拥辉等[31] 将 138 例不孕患者随机分为治疗组和控制组。对照组采用长方案。治疗组在对照组治疗基础上予针灸治疗，取穴神阙、中极、关元、子宫、足三里、内关、三阴交。试验结果表明，治疗组的促排卵率和妊娠率显著高于对照组。

(4) 改善子宫内膜容受性：徐梅等[32] 将 176 例反复着床失败行冻融胚胎移植（frozen-thawed embryo transfer，FET）的患者随机分为观察组和对照组。两组均行常规冻胚移植前内膜准备。观察组从月经第 10 天开始接受 TENS。结果发现，两组之间的子宫内膜厚度、生化妊娠率、临床妊娠率和胚胎着床率存在显著差异。这项研究支持将 TENS 增加到常规 FET 前期准备中，也表明 TENS 可以改善反复着床失败患者的子宫内膜容受性。

李玉等[33] 将因不明原因子宫内膜生长不良导致 IVF-ET 失败的 90 例患者随机分为观察组和对照组，均接受 GnRH-a 长方案治疗，观察组从月经第 5 天开始接受经皮穴位电刺激，取穴：天枢、大赫、子宫、三阴交等。比较两组的子宫内膜厚度、内膜类型和血流参数，发现经皮穴位电刺激能促进子宫内膜生长，改善子宫内膜容受性，促进胚胎着床，提高临床妊娠率。

严红莲等[34]将108名接受IVF/ICSI治疗的患者随机分为针刺组、安慰针刺组和对照组。针刺组的患者在胚胎移植前24小时接受针刺治疗，取穴归来、地机、子宫、血海；胚胎移植后30min接受针刺治疗，取穴足三里、太溪、肾俞、关元。安慰针刺组患者针刺穴位与胚胎移植无关。对照组则无针灸治疗。试验结果显示，针灸可以改善IVF患者的子宫内膜血流情况，提高患者妊娠率。

(5) 针灸在取卵过程中的镇痛作用：寇志坚等[35]选择接受IVF-ET的462例患者，将其分为单纯哌替啶镇痛组（227例）、针刺联合麻醉组（54例）和静脉麻醉组，比较三组的镇痛效果和不良反应。针刺联合麻醉组患者在手术前30min肌内注射哌替啶50mg，然后进行针刺，取穴：百会、子宫穴（耳）、同侧三阳络、内关、足三里、三阴交，留针直至手术结束。针刺联合麻醉和静脉麻醉均能减轻患者取卵过程中的疼痛程度和不良反应，减少其他镇静药的使用，并提高获卵率，而不会直接影响妊娠结果。

陈欢等[36]将106名IVF-ET患者随机分为哌替啶组、耳针治疗1组和耳针治疗2组，以比较三组的镇痛效果。耳针1组取穴神门、内生殖器；耳针2组取穴心、皮质下，进行电针刺激，并留针至手术结束。试验结果显示，电针耳穴对取卵术镇痛安全有效，电针刺激神门、内生殖器与电针刺激心、皮质下的镇痛效应无统计学差异。

(6) 针灸可减少IVF相关并发症：何晓霞等[37]将304例不孕行ART患者随机分为研究组和对照组，使用GnRH-a长方案进行COS。研究组患者从控制性超促排卵第1日开始接受针刺治疗，直至胚胎移植日，对照组不作针刺治疗。取穴：关元、中极、子宫、归来、内关、合谷、足三里、地机、三阴交。结果显示，研究组OHSS发生率低于对照组，且差异具有统计学意义（$P < 0.05$）。

杨婷等[38]选择102例OHSS高危患者，随机分为针灸促排组（研究组）和促排组（对照组），均通过GnRH-a长方案进行COS。研究组患者从COS第1天开始接受辅助传统针灸治疗，直至取卵日，取穴：中原、中极、关元、子宫、归来、合谷、足三里、太白、三阴交和太溪。结果表明，传统针灸辅助治疗可以减少IVF-ET治疗期间严重OHSS的发生，通过减轻人体炎症反应、减少炎症因子分泌，改善卵巢的局部微环境和新陈代谢。

（四）展望和关注

近年来，针灸在生殖医学中的应用越来越受到重视。这一技术在改善卵巢反应性和子宫内膜容受性、减少COS并发症、降低促性腺激素使用剂量方面可能具有独特的优势。但是仍然有一些值得关注的问题需要解决：首先，目前大多数研究者只关注卵泡发育、卵母细胞获得、胚胎种植等方面，而忽视了对其前期的护理；其次，对针灸的长期疗效，如临床妊娠率、活产率等的随访研究较少；最后，目前的研究缺乏高质量、多中心、大样本、具有高效纳入排除统一标准的随机对照试验。此外，大多数临床研究报道的治疗方案是针灸与现代疗法的结合，因此不能很好地反映传统针灸的特点。近年来，大部分的研究集中在针灸对 IVF-ET 临床疗效的影响上，但还没有研究这些技术的真正作用机制。此外，由于针灸还不适合西方的临床练习，这将进一步限制针灸在临床上的应用。目前，动物实验是探索针灸机理的主要途径，但相关的动物实验研究很少。而且最常使用的动物模型是小鼠，这与人类在繁殖方面有很大的不同。因此，探讨针灸的作用机理对于进一步将其有效地应用于体外受精 – 胚胎移植或不孕症治疗具有独特的意义。

五、其他中医疗法

除中药、中医、针灸外，还有其他可用于辅助生殖领域的中医辅助疗法，如：推拿疗法、拔火罐疗法、捏脊疗法、耳针疗法、灌肠疗法、中药肚脐贴疗法、中药五行音乐疗法等。女性不孕症的治疗包括五个方面：肾虚、肝肾失调、肝郁、痰湿内陷、肾虚血瘀。

其中，推拿疗法是在中医理论指导下，结合现代医学理论，运用推拿手法作用于人体特定部位和穴位从而防治疾病的一种疗法。从传统医学角度看，健脾法可以调节阴阳平衡，疏通经络，激活气血循环，滋补筋骨，改善脏腑功能。腑脏推拿通过调节神经和体液，扩张血管，促进血液流动，改善微循环。

推拿手法的基本作用：①疏通主、侧支，活血化瘀；②调节脏腑；③调筋化瘀；④定骨修复。

推拿疗法不仅可以促进卵巢功能的恢复，调节内分泌紊乱和基础体温异常[39]，还能刺激主、侧支经络，调节气血、脏腑功能，使肾精丰富，肝疏通功能正常，气血通畅，冲任通道和谐。其中，艾灸还可刺激任经与三阴经连接，增强子宫孕育胎儿的能力[40]。

张顺和等[41] 报道腹部推拿可通过调节气血循环、补益肝肾、调理冲任通道、疏肝解郁等途径促进卵巢功能。因此，对黄体发育不良、身体瘦弱、脾肾功能不全的患者有显著疗效。

拔罐疗法是一种通过烧灼和抽气来消除杯中空气，使杯中产生负压，从而使杯中空气黏附在需要拔罐治疗部位的穴位或体表的方法。这种方法使局部皮肤形成瘀血，从而达到防治疾病的目的。

这在《黄帝内经·素问》中被提到："凡十二经络脉者，皮之部也，是故百病之始生也，必先于皮毛"。也就是说十二经脉是皮肤的一部分，所以每种疾病的发生都会在皮肤上表现出来。十二经脉与主经脉、络脉、脏腑密切相关。拔罐疗法作用于皮肤表面，然后到达肌肉，可以激活气血循环，促进血液循环，消除血瘀。现代医学认为拔罐疗法会导致神经内分泌改变并调节血管壁的通透性，影响血管的舒张和收缩功能，从而改善局部血液循环[42]。因此拔罐疗法的主要作用是活血化瘀、祛寒止痛、消肿。

脊柱推拿疗法是医生通过各种操作，作用于脊柱和周围肌肉，以达到治疗目的的一种方法[43]。脊柱推拿疗法使腰椎的脊髓期与盆腔器官的脊髓期保持一致，从而使子宫为怀孕做好准备[44]。一些研究人员认为，脊柱轻微的解剖位置变化会导致颈部、肩部、腰部和腿部疼痛，并导致肌肉痉挛和血液、淋巴循环不良。脊柱推拿疗法可以恢复正常的生理和解剖位置，从而缓解肌肉痉挛，调节神经反射，加强血液和淋巴循环，增强组织代谢，缓解肿胀和疼痛，促进受损组织的快速修复[45, 46]。这一方法主要用于治疗腰椎骨损伤或腰椎疾病引起的不孕症。

耳针疗法是指通过针刺刺激耳穴，通过观察和摸耳来防治疾病和诊断疾病，通过刺激耳穴来防治疾病的方法。除传统针刺外，耳穴刺激方法还有电刺激法、针刺法、放血法、注射法、磁疗法、耳夹法、药物敷贴法、膏药敷贴法、压片法，激光法等20多种。古埃及生物学家记载，在古埃及，女性用耳廓上的针和辫子来避孕。此外，古希腊医生希波克拉底也报告说，放血法被用来缓解阳痿和激活射精[47]。

张明敏等[48]胚胎移植前后采用体针和耳针干预。体针方面，移植前取穴为PC6、SP8、LIV3、DU20、ST29；胚胎移植后取穴为ST36、SP6、SP10、LI4。采用温和的补泻手法；耳针方面，在胚胎移植前后针刺耳穴，即HT7、EX-CA1、内分泌穴和脑穴，不使用旋转针。非针刺对照组与正常治疗周期相同。结果表明：针刺组妊娠率（46%）明显高于对照组（26%）。中药灌肠（含溶液）可直接被直肠吸收，作用于盆腔器官，对子宫内膜异位症和慢性盆腔炎的治疗有一定的益处。

吴红野[49]认为中药灌肠辅助治疗腹腔镜手术后子宫内膜异位症安全有效，妊娠率高。对于输卵管阻塞的不孕患者，灌肠治疗可减少药物的胃肠道反应，使药物局部直接吸收，促进血液循环，增加输卵管蠕动，改善盆腔内环境，使输卵管粘连得以改善，提高妊娠率。

吕荣晴等[50]使用中药灌肠治疗输卵管阻塞取得良好效果。对于慢性盆腔炎患者，中医常诊断为气滞血瘀湿热型。即湿热滞留于下焦，阻滞子宫主、侧支经脉和子宫气血，形成主、侧支经脉的气血瘀阻，并发生粘连和肿块。结合中药灌肠治疗，腹腔镜手术能有效促进血液循环、祛瘀通络、软化硬度、化瘀清热利尿。慢性盆腔炎不孕患者的妊娠率可进一步提高[51]。

杜仲、茴香、枸杞、附子、牛膝、毛茛、甘草、八角、天麻、紫梢花、绿果树、肉苁蓉、熟地黄、青森茶、龙骨、海马、沉香、乳香、石竹、没药、木香、鹿角等中药材压制后做成肚脐贴。中草药应煎成膏状，加热溶解成液体，贴在肚脐上。药膏应每 3～5 天更换一次。它能养肝、补肾、补血和温经，以治疗肝肾功能不全引起的不孕症。

中国传统音乐疗法以"乐人和谐""天人合一"为理想境界。它强调阴阳平衡和心、肝、脾、肺、肾的相互促进关系，通过五种柔和的音乐声和传统音乐中的六种音调，促进人体阴阳平衡、气血调和、情绪舒畅，治疗疾病。《黄帝内经》指出，这一理论包括：世界上有木、火、土、金、水五种元素，它们产生五种乐音（角、徵、宫、商、羽）。地球上有五个季节（春、夏、长夏、秋、冬），它们产生五个阶段（出生、生长、变化、收集和储存）。人类有内脏（肝、心、脾、肺、肾）和各种情绪（怒、喜、思、忧、恐）。这些都反映了人与自然的有机联系。此外，它还记载"角"是与肝相通的木音；"徵"是与心相通的火音；"宫"是与脾相通的土音；"商"是与肺相通的金属音；"羽"是与肾脏相通的水音。这就是五行音乐疗法的原理。因此，根据这一理论，生物体内的生命能量运动模式受不同音乐模式的声波振荡的影响，以适应木生命能量的传播、火生命能量的上升、土生命能量的平静、金生命能量的内收和水生命能量的下降。进而使气血循环和谐有序，脏腑功能运行稳定[52]。

反复自然流产的临床诊断主要是脾肾功能不全。"宫"是土之声，与脾相连；"羽"是水之声，与肾相连。根据子午落潮理论，每天上午 10 时（巳时）脾经气血旺盛，为提高治疗效果，患者应于上午 10 时听"宫"乐；每天下午 5 时（酉时）肾经气血旺盛，因此，患者应该在下午 5 时听"羽"乐。许多研究结果表明，焦虑是导致妊娠并发症的唯一情绪因素。有证据表明，复发性流产、妊娠高血压疾病、早产、产程延长等妊娠并发症可能与孕期情绪因素有关，至少与应激性情绪状态有关，这表明孕妇的情绪压力会影响胎儿发育、妊娠和分娩[53]。

六、结论

中医药是以中国几千年的传统和经验为基础的。对于本章讨论到的许多中医药应用和技术，后续应有更多关于其机制和基于实际效果的研究。今后，还需要更多的研究以保证中医药的实际应用以及与西医的结合。

参 考 文 献

[1] Almog B, Al-Shalaty J, Sheizaf B. Difference between serum beta-human chorionic gonadotropin levels in pregnancies after in vitro maturation and in vitro fertilization treatments [J]. Fertil Steril. 2011;95(1):

85–8.

[2] Yuan Xuefei, Cao Yang, Zhang Tingting. Research status and prospects of traditional Chinese medicine in in vitro fertilization–embryo transfer [J]. Hebei Tradit Chin Med. 2016;38(1):130–4.

[3] Zegers–Hochschild F, Mansour R, Ishihara O, et al. International committee for monitoring assisted reproductive technology: world report on assisted reproductive technology 2005 [J]. Fertil Steril. 2014;101(2):366–78.

[4] Cao H, Han M, Ng EH, et al. Can Chinese herbal medicine improve outcomes of in vitro fertilization? A systematic review and meta – analysis of randomized controlled trials [J]. PLoS One. 2013;8(12):e81650.

[5] Ried K, Stuart K. Efficacy of traditional Chinese herbal medicine in the management of female infertility: a systematic review [J]. Complement Ther Med. 2011;19(6):319.

[6] Ge Mingxiao, Zhang Jinyu, Deng Weimin, et al. Clinical study on prevention and treatment of ovarian hyperstimulation syndrome by invigorating kidney and strengthening spleen and dampness Chinese medicine in in vitro fertilization–embryo transfer cycle [J]. J Guangzhou Univ Tradit Chin Med. 2012;29(3):257–60.

[7] Zhang Rong, Deng Weimin. Effect of traditional Chinese medicine menstrual cycle therapy on ovarian hyporesponsiveness [J]. Guangdong Med J. 2013;34(18):2873–5.

[8] Lian Fang, Teng Yili, Zhang Jianwei, et al. Effects of granules on leukemia inhibitory factor and egg cell quality in human follicular fluid during in vitro fertilization–embryo transfer [J]. Chin J Integr Tradit West Med. 2007;27(11):976–9.

[9] Xu Xiaofeng. Study on the effect mechanism and clinical evidence of the intervention of Bushen Huoxue method on ovarian reserve dysfunction [D]. Nanjing: Nanjing University of Traditional Chinese Medicine; 2010.

[10] Deng Weimin, Zhao Yanpeng, Ge Mingxiao, et al. Effects of Yiqi Xuebu Ganshen Chinese medicine on clinical outcome of in vitro fertilization–embryo transfer [J]. J Liaoning Univ Tradit Chin Med. 2011;13(6):5–7.

[11] Zhang Xubin, Sun Jingruo. Anlu two days of soup plus flavor treatment of 36 cases of spleen and kidney deficiency type threatened abortion after in vitro

fertilization–embryo transfer [J]. Henan Tradit Chin Med. 2012;32(7):918–9.

[12] Liu Ying, Wu Jingzhi. Clinical study on 126 cases of pregnancy induced abortion in vitro fertilization–embryo transfer [J]. J Tradit Chin Med. 2006;47(4):272–3.

[13] Liu Xiaofeng, Lian Fang, Wang Ruixia. Professor Lian Fang's experience in treating 40cases of threatened abortion after in vitro fertilization–embryo transfer[J]. J Liaoning Univ Tradit Chin Med. 2011;13(5):169–70.

[14] Lian Fang, Xin Mingwei. The essence of kidney deficiency after in vitro fertilization and embryo transfer [J]. J Shandong Univ Tradit Chin Med. 2008;32(2):109–10.

[15] Ceyle M, Smith C. A survey comparing TCM diagnosis, health status and medical diagnosis in won°Cn undergoing assisted reproduction [J]. Acupunct Med. 2005;23(2):62–9.

[16] Li Dong. Clinical study of Wenshen Antai decoction combined with assisted reproductive technology to improve pregnancy rate of patients with embryo transplant failure [J]. J Beijing Univ Chin Med. 2009;32(2):139–41.

[17] Feng Donglan, Li Gaifei. 30 cases of sterility due to hydrosalpinx treated by combination of Chinese and Western medicine and laparoscopy [J]. Chin J Basic Med Tradit Chin Med. 2013;19(5):591–2.

[18] Cai Jing, Wu Keming. Treatment of follicular dysplasia by invigorating kidney and activating blood [J]. J Changchun Univ Tradit Chin Med. 2012;28(6):1050.

[19] Zhang Ning. Effect of tonifying kidney and activating blood circulation on follicular blood flow in patients with PCOS during IVF cycle [J]. J Mod Integr Tradit Chi West Med. 2011;20(29):3641–3.

[20] Sun Danjie, Zhang Xiaoqing. Progress in the application of traditional Chinese medicine in assisted reproductive technology [J]. Zhejiang J Integr Tradit Chin West Med. 2016;26(9):873–6.

[21] Niu Yu, Lin Yingxun. Clinical observation of Tonifying kidney and activating blood medicine instead of hCG to prevent OHSS [J]. Clin Study Tradit Chin Med. 2013;5(16):29.

[22] Rong Z, Yanpeng Z, Dewei L, et al. Therapeutic effect of luteinizing granule on mild to moderate ovarian

hyperstimulation syndrome [J]. J Emerg in Tradit Chin Med. 2011;20(8):1213.

[23] Wu Jiani, Chen Ruixue, Liu Zhishun. Efficacy of electroacupuncture in regulating female hormone levels in patients with premature ovarian failure [J]. New Chin Med. 2012;44(12): 108–11.

[24] Mi Hui, Gong Ai-ling, Sun Wei, et al. Therapeutic effect of percutaneous acupoint electrical stimulation on 30 cases of ovarian hyporesponsiveness [J]. J Shandong Univ Tradit Chin Med. 2013;37(6):495–6.

[25] Xu Yin, Zhang Miao. Efficacy observation on 40 cases of anovulatory infertility treated by acupuncture and moxibustion [J]. World J Acupunct Moxibustion. 2013;23(1):40–3.

[26] Zhou Li, Xia Youbing, Lu Jing, et al. Clinical study of sequential acupuncture and moxibustion for treatment of ovarian reserve function in IVF–ET 30 cases [J]. Jiangsu J Tradit Chin Med. 2015;47(8):58–60.

[27] Cui Wei, Li Jing, Sun Wei, et al. Effects of electroacupuncture on egg cell quality and pregnancy in in vitro fertilization–embryo transfer in patients with polycystic ovary syndrome [J]. Chin J Acupunct Moxibustion. 2011;31(8):686–91.

[28] Lian Fang, Chen Wei, Xiang Shan. Study on the improvement of egg cell quality in patients with kidney deficiency type infertility [J]. Chin Acupunct. 2015;35(2):109–13.

[29] Yin Dehui, Zhu Ye, Pei Kongjin, et al. Clinical study on 40 cases of ovulatory infertility treated by electroacupuncture [J]. Hainan Med J. 2011;22(11):20–2.

[30] Zhang Dan. Clinical observation on the treatment of ovulatory infertility by acupuncture at the ovary axillary stalk [J]. Asia–Pacific Tradit Med. 2015;11(19):95–6.

[31] Sheng Yonghui, Liu Haizhen, Jiang Chunyu, et al. Therapeutic effect of acupuncture combined with medicine on ovulatory infertility in 59 cases [J]. Hebei Tradit Chin Med. 2015;37(8):1216–7.

[32] Xu Mei, Yang Jing, Zhao Meng. Effects of percutaneous acupoint electrical stimulation on patients with repeated implantation and freeze–thaw embryo transfer [J]. J Reprod Med. 2014;23(8):624–7.

[33] Li Yu, Feng Xiaojun, Sun Wei, Feng Xue. Clinical study of percutaneous acupoint electrical stimulation to improve endometrial receptivity in patients

undergoing freeze–thaw embryo transfer [J]. Modern Chinese Medicine. 2012;32(3):12–5.

[34] Yan Honglian, He Shuzhen, Xing Yanjun, et al. Clinical application of acupuncture treatment in in vitro fertilization–embryo transfer technology [J]. Guangzhou Pharm. 2015;46(1): 13–6.

[35] Zhai Zhijian, Li Lifei, Li Na, et al. Evaluation of different anesthesia methods in transvaginal puncture and oocyte retrieval [J]. International Journal of Reproductive Health/Family Planning. 2014;33(3):103–6.

[36] Chen Huan, Wang Yinping, Xing Jianqiu, et al. Application of electroacupuncture at auricular acupoints in in vitro fertilization–embryo transfer [J]. Jiangsu Med. 2015;41(23):2863–5.

[37] He Xiaoxia, Zhang Xuehong, Wei Qinglin. Preliminary study on the effect of acupuncture on ovarian hyperstimulation syndrome (OHSS) [J]. Reprod Contracept. 2011;31(12):817–21.

[38] Yang Ting. Study on the mechanism of acupuncture treatment in reducing [D]. Gansu: Lanzhou University; 2013.

[39] Cong Dejun, Hu Jinfeng, Wang Yufeng. Effects of massage techniques on basal body temperature and progesterone in functional infertile women [J]. J Changchun Univ Tradit Chin Med. 2012;28(4):620–1.

[40] Zheng Huiying, Yang Xinjiang. Treatment of 50 cases of infertility with integrated Chinese and Western medicine [J]. J Anhui Univ Tradit Chin Med. 2006;25(5):13–5.

[41] Zhang Shunhe. Treatment of 20 cases of infertility by massage [J]. Chin Folk Ther. 2000;8(12):19.

[42] Zhang Zongsheng, Li Aimei. Observation on the efficacy of Bushen recipe in the treatment of ovulatory infertility [J]. J Pract Tradit Chin Med. 2013;(8): 631–2.

[43] Wang Heming. Source and development of chiropractic therapy [J]. J Rehabil. 2007;17(5):37–9.

[44] Liu Yun, Zhang Lifang. Acupuncture and chiropractic therapy for infertility [C]. International Traditional Medicine Conference Abstracts. 2000.

[45] Feng Tianyou. Diagnosis and treatment of lumbar disc herniation [J]. Chin J Integr Tradit West Med. 1991;(4):237–8.

[46] Feng Tianyou. Discussion on the diagnosis and treatment of lumbar disc herniation [J]. Air Force Med

J. 1990;(3):127–31.

[47] Wang Lei. Comparative study of localization and diagnosis procedures in two auricular acupuncture systems in China and Europe [D]. Beijing University of Chinese Medicine, 2016.

[48] Zhang Mingmin, Huang Guangying, Lu Fuer, et al. Effect of acupuncture on pregnancy rate of embryo transfer and its mechanism: a randomized placebo study [J]. Chin Acupunct. 2003;23(1):3–5.

[49] Wu Hongye. Observation of 33 cases of endometriosis infertility treated with traditional Chinese medicine enema [J]. Mod Chin Doct. 2009;47(13):77.

[50] Lu Rongqing, Lu Ronghua. Treatment of 90 cases of tubal obstruction infertility with Chinese medicine enema [J]. J External Med Chin Med. 2010;19(5):29.

[51] Zhang Jianchao, Chen Xiaoyan. Experience in laparoscopic surgery combined with traditional Chinese medicine enema for chronic pelvic inflammatory infertility [J]. Chin J Endosc. 2004;10(11):95–6.

[52] Xiang Chunyan, Guo Quan, Liao Juan, et al. Effect of Chinese medicine five elements of music combined with music electroacupuncture on depression in patients with malignant tumors [J]. Chin J Nurs. 2006;41(11):969–72.

[53] Johnson RC, Slade P. Obstetric complications and anxiety during pregnancy: is there a relationship? [J]. J Psychosom Obstet Gynecol. 2003;24(1):1–14.

第 7 章 IVF 控制性促排卵方案：从美国的第一个试管婴儿开始

Controlled Ovarian Stimulation Protocols for IVF: From First IVF Baby in the United States and Beyond

Hakan E. Duran 著

魏兆莲 译

一、何为控制性促排卵

促排卵是一种刺激被募集后的第 5 等级卵泡（卵泡直径> 2～5mm）生长的方法[1]。是通过提高血清中促卵泡激素（follicle stimulating hormone，FSH）的水平来实现，因为卵泡在此及其以后的发育阶段，对 FSH 敏感并且依赖于 FSH，如果没有足够的促性腺激素，卵泡的发育将会停止在可募集阶段。但是如果有高浓度的血清 FSH 水平将有助于募集多个甚至所有处于这个发育阶段的卵泡，使这些卵泡同时生长。促排卵被认为不同于诱导排卵：促排卵的目的在于诱导多个排卵前卵泡持续发育，而诱导排卵的目的在于促进单个卵泡的发育[2]。

卵泡发育通常是指卵泡从始基卵泡阶段发育到排卵的过程。始基卵泡也称为静止卵泡，由一个初级卵母细胞及包绕在初级卵母细胞周围的单层扁平的颗粒细胞组成，其构成了女性的卵巢储备。作为卵泡发育的第一步，部分始基卵泡定期有规律地开始启动发育，而另一部分始基卵泡则是持续走向闭锁。在灵长类动物中，始基卵泡的启动和闭锁机制至今未明。目前一般认为静止卵泡开始生长或闭锁的数量可由静止卵泡池的大小、内分泌或环境因素调节，以及多个旁分泌 / 自分泌因素决定，但是以目前的技术仍难以确定具体机制。始基卵泡发育和闭锁的过程将一直延续到卵巢功能耗竭，且不受任何生物学或药物的干扰，包括口服避孕药，或者任何其他可能干扰卵泡发育的方式（图 7–1）[3]。一般而言，一个静止卵泡从启动发育至可被募集阶段需 85 天，以获得 FSH 应答[4]。

在育龄期女性的自然月经周期中，有两个阶段的血清 FSH 处于高水平：早卵泡期和月经

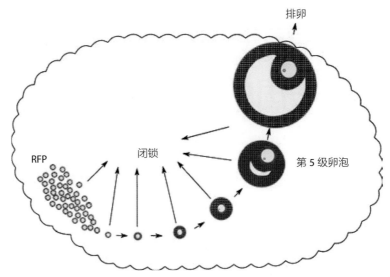

▲ 图 7-1　卵泡发育示意图（此图彩色版本见书末彩插）

卵泡在整个生殖周期的发育和分化的各个阶段都会发生闭锁。卵泡在可被募集阶段（第 5 级）对促性腺激素变得敏感，并一直保持这种状态。RFP. 静止卵泡池，即始基卵泡

中期。黄体后期随着黄体萎缩，孕激素和抑制素水平下降从而解除了下丘脑及垂体的抑制作用，进而导致早卵泡期血清 FSH 水平升高。已经过 85 天的发育到达可被募集阶段的卵泡将会被募集进入下一发育阶段。尽管月经中期 FSH 的水平也较高，但是内分泌环境并不支持在月经中期进行卵泡募集。在早卵泡期，相当于 FSH 处于高水平状态的第 5～6 天，被募集的卵泡将同时生长并竞争优势卵泡的选择。虽然在自然周期中通常只能有一枚优势卵泡，但多种因素会影响优势卵泡及排卵前卵泡的数量，包括女性的年龄、卵巢储备功能、FSH 处于高水平的范围和持续时间、潜在的排卵障碍以及排卵障碍类型等。随着女性卵巢储备的减少，募集池中的可被募集的卵泡数量减少，从而导致募集卵泡这一过程在月经周期中提早发生[5]。控制性促排卵可实现对有排卵功能障碍的女性进行卵泡募集，这些女性通常无法产生或维持足够的血清 FSH 水平，从而无法定期和持续地启动卵泡募集这一过程。通过诱导内源性 FSH 分泌或使用外源性 FSH 可实现这一过程。下面我们将按时间顺序回顾促排卵的发展历史。在这之前，我们将先定义排卵功能障碍这一促排卵的主要指征。

（一）排卵功能障碍和应用枸橼酸氯米芬诱导排卵

排卵障碍占女性不孕原因的 20%～40%[6]。排卵功能障碍的典型特征是月经不规律，规律的月经是周期性募集卵泡以及最终排卵的指标。术语"无排卵"和较少使用的"稀发排卵"与"排卵功能障碍"可互换使用。世界卫生组织（WHO）根据血清促性腺激素水平，将无排卵分为以下 3 种类型[7]。

(1) 低促性腺激素性无排卵。

(2) 促性腺激素水平正常性无排卵。

(3) 高促性腺激素性无排卵。

低促性腺激素性无排卵，主要表现为下丘脑或垂体病变，从而导致促性腺激素分泌减少。毗邻的其他中枢神经系统抑制生殖钟（reproductive clock）的起搏细胞，即下丘脑弓状核中的促性腺激素释放激素（gonadotropin-releasing hormone，GnRH）神经元。下丘脑器质性病变或先天性缺陷会干扰 GnRH 神经元迁移到弓状核，导致这种类型的排卵功能障碍。FSH 和黄体生成素（luteinizing hormone，LH）分泌随之减少，通常 < 3U/L。随着青春期的到来，GnRH 神经元对血清雌二醇水平敏感性增加，而随着雌激素负反馈的增加，其脉冲式分泌频率和振幅降低，这可能是 GnRH 神经元直接作用的结果，也可能是通过其他神经元或细胞核间接作用的结果 [8, 9]。卵泡颗粒细胞分泌的激活素和抑制素也可作用于这种反馈机制，但在这种类型的无排卵中激活素和抑制素的分泌也会因 GnRH 神经元的功能抑制、缺失或器质性破坏而被扰乱。因此，对低促性腺激素性无排卵的患者，低雌激素状态并不会增加 GnRH 的脉冲式分泌的频率和振幅。由于 GnRH 的分泌缺乏节律性，尽管机体处于低雌激素状态，脑垂体的 FSH 和 LH 的分泌仍然处于持续低水平的状态。

促性腺激素水平正常性无排卵是指血清促性腺激素水平正常状态下的排卵功能障碍。多种病理生理机制可导致这种类型的无排卵；其中多囊卵巢综合征（polycystic ovarian syndrome，PCOS）和肥胖是常见的原因。这些女性通常需要高于正常水平的血清 FSH 水平来完成上述卵泡募集的过程从而"启动"卵泡发育。

高促性腺激素性无排卵是指卵巢储备严重减少或衰竭，这通常会导致高促性腺激素水平。这种排卵功能障碍的女性，其促排卵结局往往不好，并且由于卵巢低反应常常有很高的取消周期风险。在本书的第一篇详细阐述了优化此类促排卵结局的相关策略。

（二）枸橼酸氯米芬

枸橼酸氯米芬于 1956 年首次合成，1960 年用于临床试验，并于 1967 年批准临床使用 [10, 11]。它是一种非甾体三苯乙烯衍生物，作为选择性雌激素受体调节药（selective estrogen receptor modulator，SERM），兼有雌激素激动药和拮抗药的双重特性。它是包罗米酚和扎洛米酚两种立体异构体的外消旋混合物 [12, 13]：前者是较强效的同酚异构体，半衰期较短；而后者在单次给药后仍可在循环系统中维持数周 [14]。氯米芬可竞争性地与 GnRH 神经元细胞核雌激素受体结合较长时间，干扰它们的再循环并使其耗尽，从而导致 GnRH 神经元水平的低雌激素血症 [12]。这将会有效地增加 GnRH 脉冲的频率（对有排卵的女性）[15] 和振幅（对 PCOS 女性）[16]，导致垂体下游 FSH 和 LH 释放增加，进而辅助或诱导如前所述的卵泡募集的过程。然而枸橼酸氯米芬作用机制的本质尚不明确[17]，可能与胰岛素样生长因子（insulin-like growth factor，IGF）系统的变化有关[18]。

枸橼酸氯米芬对 Ⅱ 型无排卵，即促性腺激素水平正常性无排卵效果更好。对 GnRH 神经元已受抑制或损害的情况，如 Ⅰ 型无排卵，枸橼酸氯米芬通常不能促进垂体分泌促性腺激素，从而也不能恢复卵巢的卵泡发育。然而，由于其低成本以及 Ⅰ 型无排卵患者偶尔会出现对枸橼酸氯米芬的反应，因此即便在 Ⅰ 型无排卵患者中也相对较常见尝试使用这种药物。

近年来，枸橼酸氯米芬在卵巢储备下降（diminished ovarian reserve，DOR）患者中的应用越来越受欢迎，这部分内容详见 DOR 女性 IVF 微刺激方案一节。简而言之，这是由于其低成本以及低剂量的枸橼酸氯米芬微刺激方案的 IVF 结局可与传统刺激方案相媲美。同样，这些方案及其有效性将在本书的第二篇详细讨论。

（三）垂体促性腺激素诱发排卵

最初证明垂体 - 性腺轴具有内分泌功能的研究发现垂体前叶病变之后，生殖器相继萎缩[19]。Fevold 等于 1931 年首次发现垂体前叶存在两种不同的促性腺激素，原命名为 prolans A 和 prolans B，通过分离、纯化将其重新命名为 FSH 和 LH[20]。早在这一发现之前，人们就已经发现孕妇尿液具有刺激性腺的功能[21]，并且发现对未性成熟小鼠移植不同动物的新鲜脑垂体前叶组织，可以达到刺激性早熟、使卵巢明显增大及超促排卵的目的[22]。1930 年猪垂体提取物开始用于临床治疗。随后美国和欧洲开始将从不同物种中提取的促性腺激素应用于临床治疗，直到 20 世纪 60 年代初，人们发现了一种新现象——"抗激素"[23]。

一些研究表明，在使用来自动物的促性腺激素进行长期治疗期间，卵巢只能在有限的时间内维持反应；之后卵巢反应将变得越来越弱直至消失。长期促性腺激素治疗过程中形成的拮抗激素现象，在体内体外均可使促性腺激素失活。这是人们对抗体形成的非常早期的描述，这比之后免疫现象的本质被完全认识早了几十年[24]。

1958 年，Carl Gemzell 从人脑垂体中提取促性腺激素，并报道了相关临床结果[25]。之后，这些制剂一直在全世界的临床范围内被运用直到 1988 年。然而，人脑垂体的存储量太小，不能满足促性腺激素制剂日益增长的需求量。此外，澳大利亚、法国和英国相继报道注射从人脑垂体提取制备的促性腺与医源性克 - 雅病的发生相关[26, 27]。因此，这些制剂随后被撤出市场。

（四）人绒毛膜促性腺激素的发现

如前所述，人们发现孕妇的血液和尿液中含有某种促性腺物质；当在未性成熟的雌性小鼠中注射这些液体后，它们的卵巢表现出卵泡成熟、黄体化和卵巢间质出血[21]。最初，这种促性腺物质被认为是由垂体前叶产生，然而 Seeger-Jones 等研究发现，这种促性腺激素可由体外培养的胎盘组织产生，从而推测胎盘是其来源[28]。随后这种激素被命名为人绒毛膜促性腺激素（human chorionic gonadotropin，hCG）。1940 年，可通过纯化妊娠初期女性的尿液提取制成 hCG 制剂[29]。此后，人们很快发现若在卵泡期给予 hCG，则卵巢没有卵泡刺激、排卵或黄体形成的现象[30]。

（五）使用尿源 HMG 来诱导排卵

促性腺激素易从绝经后的女性尿液中获得，与人脑垂体来源相比，更易节约成本，且含量更丰富。20 世纪 50 年代早期，研究人员开始从绝经后女性的尿液中提取促性腺激素并用于临床[31, 32]。与垂体提取物一样，这些尿源性促性腺激素也是 FSH 和 LH 的混合物，其制剂被命名为人绝经期促性腺激素（human menopausal gonadotropins，HMG）。尽管在当时可用制剂的纯度仅为 5% 左右，但到 1960 年 HMG 已在临床使用[33]，有助于 I 型（低促性腺激素）无排卵女性成功排卵[34]。Steelman-Pohley 测定方法是一种对 hCG 诱导的未性成熟大鼠的生物检测方法，这种方法是 HMG 制剂中 FSH 测定的金标准[35]。HMG 和人垂体促性腺激素制剂存在的另一个问题是 FSH/LH 比率有批次差异。在 20 世纪 70 年代，FSH/LH 比率在 0.1～10 时可以在临床使用。从 LH 和其他尿蛋白中纯化 FSH 成为 HMG 生产的新挑战。随着免疫学的发展，被动免疫法和主动免疫法开始用于生产高纯度的 FSH 制剂，其 LH 活性低于 0.1U，未鉴定的尿蛋白含量低于 5%，纯度从原来的 1%～2% 提升至 95%。这种高纯度的 FSH 制剂替代了传统的肌内注射，可以经皮下给药，并从实际上消除了批次之间的变化。除了经典的生物测定外，还可以通过物理化学方法分析最终产品，获取高纯度的 FSH 制剂[23]。

虽然绝经后女性尿液中 HMG 的含量比人脑垂体更丰富，但这种从尿液中提取的 HMG 也有其缺点。

- 无法避免传染病的交叉感染。
- 尚无规范质控。
- 差质量控制。
- 无法追踪到供体来源。
- 来源依然有限。

HMG 最初的研究开始于 4 个尿液收集中心的 600 名绝经后女性，其大部分来自欧洲。最初，样本收录者对捐尿者情况了解深入，如果患病或用药（如抗生素）者将会被拒绝捐尿。然而，随着世界范围内需求的增加，捐尿者的数量增加到了 600 000，这使得精细的监管变得困难，导致上述缺点。之后一项研究在疑似携带朊病毒人群的尿液中发现了抗蛋白酶的朊病毒蛋白，引发了人们对使用尿 HMG 的担忧 [36]。

（六）重组促性腺激素的问世

Saxena 和 Rathnam 分别描述了 FSH α 和 β 亚基的氨基酸序列 [37, 38]，Howles 克隆了 FSH 的基因 [39]。然而，由于原核生物无法完成蛋白质的翻译后修饰，包括折叠和糖基化，利用原核生物这一重组基因技术的常见宿主合成重组 FSH 仍然困难重重。经过不懈努力，含有 FSH α - 亚基和 β - 亚基的载体连同转录启动子被转染到中国仓鼠卵巢细胞（Chinese hamster ovary, CHO）细胞系中，成功产生了重组促性腺激素 [39, 40]。在这之后重组 LH 和 hCG 也成功生产；但是在美国重组 LH 已不再用于临床。重组 FSH 和 hCG 可以通过蛋白含量（以微克计的质量）而非生物活性进行定量，从而可保证降低风险、优化品质，以及不同批次之间纯度的一致性。遗憾的是，上述重组激素的大规模生产并未如预期般明显改变市场价格。

重组促性腺激素目前是需要使用促性腺激素患者的首选药物，治疗费用并不在主要考虑因素范围内。其提供的治疗效果与数十年来的金标准——尿促性腺激素相当。重组促性腺激素副作用低，随着计量可调节的皮下注射笔的问世，其使用更加简便。

二、体外受精 (IVF) 简史

（一）探索之路直到 Louise Brown

对 IVF 而言，刺激卵巢多卵泡发育是一个自然的想法，因为这有若干优势，其中最重要的一点是这不仅能够同时获得多个卵子，而且能更好地控制月经周期和取卵的时机。尤其在 IVF 早期需要用腹腔镜取卵时，这种优势可以得到更好的体现。Robert Edwards 和 Patrick Steptoe 这两位来自英国的 IVF 先驱者，最先在大约 100 名患者中试用尿 HMG，这也是当时促排卵唯一可用的促性腺激素制剂。在尝试均以失败告终后，他们怀疑这种刺激周期中孕酮的生成可能是失败的原因，所以尽管上面提到了若干自然周期的缺点，他们仍决定转而尝试自然周期的试管授精。最终，第 1 例试管婴儿在自然周期中受孕并出生。

（二）国际辅助生殖技术的竞赛

自然周期试管婴儿技术在第 1 例活产后被认为是公认的标准，随后分别在英国和澳大利亚诞生了第 2 例和第 3 例试管婴儿。包括美国的诺福克集团在内的当时世界上许多蓬勃发展的试管婴儿中心都选择了相同的策略来试图复制成功。与现在的技术相比，当时试管婴儿技术在实战中有若干不足，列举如下：

- 在促排卵时没有垂体脱敏的方法，因为 GnRH 激动药或拮抗药在当时还没有问世。

- 无经阴道超声监测卵泡。监测卵泡期卵泡的发育需要根据雌二醇水平和经腹部超声。

- 由于没有 LH 或尿液 LH 的酶联免疫吸附测定（ELISA）试剂盒，监测排卵很困难并且常常有滞后判断。

- 绘制基础体温图、阴道涂片和宫颈黏液测试是监测排卵的唯一方法，尽管这些方法通常都是在排卵后才能确定排卵。

考虑到上述这些不足，自然周期试管授精的管理极其困难，因为患者的月经周期很难控制。诺福克集团最初治疗了 41 名患者，共获取了 19 枚卵子，其中包括 13 枚受精的卵子。但都没有获得临床妊娠。这些令人沮丧的结果，加上 Georgeanna Seeger-Jones 拥有使用 HMG 丰富的临床经验，诺福克集团做出了一个违背当时普遍看法的决定，开始在 HMG 刺激周期内进行试管取卵。这种改变使得临床上可以把握取卵时机，即在经腹部超声监测下主导卵泡将达到成熟时注射 hCG，hCG 注射 36h 之后即为取卵时机。在这一尝试改变后不久，13 名患者共 6 枚胚胎进行了移植，实现了美国的第 1 例试管婴儿临床妊娠，并最终完成第 1 例活产[41]。这次范例的转变使控制性促排卵成为世界上大多数试管婴儿周期的规范方案，因其具有明显的优势和成本效益，此后控制性促排卵一直都是试管婴儿的标准方法。

三、控制性促排卵的体外受精（IVF）

为了很好地控制体外受精的促排卵，需要使下丘脑和垂体对血清雌二醇水平的升高脱敏，从而不会产生月经中期 LH 的峰值而诱发排卵。GnRH 类似物的临床应用使这成为可能。GnRH 类似物首先是从猪下丘脑中分离出的十肽[42]，然后通过将十肽中某些位置的氨基酸替换成其他氨基酸而合成[43]。虽然 GnRH 的脉冲式给药是治疗 I 型无排卵的有效和安全的方式[44]，然而 GnRH 的持续性给药初期会短暂使脑垂体分泌促性腺激素增加（即点火效应），随后促性腺激素水平和下游性腺功能才会明显下降[45]。垂体 GnRH 受体被 GnRH 类似物全部占满和耗尽，从而导致脱敏[46]。

然而，GnRH 拮抗药可以使垂体功能被快速抑制和恢复，这特别适用于体外受精的短期使用。研发这些具有安全性和药代动力学特征的化合物花了近 30 年的时间。最终，第

3 代 GnRH 拮抗药加尼瑞克（Ganirelix）和思则凯（Cetrotide）在 2001 年被注册用于体外受精[47]。

（一）激动药方案

GnRH 激动药的控制性促排卵方案既利用了这些药物在初始阶段短期的激动效应（点火效应），也利用了通过持续长期给药获得的垂体脱敏（图 7-2）。短期激动的效应，可以用非常低剂量的 GnRH 激动药来模拟并增强卵泡募集前弓状核 GnRH 的脉冲性。这是促排卵的短方案，它是针对卵巢低反应的经典方案之一，将在第 8 章详细阐述。而长效激动药方案是通过长期使用较高剂量的 GnRH 激动药来实现垂体脱敏。在短方案中，卵泡的募集和生长依赖于 FSH 的内源性释放，但在长效激动药方案中，这一过程将完全依赖于外源性促性腺激素的作用。这两种方案通常与口服避孕药联合使用，以更好地控制月经周期，增加可预测性和提高卵泡的同步性。长效激动药方案长期以来都是卵巢反应正常患者最常用的体外受精促排卵的方法，它能使患者达到最佳的卵泡同步状态。然而，现在 GnRH 激动药逐渐不像以前那样常用，这是因为

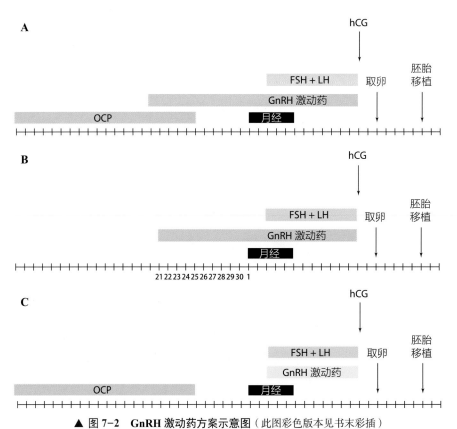

▲ 图 7-2　**GnRH 激动药方案示意图**（此图彩色版本见书末彩插）

A. 口服避孕药 + 长效激动药方案；B. 未口服避孕药或长效激动药方案；C. 口服避孕药 + 短方案。直线上的每一个刻度代表月经周期中的一天。如果有数字，则数字代表月经周期天数。浅蓝绿色代表微剂量 GnRH 激动药，而深蓝绿色代表 GnRH 激动药常规剂量。OCP. 口服避孕药；FSH. 卵泡刺激素；LH. 黄体生成素；hCG. 人绒毛膜促性腺激素

GnRH 拮抗药与之相比具有若干优势，包括可以即刻达到垂体脱敏状态、更短的使用时间以及能更好地预防卵巢过度刺激综合征（Ovarian hyperstimulation syndrome，OHSS）。

（二）拮抗药方案

GnRH 拮抗药的方案具有短时间即可达到垂体脱敏的优势。与 GnRH 激动药的点火效应进而导致垂体FSH和LH储备耗尽不同，GnRH拮抗药可维持促性腺激素细胞中FSH和LH的囊泡，使 FSH 和 LH 水平可以即时逆转。这一特点使得在 GnRH 拮抗药促排卵后，可以选择 GnRH 激动药激发垂体释放内源性 LH，来模拟自然排卵前的 LH 峰。这一策略对预防 OHSS 非常有效，因为 LH 的半衰期（20min）明显短于 hCG（24h）。由于其有效性，使用 GnRH 激动药诱导排卵已成为预期卵巢高反应患者（如年轻患者或多囊卵巢综合征患者）以及捐赠卵母细胞患者的首选方法。

在促排过程中为了有效地抑制早发 LH 峰，GnRH 拮抗药启动的时机至关重要，可分为经典的固定方案和灵活方案（图 7-3）。GnRH 拮抗药也用于卵巢功能储备下降的患者，通过联合雌激素的应用来抑制促排卵周期前黄体期 FSH 的升高，以预防早期卵泡募集，该方案在此类

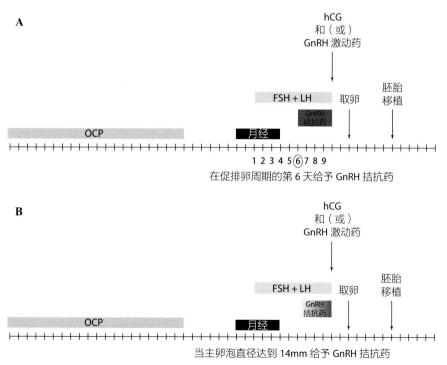

▲ 图 7-3　GnRH 拮抗药方案示意图（此图彩色版本见书末彩插）

A. GnRH 拮抗药固定方案；B. GnRH 拮抗药灵活方案。直线上的每一个刻度代表月经周期中的一天。如果有数字，则数字代表月经周期天数。GnRH 拮抗药盒色调的梯度代表该制剂根据主卵泡直径来灵活调整启动时机。请注意，在这些方案中，hCG 或 GnRH 激动药，或二者联合均可用于诱发排卵。OCP. 口服避孕药；FSH. 卵泡刺激素；LH. 黄体生成素；hCG. 人绒毛膜促性腺激素

患者中应用很常见。所有这些方案都会在第 8 章中进行详述。

GnRH 拮抗药的另一个应用是降低高危患者取卵后发展成 OHSS 的风险，但是这种应用的有效性还有待证实[48]。

肿瘤生育学领域技术的进展让越来越多的癌症患者可以保存生育能力。其中一些女性没有足够的时间等待 GnRH 激动药方案启动促排卵，因而选择卵母细胞冷冻保存作为首选方案。这些患者需要在卵母细胞冷冻保存后立即进行癌症治疗，而 GnRH 拮抗药可以作为一种弹性的促排卵方案来保留她们的生育能力。在这种情况下，促排卵可以在月经周期的任何时间启动并联合应用 GnRH 拮抗药。

参 考 文 献

[1] Gougeon A. Dynamics of follicular growth in the human: a model from preliminary results. Hum Reprod. 1986;1:81–7.

[2] Fauser BC, Van Heusden AM. Manipulation of human ovarian function: physiological concepts and clinical consequences. Endocr Rev. 1997;18:71–106.

[3] Gougeon A. Regulation of ovarian follicular development in primates: facts and hypotheses. Endocr Rev. 1996;17:121–55.

[4] Oktay K, Newton H, Mullan J, Gosden RG. Development of human primordial follicles to antral stages in SCID/hpg mice stimulated with follicle stimulating hormone. Hum Reprod. 1998;13:1133–8.

[5] Treloar AE, Boynton RE, Behn BG, Brown BW. Variation of the human menstrual cycle through reproductive life. Int J Fertil. 1967;12:77–126.

[6] Fritz M, Speroff L. Clinical gynecologic endocrinology and infertility. Philadelphia: Lipincott Williams & Wilkins, Wolters Kluwer Health; 2011. p. 1137–90.

[7] Group WHOS. Agents stimulating gonadal function in the human. 1976.

[8] Plant TM, Dubey AK. Evidence from the rhesus monkey (Macaca mulatta) for the view that negative feedback control of luteinizing hormone secretion by the testis is mediated by a deceleration of hypothalamic gonadotropin-releasing hormone pulse frequency. Endocrinology. 1984;115:2145–53.

[9] Smith JT, Shahab M, Pereira A, Pau KYF, Clarke IJ. Hypothalamic expression of KISS1 and gonadotropin inhibitory hormone genes during the menstrual cycle of a non-human primate. Biol Reprod. 2010;83:568–77.

[10] Greenblatt RB, Barfield WE, Jungck EC, Ray AW. Induction of ovulation with MRL/41. Preliminary report. JAMA. 1961;178:101–4.

[11] Dickey RP, Holtkamp DE. Development, pharmacology and clinical experience with clomiphene citrate. Hum Reprod Update. 1996;2: 483–506.

[12] Clark JH, Markaverich BM. The agonistic-antagonistic properties of clomiphene: a review. Pharmacol Ther. 1981;15:467–519.

[13] Ernst S, Hite G, Cantrell JS, Richardson A, Benson HD. Stereochemistry of geometric isomers of clomiphene: a correction of the literature and a reexamination of structure-activity relationships. J Pharm Sci. 1976;65:148–50.

[14] Mikkelson TJ, Kroboth PD, Cameron WJ, Dittert LW, Chungi V, Manberg PJ. Single-dose pharmacokinetics of clomiphene citrate in normal volunteers. Fertil Steril. 1986;46:392–6.

[15] Kerin JF, Liu JH, Phillipou G, Yen SS. Evidence for a hypothalamic site of action of clomiphene citrate in women. J Clin Endocrinol Metab. 1985;61:265–8.

[16] Kettel LM, Roseff SJ, Berga SL, Mortola JF, Yen SS. Hypothalamic-pituitary-ovarian response to clomiphene citrate in women with polycystic ovary syndrome. Fertil Steril. 1993;59:532–8.

[17] Adashi EY. Clomiphene citrate-initiated ovulation:

a clinical update. Semin Reprod Endocrinol. 1986;4:255–75.

[18] Bützow TL, Kettel LM, Yen SS. Clomiphene citrate reduces serum insulin–like growth factor I and increases sex hormone–binding globulin levels in women with polycystic ovary syndrome. Fertil Steril. 1995;63:1200–3.

[19] Crowe SJ, Cushing H, Homans J. Experimental hypophysectomy. Bull Johns Hopkins Hosp. 1910;21:127–67.

[20] Fevold SL, Hisaw FL, Leonard SL. The gonad–stimulating and the luteinizing hormones of the anterior lobe of the hypophysis. Am J Physiol. 1931;97:291–301.

[21] Ascheim S, Zondek B. Hypophysenvorderlappen hormone und ovarialhormone in Harn von Schangeren. Klin Wochenschr. 1927;6:13–21.

[22] Smith PE. Hastening of development of female genital system by daily hemoplastic pituitary transplants. Proc Soc Exp Biol Med. 1926;24:1311–33.

[23] Lunenfeld B. Historical perspectives in gonadotrophin therapy. Hum Reprod Update. 2004;10:453–67.

[24] Zondek B, Sulman F. The Antigonadotropic factor. Baltimore: Williams and Wilkins; 1942.

[25] Gemzell CA, Diczfalusy E, Tillinger G. Clinical effect of human pituitary follicle–stimulating hormone (FSH). J Clin Endocrinol Metab. 1958;18:1333–48.

[26] Cochius JI, Burns RJ, Blumbergs PC, Mack K, Alderman CP. Creutzfeldt–Jakob disease in a recipient of human pituitary–derived gonadotrophin. Aust N Z J Med. 1990;20:592–3.

[27] Dumble LJ, Klein RD. Creutzfeldt–Jakob legacy for Australian women treated with human pituitary gonadotropins. Lancet. 1992;340:847–8.

[28] Seeger–Jones GE, Gey GO, Ghisletta M. Hormone production by placental cells maintained in continuous culture. Bull Johns Hopkins Hosp. 1943;72:26–38.

[29] Gurin S, Bachman G, Wilson DW. The gonadotropic hormone of urine of pregnancy. ii) Chemical studies of preparations having high biological activity. J Biol Chem. 1940;133:467–76.

[30] Hamblen EC, Davis CD, Durham NC. Treatment of hypo–ovarianism by the sequential and cyclic administration of equine and chorionic gonadotropins – so–called one–two cyclic gonadotropic therapy. Summary of 5 years' results. Am J Obstet Gynecol. 1945;50:137–46.

[31] Bradbury JT, Brown ES, Brown WE. Adsorption of urinary gonadotrophins on kaolin. Proc Soc Exp Biol Med. 1949;71:228–32.

[32] Albert A. Procedure for routine clinical determination of urinary gonadotropin. Proc Staff Meet Mayo Clin. 1955;30:552–6.

[33] Lunenfeld B, Menzi A, Volet B. Clinical effects of a human postmenopausal gonadotropin. Rass Clin Ter. 1960;59:213–6.

[34] Rosemberg E, Coleman J, Demany M, Garcia CR. Clinical effect of human urinary postmenopausal gonado–tropin. J Clin Endocrinol Metab. 1963;23:181–90.

[35] Steelman SL, Pohley FM. Assay of the follicle stimulating hormone based on the augmentation with human chorionic gonadotropin. Endocrinology. 1953;53:604–16.

[36] Shaked GM, Shaked Y, Kariv–Inbal Z, Halimi M, Avraham I, Gabizon R. A protease–resistant prion protein isoform is present in urine of animals and humans affected with prion diseases. J Biol Chem. 2001;276:31479–82.

[37] Rathnam P, Saxena BB. Primary amino acid sequence of follicle–stimulating hormone from human pituitary glands. I. alpha subunit. J Biol Chem. 1975;250:6735–46.

[38] Saxena BB, Rathnam P. Amino acid sequence of the beta subunit of follicle–stimulating hormone from human pituitary glands. J Biol Chem. 1976;251:993–1005.

[39] Howles CM. Genetic engineering of human FSH (Gonal–F). Hum Reprod Update. 1996;2:172–91.

[40] Olijve W, de Boer W, Mulders JW, van Wezenbeek PM. Molecular biology and biochemistry of human recombinant follicle stimulating hormone (Puregon). Mol Hum Reprod. 1996;2:371–82.

[41] Jones HW Jr. In vitro fertilization comes to America, memoir of a medical breakthrough. Williamsburg: Jamestowne Bookworks; 2014.

[42] Schally AV, Baba Y, Nair RM, Bennett CD. The amino acid sequence of a peptide with growth hormone–releasing activity isolated from porcine hypothalamus. J Biol Chem. 1971;246:6647–50.

[43] Schally AV. Luteinizing hormone–releasing hormone analogs: their impact on the control of tumorigenesis.

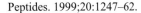
Peptides. 1999;20:1247–62.

[44] Leyendecker G, Wildt L, Hansmann M. Pregnancies following chronic intermittent (pulsatile) administration of Gn–RH by means of a portable pump ("Zyklomat") – a new approach to the treatment of infertility in hypothalamic amenorrhea. J Clin Endocrinol Metab. 1980;51:1214–6.

[45] Labrie F, Auclair C, Cusan L, Lemay A, Bélanger A, Kelly PA, et al. Inhibitory effects of treatment with LHRH or its agonists on ovarian receptor levels and function. Adv Exp Med Biol. 1979;112:687–93.

[46] Conn PM, Crowley WF. Gonadotropin–releasing hormone and its analogs. Annu Rev Med. 1994;45:391–405.

[47] Fauser BCJM, Devroey P. Why is the clinical acceptance of gonadotropin–releasing hormone antagonist cotreatment during ovarian hyperstimulation for in vitro fertilization so slow? Fertil Steril. 2005;83:1607–11.

[48] Lee D, Kim SJ, Hong YH, Kim SK, Jee BC. Gonadotropin releasing hormone antagonist administration for treatment of early type severe ovarian hyperstimulation syndrome: a case series. Obstet Gynecol Sci. 2017;60:449–54.

第 8 章 卵巢低储备和卵巢低反应患者常规控制性卵巢刺激方案

Conventional Controlled Ovarian Stimulation Protocols for Diminished Ovarian Reserve Patients and Poor Responders

Bala Bhagavath 著

龚斐 李元 译

一、概述

在 IVF 助孕行控制性卵巢刺激周期中，相当一部分（10%～24%）的女性卵巢反应欠佳，获卵很少甚至周期取消[1]。这部分女性被统称为低反应者，目前有大量研究致力于改善她们的卵巢反应性以达到增加活产率的最终目的。

关于卵巢低反应患者行 IVF 助孕的控制性卵巢刺激方案，其随机对照试验至少已发表了 75 项。尽管如此，在刺激方案上仍未达成明确的共识[2]。这些研究存在许多问题，包括缺乏对卵巢低反应的统一定义以及对患者和（或）医务人员未实施盲法。如本书第 1 章和第 4 章中所述，欧洲人类生殖与胚胎学会（ESHRE）提出了博洛尼亚（Bologna）标准用以定义卵巢低反应。这一标准已显示可预测 40 岁以下女性的卵巢低反应群。不管做出何种预测，40 岁以上的女性整体呈现卵巢低反应[3]。

从发展史上看，IVF 技术中用到了 3 种控制性卵巢刺激方案，包括长方案、短方案和拮抗药方案。在过去的十年中，为了使卵巢低反应女性获得更好的卵巢反应，又引入了许多其他新的控制性卵巢刺激方案。因此，最初的 3 种方案被称为"常规刺激方案"。美国生殖医学学会（American society for reproductive medicine，ASRM）将传统的 IVF 定义为"通过外源性促性腺激素的控制性卵巢刺激诱导多个卵母细胞发育"[4]。本章的目的是综述优化常规控制性卵巢刺激方案，以期在预期卵巢低反应或已知的卵巢低反应女性中获得最佳的卵巢反应性的各种策略。

二、常规卵巢刺激方案

为了帮助患者获得妊娠，医生的态度总是乐观的。医生不愿意放弃她们拥有自己生物学后代的希望，而现今的 IVF 技术的存在证实了这种希望。针对控制性卵巢刺激方案可能发生低反应，我们必须始终致力于寻找更好的方案、以求我们的患者能实现活产的目的[5-7]。尽管我们的初衷很好，但我们已经意识到，迄今为止，对于所描述的任何方案的可靠建议仍然缺乏循证医学的高质量证据[1, 8]。但即使如此，很多卵巢低反应女性仍有可能通过使用上述的一种或多种方案最终获得成功妊娠[9-16]。

在一项针对 1152 名女性的研究中，符合博洛尼亚卵巢低反应标准的女性活产率为 23.8%[9]，获卵数＜ 3 个的女性累积活产率为 18.6%，而获卵数＞ 3 个的女性的累积活产率为 44%。其他研究也已证实：尽管成功率预期较低，但仍有成功的可能，活产率可达 9.9%～20.5%[10, 11]。

为保持完整性，我们对于已有详细描述的"常规 IVF 方案"的 3 种刺激方案，也会在此进行简要介绍。3 种方案启动前都可能需用几周的口服避孕药，以利于刺激周期开始前方便使用促性腺激素释放激素激动药（GnRH-a，通常为亮丙瑞林）。长方案会使用 GnRH-a 10～14 天以降调垂体功能，然后使用促性腺激素约 10 天以进行卵巢刺激，同期使用超声及血清激素进行监测，最终通过人绒毛膜促性腺激素促卵母细胞成熟（图 8-1）。短方案则使用微量 GnRH-a

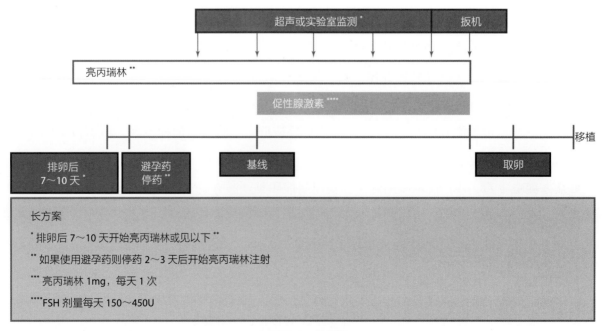

▲ 图 8-1　长方案

刺激垂体并降调垂体功能，同时用外源性促性腺激素刺激卵巢。该方案是利用外源性和内源性卵泡刺激激素（follicle stimulating hormone，FSH）来增强对卵巢的刺激（图 8-2）。与前述 2 种方案不同，拮抗药（antagonist，ANT）方案是使用外源促性腺激素刺激卵巢而不降调垂体功能。启动卵巢刺激 5 天左右，添加拮抗药以防止黄体生成素峰出现并同时继续进行卵巢刺激。其思路是在前半周期使用内源性和外源性促性腺激素刺激卵巢，然后在后半周期降调垂体（图 8-3）。

在下文中，将对单个方案中可能影响卵巢低反应患者刺激周期反应性的各种因素进行回顾，如卵泡刺激素（FSH）剂量，生长激素（growth hormone，GH）、脱氢表雄酮（dehydroepian drosterone，DHEA）和睾丸激素的使用，双扳机，卵泡冲洗，全胚冷冻，黄体酮补充，转换为宫腔内人工授精（IUI），常规方案的相互比较，以及常规方案与新方案的比较。

（一）促性腺激素剂量

一项针对 308 例患者的随机对照试验（randomized controlled trial，RCT）在长效长方案中根据血 AMH 水平进行 FSH 剂量个体化调整。该研究表明，与对照组相比，根据血 AMH 进行剂量指导的周期获卵数 < 5 的概率增加（25.7% vs. 11%）[17]。

一个包含 7 个 RCT 的系统综述得出结论，需要更多的研究来证明卵巢低反应女性个体化 FSH 剂量用药的意义[18]。

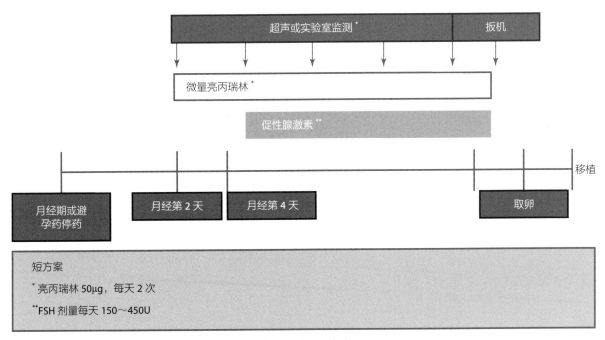

▲ 图 8-2 短方案

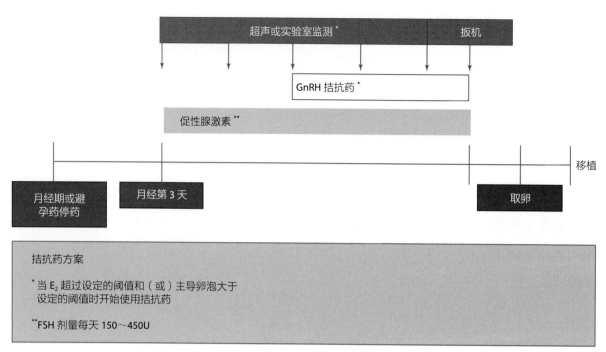

▲ 图 8-3　拮抗药方案

　　包括 20 个研究的 *Cochrane* 系统综述的结论是：由于研究缺乏盲法，明显的人群异质性及研究质量等级（差至中度）等因素影响了结论的可靠性；但剂量差异不太可能增加卵巢低反应女性的活产率[19]。

　　与此相反，对 1394 个治疗周期的回顾性研究得出结论：将 FSH 的日剂量增加至大于 450U 不太可能有益，并且更有可能造成不利[20]。另有两组研究人员在短方案中比较 450U 与 600U 的 FSH 剂量也得出了类似的结论[21, 22]。

（二）辅助治疗

1. 生长激素

　　第 5 章已经讨论了生长激素（GH）改善卵巢低反应患者妊娠率的很多研究。但是几乎所有的研究都存在样本量不足和卵巢低反应定义不一致的问题。虽然有极少几篇研究值得查阅，但结果往往是相互矛盾的。一项开放性随机对照实验纳入 240 名符合博洛尼亚标准的女性实施长方案。发现两组人群的活产率没有差异[23]。相反，一项针对 663 例患者的 16 项研究的 Meta 分析显示，使用生长激素可以显著提高活产率（RR 1.73）[24]。另一篇 Meta 分析对包括 3788 名患者在内的 6 项 RCT 和 5 项对照临床试验进行分析，发现妊娠率没有差异[25]。

　　另一项包含 287 名患者的开放性随机试验比较了 3 种常规刺激方案和使用 GH 的辅助治疗，3 组之间的妊娠率无统计学差异[26]。

2. 睾酮

在卵巢低反应患者中使用睾丸激素作为辅助药物的研究面临着与在第 5 章提到的其他卵巢低反应研究相同的问题。许多研究证明睾酮缺乏疗效，也有研究证明有益[27-29]。一篇 Meta 分析 3 个 RCT 的 221 名受试者后提示：活产率增加了 2 倍（RR 2.01）。根据一项比较睾酮暴露时间的研究发现睾酮治疗的时间（2～4 周）可能是成功的关键。在使用睾酮至少 4 周的女性中获益最大[28]。

3. DHEA

DHEA 是研究最多的针对卵巢低反应患者的辅助治疗，但几乎所有的研究样本量都很小，且研究人群具有异质性。与其他辅助治疗一样，许多 DHEA 的研究提示 DHEA 有益，但同样也有很多研究认为没有益处。尽管如此，2015 年的 Cochrane 系统综述对 17 项 RCT 中的 1496 名受试者进行研究并得出结论，用脱氢表雄酮（DHEA）或雄激素进行预处理可以提高低反应患者的活产率[30]。

4. 双扳机

双扳机的想法是通过在取卵前的错开时间（取卵前 40h 使用 GnRH-a 和取卵前 34h 使用 hCG）进行注射以确保卵母细胞成熟[31]。在一项小型预实验研究中，将双扳机与单独使用 GnRH-a 或单独使用 hCG 进行了比较。与其他两组相比，双扳机组获得优质胚胎数增加。但是目前仍需要更多的研究来证实双扳机是否能提高活产率[32]。

（三）常规刺激方案中的卵泡冲洗

既往研究将卵泡冲洗作为正常卵巢反应者的一种助孕策略，但已被证明无效[33]。研究中使用双腔针将每个卵泡用 2 ml 培养液冲洗 3 次[34]。在卵巢低反应的第 1 个 RCT 研究中 50 名女性被随机分为直接抽吸组或卵泡冲洗组，结果显示：直接抽吸组回收的卵母细胞平均数为 4 个，卵泡冲洗组回收的卵母细胞平均数为 3 个。更重要的是冲洗组的妊娠率更低（4% vs. 36%）[33]。在另一项 RCT 中 80 例患者被随机分组，两组的活产率相似（25% vs. 22.5%）[34]。同样，一项招募了 80 名患者的 RCT 研究显示两组的活产率无差异。但是，上述所有研究均显示手术时间会明显增加[35]。

（四）常规刺激方案行全胚冷冻

一项回顾性研究分析 2263 名行 IVF 助孕的女性的最佳胚胎移植策略。其中 879 名女性符合卵巢低反应标准，645 名女性在第 2 天或卵裂期胚胎移植，其余 234 名女性进行了囊胚移植。囊胚移植组中有 59 例新鲜胚胎移植，87 例冷冻胚胎移植。在第 2 天或卵裂期胚胎移植的女性中，周期取消率最低，但移植周期活产率也最低。前者每移植周期活产率为 21.5%，而囊胚移植组的每移植周期活产率为 41.1%。其中，鲜胚移植和冷冻胚胎移植的每移植周期活产率分别为 30.5% 和 40.2% [36]。

另一项回顾性研究分析了 433 名卵巢低反应的女性。其中 277 名女性接受鲜胚移植，156 名女性接受冻胚移植。两组的临床妊娠率无差异（14.1 vs. 13.7%）[37]。另一项回顾性研究包括 559 例卵巢低反应患者，也发现鲜胚移植和冻胚移植之间没有差异 [38]。

（五）转为 IUI

一项多中心回顾性研究探讨了在控制性卵巢刺激期间卵泡数不多于 2 个的周期取消率与转为 IUI 策略的差异，在符合标准的 461 个周期中有 136 个被取消，141 个被转换为 IUI，184 个周期完成 IVF。不论患者年龄如何，IVF 组的活产率明显较高（11.6% vs. 1.6%），而小于 40 岁的女性的活产率更为显著（13.1% vs. 2%）[39]。需要进行更多的研究来证明：即使在只有一个或两个卵泡的女性也值得继续进行 IVF，而不是取消周期或转为 IUI。

三、三种常规刺激方案的比较

在一项包含 111 名卵巢低反应的女性的 RCT 中比较了 3 种常规刺激方案。与其他两种方案相比，长方案刺激组的刺激时间更长且促性腺激素的总剂量增加。拮抗药方案组持续妊娠率最高（16.2%），而其他两种方案的持续妊娠率为 8.1% [40]。

相反，另一项 RCT 显示完全不同的结果。研究人员进行了拮抗药方案（168 例）和长方案（162 例）的比较，拮抗药方案组的周期取消率高于长方案组，但无统计学差异（22.15% vs. 15.2%）；每移植周期临床妊娠率无统计学差异（42.3% vs. 33.1%）。但是，与长方案组相比，拮抗药组的每起始周期临床妊娠率明显降低（25.6% vs. 35.8%）[41]。

有趣的是，在上述研究发表前 2 年有一项对 14 个研究进行的 Meta 分析发表。该研究包含 566 例应用拮抗药方案患者和 561 例应用长方案患者，结果提示拮抗药组的刺激时间更短，但是周期取消率或临床妊娠率均没有差异 [42]。综上所述，3 种方案之间的妊娠率可能并没有明显差异。

四、常规方案和新方案的比较

（一）温和刺激方案

多项已经发表的研究分析比较 IVF 的卵巢低反应患者进行高或者非常高促性腺激素剂量的常规刺激方案和温和刺激方案。如这章第二篇所述，温和刺激方案主要包括使用枸橼酸氯米芬、芳香化酶抑制药和低剂量促性腺激素。ASRM 实践委员会最近综述现有研究并推荐将温和刺激方案视为卵巢低反应患者的主要刺激方案，因为妊娠率相似且成本更低 [4]。

（二）黄体期雌激素预处理联合灵活拮抗药启动

Dragisic 在 2005 年首先描述在促性腺激素使用前黄体期使用 GnRH 拮抗药和雌激素预处理。基本原理是抑制黄体期卵泡募集并减少卵泡不同步性。在一项回顾性研究中，117 例患者接受了雌激素预处理方案，69 例患者使用温和刺激方案。尽管两组回收卵数无明显差异，但雌激素预处理组的妊娠率为 37%，温和刺激方案组为 25%，未达到统计学差异 [43]。

在另一项回顾性研究中，有 86 例黄体期雌激素预处理并联合拮抗药方案，而 69 例单纯使用拮抗药方案进行控制性卵巢刺激，持续妊娠率为 27.1% vs. 20%，也没有达到统计学差异 [44]。

（三）延迟启动

2014 年首次描述了针对年轻的卵巢低反应患者使用 GnRH 拮抗药方案的延迟启动 [45]。与使用雌激素预处理的灵活的拮抗药启动方案相比，延迟启动方案的改进之处在于，除雌激素预处理外、在开始使用促性腺激素刺激卵巢之前先进行 7 天的 GnRH 拮抗药治疗。

随机分配 100 名女性接受延迟启动方案或温和刺激方案。两组的临床或持续妊娠率之间无统计学差异 [46]。同样，另一项较小样本量包含 54 个患者的 RCT 研究，也发现包括妊娠率在内的任何指标均无统计学差异 [47]。

五、结论

对于卵巢低反应患者，常规的 IVF 刺激方案可能同样有效并且优于转为 IUI。对于卵巢低反应患者，尚无共识推荐特定的常规体外受精刺激方案。但是，温和刺激方案可能更具成本效益，并且至少可以获得使用常规刺激方案鲜胚移植相似的结局。在接下来的章节中将进一步讨

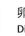

论有关控制性卵巢刺激中温和刺激方案。

参 考 文 献

[1] Patrizio P, Vaiarelli A, Levi Setti PE, Tobler KJ, Shoham G, Leong M, et al. How to define, diagnose and treat poor responders? Responses from a worldwide survey of IVF clinics. Reprod Biomed Online. 2015;30(6):581–92.

[2] Papathanasiou A, Searle BJ, King NM, Bhattacharya S. Trends in 'poor responder' research: lessons learned from RCTs in assisted conception. Hum Reprod Update. 2016;22(3):306–19.

[3] Yakin K, Oktem O, Balaban B, Urman B. Bologna criteria are predictive for ovarian response and live birth in subsequent ovarian stimulation cycles. Arch Gynecol Obstet. 2019;299(2):571–7.

[4] Practice Committee of the American Society for Reproductive Medicine. Comparison of pregnancy rates for poor responders using IVF with mild ovarian stimulation versus conventional IVF: a guideline. Fertil Steril. 2018;109(6):993–9.

[5] Check JH, Slovis B. Choosing the right stimulation protocol for in vitro fertilization–embryo transfer in poor, normal, and hyper–responders. Clin Exp Obstet Gynecol. 2011;38(4):313–7.

[6] Busnelli A, Papaleo E, Del Prato D, La Vecchia I, Iachini E, Paffoni A, et al. A retrospective evaluation of prognosis and cost–effectiveness of IVF in poor responders according to the Bologna criteria. Hum Reprod. 2015;30(2):315–22.

[7] Giovanale V, Pulcinelli FM, Ralli E, Primiero FM, Caserta D. Poor responders in IVF: an update in therapy. Gynecol Endocrinol. 2015;31(4):253–7.

[8] Polat M, Bozdag G, Yarali H. Best protocol for controlled ovarian hyperstimulation in assisted reproductive technologies: fact or opinion? Semin Reprod Med. 2014;32(4):262–71.

[9] Chai J, Lee VC, Yeung TW, Li HW, Ho PC, Ng EH. Live birth and cumulative live birth rates in expected poor ovarian responders defined by the Bologna criteria following IVF/ICSI treatment. PLoS One. 2015;10(3):e0119149.

[10] Polyzos NP, Nwoye M, Corona R, Blockeel C, Stoop D, Haentjens P, et al. Live birth rates in Bologna poor responders treated with ovarian stimulation for IVF/ICSI. Reprod Biomed Online. 2014;28(4):469–74.

[11] Ke H, Chen X, Liu YD, Ye DS, He YX, Chen SL. Cumulative live birth rate after three ovarian stimulation IVF cycles for poor ovarian responders according to the bologna criteria. J Huazhong Univ Sci Technolog Med Sci. 2013;33(3):418–22.

[12] Sefrioui O, Madkour A, Aboulmaouahib S, Kaarouch I, Louanjli N. Women with extreme low AMH values could have in vitro fertilization success. Gynecol Endocrinol. 2019;35(2): 170–3.

[13] Xu B, Chen Y, Geerts D, Yue J, Li Z, Zhu G, et al. Cumulative live birth rates in more than 3,000 patients with poor ovarian response: a 15–year survey of final in vitro fertilization outcome. Fertil Steril. 2018;109(6):1051–9.

[14] Gonda KJ, Domar AD, Gleicher N, Marrs RP. Insights from clinical experience in treating IVF poor responders. Reprod Biomed Online. 2018;36(1):12–9.

[15] Busnelli A, Somigliana E. Prognosis and cost–effectiveness of IVF in poor responders according to the Bologna criteria. Minerva Ginecol. 2018;70(1):89–98.

[16] Bozdag G, Polat M, Yarali I, Yarali H. Live birth rates in various subgroups of poor ovarian responders fulfilling the Bologna criteria. Reprod Biomed Online. 2017;34(6):639–44.

[17] Magnusson Å, Nilsson L, Oleröd G, Thurin–Kjellberg A, Bergh C. The addition of anti–Müllerian hormone in an algorithm for individualized hormone dosage did not improve the prediction of ovarian response–a randomized, controlled trial. Hum Reprod. 2017;32(4):811–9.

[18] van Tilborg TC, Broekmans FJ, Dólleman M, Eijkemans MJ, Mol BW, Laven JS, et al. Individualized follicle–stimulating hormone dosing and in vitro fertilization outcome in agonist

downregulated cycles: a systematic review. Acta Obstet Gynecol Scand. 2016;95(12):1333–44.

[19] Lensen SF, Wilkinson J, Leijdekkers JA, La Marca A, Mol BWJ, Marjoribanks J, et al. Individualised gonadotropin dose selection using markers of ovarian reserve for women undergoing in vitro fertilisation plus intracytoplasmic sperm injection (IVF/ICSI). Cochrane Database Syst Rev. 2018;2:CD012693.

[20] Friedler S, Meltzer S, Saar–Ryss B, Rabinson J, Lazer T, Liberty G. An upper limit of gonadotropin dose in patients undergoing ART should be advocated. Gynecol Endocrinol. 2016;32(12):965–9.

[21] Lefebvre J, Antaki R, Kadoch IJ, Dean NL, Sylvestre C, Bissonnette F, et al. 450 U versus 600 U gonadotropin for controlled ovarian stimulation in poor responders: a randomized controlled trial. Fertil Steril. 2015;104(6):1419–25.

[22] Haas J, Zilberberg E, Machtinger R, Kedem A, Hourvitz A, Orvieto R. Do poor–responder patients benefit from increasing the daily gonadotropin dose during controlled ovarian hyperstimulation for IVF? Gynecol Endocrinol. 2015;31(1):79–82.

[23] Dakhly DMR, Bassiouny YA, Bayoumi YA, Hassan MA, Gouda HM, Hassan AA. The addition of growth hormone adjuvant therapy to the long down regulation protocol in poor responders undergoing in vitro fertilization: randomized control trial. Eur J Obstet Gynecol Reprod Biol. 2018;228:161–5.

[24] Li XL, Wang L, Lv F, Huang XM, Wang LP, Pan Y, et al. The influence of different growth hormone addition protocols to poor ovarian responders on clinical outcomes in controlled ovary stimulation cycles: a systematic review and meta–analysis. Medicine (Baltimore). 2017;96(12):e6443.

[25] Yu X, Ruan J, He LP, Hu W, Xu Q, Tang J, et al. Efficacy of growth hormone supplementation with gonadotrophins in vitro fertilization for poor ovarian responders: an updated meta–analysis. Int J Clin Exp Med. 2015;8(4):4954–67.

[26] Dakhly DM, Bayoumi YA, Gad Allah SH. Which is the best IVF/ICSI protocol to be used in poor responders receiving growth hormone as an adjuvant treatment? A prospective randomized trial. Gynecol Endocrinol. 2016;32(2):116–9.

[27] Doan HT, Quan LH, Nguyen TT. The effectiveness of transdermal testosterone gel 1% (androgel) for poor responders undergoing in vitro fertilization. Gynecol Endocrinol. 2017;33(12):977–9.

[28] Bosdou JK, Venetis CA, Dafopoulos K, Zepiridis L, Chatzimeletiou K, Anifandis G, et al. Transdermal testosterone pretreatment in poor responders undergoing ICSI: a randomized clinical trial. Hum Reprod. 2016;31(5):977–85.

[29] Kim CH, Ahn JW, Moon JW, Kim SH, Chae HD, Kang BM. Ovarian features after 2 weeks, 3 weeks and 4 weeks transdermal testosterone gel treatment and their associated effect on IVF outcomes in poor responders. Dev Reprod. 2014;18(3):145–52.

[30] Nagels HE, Rishworth JR, Siristatidis CS, Kroon B. Androgens (dehydroepiandrosterone or testosterone) for women undergoing assisted reproduction. Cochrane Database Syst Rev. 2015;(11):CD009749.

[31] Kasum M, Kurdija K, Orešković S, Čehić E, Pavičić–Baldani D, Škrgatić L. Combined ovulation triggering with GnRH agonist and hCG in IVF patients. Gynecol Endocrinol. 2016;32(11):861–5.

[32] Haas J, Zilberberg E, Nahum R, Mor Sason A, Hourvitz A, Gat I, et al. Does double trigger (GnRH–agonist + hCG) improve outcome in poor responders undergoing IVF–ET cycle? A pilot study. Gynecol Endocrinol. 2019;35(7):628–30.

[33] Mok–Lin E, Brauer AA, Schattman G, Zaninovic N, Rosenwaks Z, Spandorfer S. Follicular flushing and in vitro fertilization outcomes in the poorest responders: a randomized controlled trial. Hum Reprod. 2013;28(11):2990–5.

[34] Haydardedeoglu B, Gjemalaj F, Aytac PC, Kilicdag EB. Direct aspiration versus follicular flushing in poor responders undergoing intracytoplasmic sperm injection: a randomised controlled trial. BJOG. 2017;124(8):1190–6.

[35] von Horn K, Depenbusch M, Schultze–Mosgau A, Griesinger G. Randomized, open trial comparing a modified double–lumen needle follicular flushing system with a single–lumen aspiration needle in IVF patients with poor ovarian response. Hum Reprod. 2017;32(4):832–5.

[36] Berkkanoglu M, Coetzee K, Bulut H, Ozgur K. Optimal embryo transfer strategy in poor response may include freeze–all. J Assist Reprod Genet. 2017;34(1):79–87.

[37] Roque M, Valle M, Sampaio M, Geber S. Does

freeze-all policy affect IVF outcome in poor ovarian responders? Ultrasound Obstet Gynecol. 2018;52(4):530-4.

[38] Xue Y, Tong X, Zhu H, Li K, Zhang S. Freeze-all embryo strategy in poor ovarian responders undergoing ovarian stimulation for in vitro fertilization. Gynecol Endocrinol. 2018;34(8):680-3.

[39] Quinquin M, Mialon O, Isnard V, Massin N, Parinaud J, Delotte J, et al. In vitro fertilization versus conversion to intrauterine insemination in Bologna-criteria poor responders: how to decide which option? Fertil Steril. 2014;102(6):1596-601.

[40] Sunkara SK, Coomarasamy A, Faris R, Braude P, Khalaf Y. Long gonadotropin-releasing hormone agonist versus short agonist versus antagonist regimens in poor responders undergoing in vitro fertilization: a randomized controlled trial. Fertil Steril. 2014;101(1):147-53.

[41] Prapas Y, Petousis S, Dagklis T, Panagiotidis Y, Papatheodorou A, Assunta I, et al. GnRH antagonist versus long GnRH agonist protocol in poor IVF responders: a randomized clinical trial. Eur J Obstet Gynecol Reprod Biol. 2013;166(1):43-6.

[42] Pu D, Wu J, Liu J. Comparisons of GnRH antagonist versus GnRH agonist protocol in poor ovarian responders undergoing IVF. Hum Reprod. 2011;26(10):2742-9.

[43] Shastri SM, Barbieri E, Kligman I, Schoyer KD, Davis OK, Rosenwaks Z. Stimulation of the young poor responder: comparison of the luteal estradiol/gonadotropin-releasing hormone antagonist priming protocol versus oral contraceptive microdose leuprolide. Fertil Steril. 2011;95(2):592-5.

[44] Chang EM, Han JE, Won HJ, Kim YS, Yoon TK, Lee WS. Effect of estrogen priming through luteal phase and stimulation phase in poor responders in in-vitro fertilization. J Assist Reprod Genet. 2012;29(3):225-30.

[45] Cakmak H, Tran ND, Zamah AM, Cedars MI, Rosen MP. A novel "delayed start" protocol with gonadotropin-releasing hormone antagonist improves outcomes in poor responders. Fertil Steril. 2014;101(5):1308-14.

[46] Davar R, Neghab N, Naghshineh E. Pregnancy outcome in delayed start antagonist versus microdose flare GnRH agonist protocol in poor responders undergoing IVF/ICSI: an RCT. Int J Reprod Biomed (Yazd). 2018;16(4):255-60.

[47] DiLuigi AJ, Engmann L, Schmidt DW, Benadiva CA, Nulsen JC. A randomized trial of microdose leuprolide acetate protocol versus luteal phase ganirelix protocol in predicted poor responders. Fertil Steril. 2011;95(8):2531-3.

第 9 章　ART 的自然周期方案
Natural Cycle Approaches for ART

Jennifer Shannon　著

龚　斐　李　元　译

一、概述

通过对一个患有输卵管疾病的年轻女性进行自然周期方案助孕，获得了卵母细胞[1]，从而产生了第 1 个通过体外受精（in vitro fertilization，IVF）出生的婴儿。自然周期方案是指"在月经周期中的任何时期，没有使用任何药物，而获得卵母细胞"[2]。自然周期 IVF 方案在大多数患者中使用的局限性在于提前排卵的风险较高，并且每个周期由于获卵数少而活产率较低。GnRH 激动药的开发和尿源性促性腺激素的分离，使超促排卵和获得更多的卵成为可能，从而增加了妊娠率和活产率。该方案被称为常规 IVF。因此，对大多数夫妇来说这是一种更有效的方案，常规 IVF 很快取代了自然周期 IVF，成为获得活产的最有效手段。

随着促性腺激素释放激素（gonadotropin–releasing hormone，GnRH）拮抗药的开发以及冷冻技术和胚胎长期冻存技术的提高，进一步改善了自然周期 IVF。GnRH 拮抗药有效地改善提前排卵和因此而周期取消的问题。然而，临床上通过使用小剂量的人促性腺激素来促使卵泡生长，被称为改良自然周期 IVF。此外，胚胎冷冻保存技术的出现使得可以累积胚胎后再移植，正如结果部分所述从而提高了活产率。

将自然周期 IVF 作为患者的一种选择，涉及关于卵泡发育周期模式的思维转变。对于常规 IVF，其目的是通过一个周期获得目标的获卵数，以获得最佳的活产率。而自然周期 IVF，直到获得一批胚胎后才能获得最佳的活产率。在常规促排方案表现出卵巢低反应（poor ovarian response，POR）的患者中，其方案尤其有效。

根据 2011 年 SART 数据库显示，卵巢低反应的患者约占助孕患者的 30%[3]。美国疾病预防控制中心（CDC）的数据显示，虽然首次生育的平均年龄并未从 23 岁左右开始增加，但约有 1/3 的受过大学教育和非生活贫困的女性在 30 岁及以上才首次生育[4]。国家教育统计中心的数据表明，女性接受高等教育的比例将会增加[5]。因此，我们可以预测，卵巢储备低下（diminished ovarian response，DOR）和 POR 的生育高龄（advanced reproductive age，ARA）的女性比例将会增加。一些 ARA 和 DOR 的女性可能会受益于自然周期方案。

二、IVF 的自然周期方案

传统的自然周期 IVF 不涉及使用任何外源性药物。自然周期中早发的 LH 峰和提前排卵的风险可能使许多中心使用该方案不切实际，因此，替代方案的创建有助于解决这些问题。我们将这些方案进行了总结见图 9-1（来自 Datta 2017 修改）[6]。该图描述了 IVF 的传统自然周期方案。自然周期 IVF 被定义为不加外源性药物的优势卵泡的自然选择。传统的自然周期可能会受到早发 LH 峰和周期取消的影响。由于周期需求和获卵数少，需要每周 7 天每天 24 小时（7/24）地高效运行实验室。

图 9-2 和图 9-3 总结了用于及时取卵和（或）预防 LH 峰的改良自然周期方案。图 9-2 展示了改良自然周期过程，即使用人绒毛膜促性腺激素（hCG）扳机以诱导卵母细胞成熟。改良自然周期使用 hCG 扳机使取卵时间更加灵活；然而，这个方案仍然存在提前排卵的风险。图 9-3 展示了添加 GnRH 拮抗药可以避免提前排卵；但由于需要行拮抗药反向添加疗法，因此大

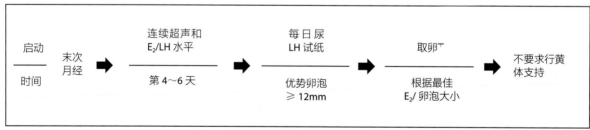

ﾃ. 如果有提前排卵的风险，请使用吲哚美辛；如果发生提前排卵，请在 24h 内行 OPU。E₂. 雌二醇；LH. 黄体生成素；OPU. 取卵

▲ 图 9-1　传统自然周期 IVF

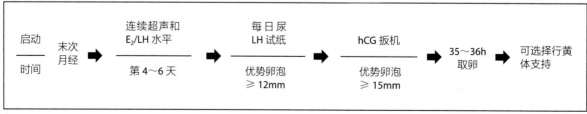

E₂. 雌二醇；LH. 黄体生成素；hCG. 人绒毛膜促性腺激素

▲ 图 9-2　使用 hCG 扳机的改良的自然周期 IVF

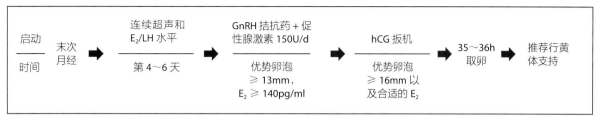

*LH. 黄体生成素；E₂. 雌二醇；hCG. 人绒毛膜促性腺激素；GnRH. 促性腺激素释放激素

▲ 图 9-3　使用 GnRH 拮抗药的改良自然周期 IVF

大增加了患者的费用。与传统的自然周期一样，由于获卵数少需要高效运行实验室。

三、自然周期 IVF 结局

在 IVF 早期，Edwards 报道，自然周期每个卵母细胞的持续妊娠率是 14.7%，每次胚胎移植持续妊娠率是 19%，这使得每 6.8 个胚胎有 1 次临床妊娠[7]。最近，一项随机对照研究表明，在自然周期 IVF 中，每胚胎移植的临床妊娠率为 14.9%，但 3 个周期后妊娠率并未提高[8]。2016 年，Sunkara 发现，需要行 4.8 个自然周期的鲜胚移植才能达到一个常规促排卵周期的妊娠率[9]。一项前瞻性队列研究分析了 844 个自然周期，经过 3 个改良自然周期后的持续妊娠率为 20.8%，取消率为 17.7%[10]。研究者认为因提前排卵而取消、未获卵和受精失败是经常发生的事件，在这种情况下患者应接受咨询。当患者取卵达 9 个周期时[11]，累积妊娠率接近 35.8%，但周期取消率却高达 47.8%；在 3 个周期后，观察到取消率急剧上升。

根据定义，POR 的女性对常规促排反应不佳，因此自然周期 IVF 被认为是一种更便宜、更有利于患者的辅助生殖助孕方案。一项随机对照研究比较了在 POR 女性中，采用自然周期与微刺激方案发现：每个周期的妊娠率没有显著差异（6.1% vs. 6.9%），其中 POR 定义为获卵数 ≤ 3 个或因没有卵泡而取消周期的患者。然而，自然周期的植入率更高[7]。2009 年 Schimberni 的研究表明在 POR 女性中，其妊娠率类似，即每个周期的妊娠率为 9.8% 和每个移植胚胎周期的妊娠率为 16.7%，其 POR 的定义为年龄 ≤ 44 岁，既往因无卵泡发育或仅一个卵泡发育而取消周期的患者[12]。Elizur 报道在常规低反应人群的妊娠率为 9%，其低反应的定义为获卵数 ≤ 4 枚和（或）hCG 注射日 E₂ 水平 < 1000pg/ml[13]。Papaleo 发现在基础 FSH 升高 > 10mU/ml 和（或）AFC < 7 的低反应患者中，每个周期的妊娠率为 11.5%，每个移植胚胎周期的妊娠率为 20%[14]。

2011 年 ESHRE 制定了一个有关 POR 的诊断共识。诊断为卵巢低反应，必须满足以下 3 个条件中的 2 个：①高龄或存在卵巢反应不良的其他危险因素；②前次周期卵巢低反应；③卵巢储备下降[15]。当使用该定义时，结局似乎更差。Kedem 发现，根据 ESHRE 的低反应定义，在低反应的人群中，将改良自然周期与常规 IVF 进行了比较，发现活产率低于 1%，达到 ASRM 的无效标准[16]。Lainas 也发现改良自然周期（modified natural cycle，MNC）的活产率非常低，但是，当预期活产率较低时，MNC 可能对患者更有益且更具成本效益[17]。尽管 Polyzos 不认同博洛尼亚标准的低反应者采用自然周期，但指出 4 个周期后妊娠率接近 10%。有趣的是，Shaulov 发现在低反应的不同年龄患者显示出不同的临床妊娠率（clinical pregnancy rates，CPR）。在 1503 个 MNC 周期中，≥ 36 岁的患者中，卵巢正常反应的 CPR/ 每胚胎移植周期为 26.26%，而卵巢低反应的 CPR/ 每胚胎移植周期为 6.25%；但在 35 岁以下，正常反应的患者和低反应患者之间 CPR 没有差异[18]。

最后，最近的数据质疑促性腺激素剂量与非整倍体率和卵子的质量之间的关系。Baart 研究表明，与大剂量促排方案相比，温和刺激方案下每个患者的异常胚胎比例显著降低；她还指出，在常规促排卵周期中，嵌合体胚胎的占比有所增加，并假设这是由于大剂量促性腺激素导致有丝分裂错误发生率增加[19]。作者有趣地评论说，长效的 GnRH 激动药方案可以关闭早期卵泡募集的机制，而微刺激方案则可以维持这种机制。Sekhon 分析了 1122 个周期后发现：需要延长促排时间的患者，随着促性腺激素剂量的增加而非整倍体风险增加[20]。最后，Wu 分析了 1088 个周期，发现促性腺激素的总剂量和非整倍率无关[21]。Baker 研究发现，考虑到潜在的卵母细胞质量的影响，随着促性腺激素总剂量增加，妊娠率降低[22]。

用 Inge 的话来总结，不管促排反应如何，只需要 1 个卵母细胞 / 胚胎就可以活产。因此，目标仍然是找到并识别正常的卵母细胞 / 胚胎[7]。

四、患者人群特征

传统上，自然周期 IVF 被认为是 IVF 的最原始的方案；或者在卵巢低反应、DOR 或 ARA 患者中，与常规促排卵方案相比，其同样有效、经济且对患者更有益。在不同患者群体中，随着收集更多有关该方案的数据，从使用该方案最受益的人群得到了清晰的认识。

对于那些希望避免使用药物刺激卵巢的患者，自然周期 IVF 可能是一个有吸引力的选择。对于那些反对产生过多胚胎的人来说，这也是一种选择。对于那些极有可能发生卵巢过度刺激综合征的患者，自然周期 IVF 可能也是最安全的选择。

关于卵巢低反应，Gordon 和 Ho 均认为自然周期最适合卵巢储备正常且卵巢反应正常的有排卵女性[23, 24]。Ho 进一步评论认为，在常规卵巢刺激失败后，自然周期可能是卵巢低反应患者更好的备选方案[24]。Datta 指出，对于卵巢低反应的女性进行常规促排卵的 IVF 周期似乎不优于自然周期 IVF[6]。Shaulov 明确在高龄 POR 女性中，改良的自然周期 IVF 显示出非常差的结局，但对于 ≤ 35 岁正常卵巢反应和卵巢低反应者以及 ≥ 36 岁的正常卵巢反应者，MNC-IVF 都是合适的选择[18]。Kadoch 推荐年轻的卵巢低反应患者使用自然周期作为一线治疗方案[25]；同时，Papathanasiou 认为卵巢低反应女性行自然周期的有效性没有足够的数据做出最终定论[26]，Lainas 反对将其用于 POR 女性[17]。

最后，卵巢低反应的女性可能具有较高的基础促卵泡生成素。本书各章将讨论基础 FSH 升高与 IVF 周期结局的关系。在这些情况下，其他方法（如黄体期温和刺激方案或长效 GnRH 激动药方案联合使用雌激素启动和温和刺激方案）可能会有所帮助。

五、结论

自然周期 IVF 包含多种方法。对于那些希望避免使用药物刺激卵巢的患者、反对产生过多胚胎的患者以及卵巢过度刺激综合征高风险的患者，自然周期 IVF 可能是一种选择。与常规促排卵 IVF 相比，预期 POR 或 DOR 的女性也可能显示出某些益处，尤其是在月经周期规律且 36 岁以下女性。一些 ARA 的女性也可能受益。这些情况可能需要多个取卵周期。对于预期 POR 的女性，如 DOR 和 ARA，与其他的促排卵方案相比还需要更多数据来比较其方案的有效性。

参 考 文 献

[1] Steptoe PC, Edwards RG. Birth after the reimplantation of a human embryo. Lancet. 1978;2(8085):366.

[2] Nargund G, Fauser BC, Macklon NS, Ombelet W, Nygren K, Frydman R, Rotterdam ISMAAR Consensus Group on Terminology for Ovarian Stimulation for IVF. The ISMAAR proposal on terminology for ovarian stimulation for IVF. Hum Reprod. 2007;22(11):2801–4.

[3] Devine K, Mumford SL, Wu M, DeCherney AH, Hill MJ, Propst A. Diminished ovarian reserve in the United States assisted reproductive technology population: diagnostic trends among 181,536 cycles from the Society for Assisted Reproductive Technology Clinic Outcomes Reporting System. Fertil Steril. 2015;104(3):612–19.e3.

[4] Martinez GM, Daniels K, Febo–Vazquez I. Fertility of men and women aged 15–44 in the United States: National Survey of Family Growth, 2011–2015. Nat Health Stat Rep. 2018;113:1–17.

[5] https://nces.ed.gov/fastfacts/display.asp?id=372. Accessed 10/28/2018.

[6] Datta AK, Deval B, Campbell S, Nargund G. Chapter 8: which women are suitable for natural and modified

natural cycle IVF? In: Development of in vitro maturation for human oocytes. London: Springer International Publishing; 2017.

[7] Inge GB, Brinsden PR, Elder KT. Oocyte number per live birth in IVF: were Steptoe and Edwards less wasteful? Hum Reprod. 2005;20(3):588–92.

[8] Morgia F, Sbracia M, Schimberni M, Giallonardo A, Piscitelli C, Giannini P, Aragona C. A controlled trial of natural cycle versus microdose gonadotropin–releasing hormone analog flare cycles in poor responders undergoing in vitro fertilization. Fertil Steril. 2004;81(6):1542–7.

[9] Sunkara SK, LaMarca A, Polyzos NP, Seed PT, Khalaf Y. Live birth and perinatal outcomes following stimulated and unstimulated IVF: analysis of over two decades of a nationwide data. Hum Reprod. 2016;31(10):2261–7.

[10] Pelinck MJ, Vogel NE, Hoek A, Simons AH, Arts EG, Mochtar MH, Beemsterboer S, Hondelink MN, Heineman MJ. Cumulative pregnancy rates after three cycles of minimal stimulation IVF and results according to subfertility diagnosis: a multicentre cohort study. Hum Reprod. 2006;21(9):2375–83.

[11] Pelinck MJ, Vogel NE, Arts EG, Simons AH, Heineman MJ, Hock A. Cumulative pregnancy rates after a maximum of nine cycles of modified natural cycle IVF and analysis of patient drop–out: a cohort study. Hum Reprod. 2007;22(9):2463–70.

[12] Schimberni M, Morgia F, Colabianchi J, Giallonardo A, Piscitelli C, Giannini P, Montigiani M, Sbracia M. Natural–cycle in vitro fertilization in poor responder patients: a survey of 500 consecutive cycles. Fertil Steril. 2009;92(4):1297–301.

[13] Elizur SE, Aslan D, Shulman A, Weisz B, Bider D, Dor J. Modified natural cycle using GnRH antagonist can be an optional treatment in poor responders undergoing IVF. J Assist Reprod Genet. 2005;22(2):75–9.

[14] Papaleo E, De Santis L, Fusi F, Doldi N, Brigante C, Marelli G, Persico P, Cino I, Ferrari A. Natural cycle as first approach in aged patients with elevated follicle–stimulating hormone undergoing intracytoplasmic sperm injection: a pilot study. Gynecol Endocrinol. 2006;22(7):351–4.

[15] Ferraretti AP, La Marca A, Fauser BC, Tarlatzis B, Nargund G, Gianaroli L, ESHRE working group on Poor Ovarian Response Definition. ESHRE consensus on the definition of 'poor response' to ovarian stimulation for in vitro fertilization: the Bologna criteria. Hum Reprod. 2011;26(7):1616–24.

[16] Kedem A, Tsur A, Haas J, Yerushalmi GM, Hourvitz A, Machtinger R, Orvieto R. Is the modified natural in vitro fertilization cycle justified in patients with "genuine" poor response to controlled ovarian hyperstimulation? Fertil Steril. 2014;101(6):1624–8.

[17] Lainas TG, Sfontouris IA, Venetis CA, Lainas GT, Zorzovilis IZ, Tarlatzis BC, Kolibianakis EM. Live birth rates after modified natural cycle compared with high–dose FSH stimulation using GnRH antagonists in poor responders. Hum Reprod. 2015;30(10):2321–30.

[18] Shaulov T, Vélez MP, Buzaglo K, Phillips SJ, Kadoch IJ. Outcomes of 1503 cycles of modified natural cycle in vitro fertilization: a single–institution experience. J Assist Reprod Genet. 2015;32(7):1043–8.

[19] Baart EB, Martini E, Eijkemans MJ, Van Opstal D, Beckers NG, Verhoeff A, Macklon NS, Fauser BC. Milder ovarian stimulation for in–vitro fertilization reduces aneuploidy in the human preimplantation embryo: a randomized controlled trial. Hum Reprod. 2007;22(4):980–8.

[20] Sekhon L, Shaia K, Santistevan A, Cohn KH, Lee JA, Beim PY, Copperman AB. The cumulative dose of gonadotropins used for controlled ovarian stimulation does not influence the odds of embryonic aneuploidy in patients with normal ovarian response. J Assist Reprod Genet. 2017;34(6):749–58.

[21] Wu Q, Li H, Zhu Y, Jiang W, Lu J, Wei D, Yan J, Chen ZJ. Dosage of exogenous gonadotropins is not associated with blastocyst aneuploidy or live–birth rates in PGS cycles in Chinese women. Hum Reprod. 2018;33(10):1875–82.

[22] Baker VL, Brown MB, Luke B, Smith GW, Ireland JJ. Gonadotropin dose is negatively correlated with live birth rate: analysis of more than 650,000 assisted reproductive technology cycles. Fertil Steril. 2015;104(5):1145–52.

[23] Gordon JD, DiMattina M, Reh A, Botes A, Celia G, Payson M. Utilization and success rates of unstimulated in vitro fertilization in the United States: an analysis of the Society for Assisted Reproductive Technology database. Fertil Steril. 2013;100(2):

392–5.

[24] Ho JR, Paulson RJ. Modified natural cycle in in vitro fertilization. Fertil Steril. 2017;108(4):572–6.

[25] Kadoch IJ, Phillips SJ, Bissonnette F. Modified natural–cycle in vitro fertilization should be considered as the first approach in young poor responders. Fertil Steril. 2011;96(5):1066–8.

[26] Papathanasiou A, Searle BJ, King NM, Bhattacharya S. Trends in 'poor responder' research: lessons learned from RCTs in assisted conception. Hum Reprod Update. 2016;22(3):306–19.

第二篇

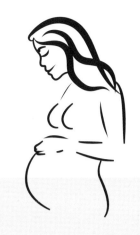

微刺激及温和刺激方案
Minimal and Mild Stimulation Protocols

第 10 章 国际辅助生殖温和方法学会（ISMAAR）：辅助生殖技术中温和刺激的定义及其基本原理

The International Society for Mild Approaches in Assisted Reproduction (ISMAAR) Definitions for Mild Stimulation and Their Rationale for Assisted Reproductive Technologies

Orhan Bukulmez　著

张文香　译

一、体外受精中卵巢刺激的早期担忧

1978 年，英国诞生了第 1 例试管婴儿。体外受精是在自然周期中通过采用腹腔镜取卵进行的 [1]。Edwards 和 Steptoe 医生领导的小组在自然周期中或在行人绝经期促性腺激素（human menopausal gonadotropin，HMG）刺激后给予人绒毛膜促性腺激素（human chorionic gonadotropin，hCG）注射，并研究了卵泡中收集的颗粒细胞产生的类固醇激素。他们报道了 HMG/hCG 后多卵泡发育不同步的担忧。实际上，从大小不同的卵泡中收集的颗粒细胞产生不同的孕酮和雌二醇。作者讨论了不同步的多卵泡发育对卵母细胞成熟的潜在不利影响 [2, 3]。

另一个英国的研究小组对 100 例卵巢刺激患者进行了促性腺激素治疗。由于取卵前孕激素升高，这些病例在一开始并未成功。美国的 Howard W. 和妻子 Georgeanna S. Jones 医生不顾 Bob Edwards 医生的警告，开始使用促性腺激素刺激卵巢。根据 Howard W. Jones 医生的回忆，"技巧在于促性腺激素普格纳（pergonal）的给药剂量比 Bob Edwards 医生的用量小……从月经周期第 4 天开始，每天给予 2 安瓿普格纳，持续到第 6 天或第 7 天……持续至提取卵母细胞之前……我们通常采集 2 个、3 个，甚至 4 个成熟的卵母细胞 [4]。"考虑到每瓶普格纳的剂量是 75U。Jones 夫妇没有首先使用绒毛膜促性腺激素触发排卵，而是根据自然周期推算出腹腔镜取卵应在绒毛膜促性腺激素触发后 36h 进行。他们使用绒毛膜促性腺激素作为黄体生成素的替代物。最终在 1981 年 12 月，这个小组诞生美国的第 1 例试管婴儿。在 1981 年，55 名妇女采用 HMG 进行刺激卵巢；其中 31 人进行了胚胎移植，并出生了 7 个足月健康活产儿 [4, 5]。

二、体外受精中控制性卵巢刺激方案

由于使用促性腺激素进行卵巢刺激后，该过程的效率似乎有所提高，因此在卵巢刺激药物和刺激方案方面有了非常迅速的创新。尽管这些方案是否值得用"控制性"这一术语存在很大争议，引入术语"控制性卵巢过度刺激"（controlled ovarian hyperstimulation，COH）和"控制性卵巢刺激"（controlled ovarian stimulation，COS）与 IVF 直接相关。刺激方案中使用的促性腺激素剂量在增加，其理由是更多的卵母细胞会导致更好的 IVF 结果。此后，对诸如卵巢过度刺激综合征，多枚胚胎移植导致的多胎妊娠，高水平的类固醇和子宫内膜容受性问题等并发症与各种产前并发症相关。此外，还有人担心使用如此高剂量方案进行体外受精的经济成本和精神负担。因而在一些国家实施了严格的胚胎移植政策来减少多胎妊娠。

（一）体外受精中常规控制性卵巢刺激方案的相关问题

有人担心，IVF 的 COS 方案可能与胚胎非整倍体率增加和 IVF 结果较差相关 [6, 7]。使用高剂量 FSH 导致的高雌二醇水平可能与减数分裂过程中染色体分离问题有关 [8]。在早期的一项前瞻性随机研究中，温和刺激和常规刺激的胚胎染色体异常率分别为 55% 和 73%。因此，即使在常规刺激下可以获得一些额外的卵母细胞，但温和刺激下获得整倍体胚胎可能性更高，从而大大降低了常规刺激下获取更多卵母细胞的重要性 [6]。

尽管在评价纺锤体形态时，低剂量 FSH 组和极高剂量 FSH 组之间没有差异。整倍体和非整倍体卵母细胞在 PolScope 下也显示出相当的减数分裂纺锤体可视化率。但通过荧光原位杂交评估极体和卵母细胞时，向体外成熟培养基中添加高浓度的 FSH 会增加第 1 次减数分裂分离错误，并增加体外成熟人卵母细胞的非整倍体数目 [9]。

一项在 38 岁以下女性中进行的随机对照研究比较了随机接受温和刺激拮抗药方案（每日重组卵泡刺激素 150U，从月经周期第 5 天开始）或常规 FSH 黄体期激动药方案（每日重组卵泡刺激素剂量 225U，从撤退性出血开始）的患者中，用荧光原位杂交（fluorescent in situ hybridization，FISH）对 10 条染色体进行的 8 细胞期卵裂球活检结果测试。在中期分析显示温和刺激体外受精的胚胎非整倍体率较低后，作者不得不提前终止研究。实际上，尽管常规刺激组获得的胚胎数目是温和刺激组的 2 倍，但常规刺激组的整倍体胚胎的数目并不高于温和刺激组。另外观察到常规刺激组嵌合体胚胎增加，研究者担心高剂量的 FSH 也可能导致有丝分裂分离错误[6]。

在另一项针对新的重组人卵泡刺激素制剂的随机剂量反应试验中显示，增加 FSH 刺激剂量与受精率降低和每回收卵母细胞的囊胚发育减少相关[10]。

常规的体外受精刺激方案可能会影响卵泡激素环境。一项对主导卵泡液样本的横断面研究显示，与从自然周期体外受精的女性收集的主导卵泡液样本相比，采用拮抗药方案的常规 HMG（月经周期第 3~5 天开始，每天 150~300U）刺激导致 AMH、睾酮、雄烯二酮、脱氢表雄酮、雌二醇和黄体生成素水平较低。两种治疗方案均由 hCG 触发排卵（常规刺激 hCG 10 000U 触发排卵，自然周期＞18mm 卵泡 hCG 5000U 触发排卵）[11]。最近，同样的研究人员再次研究了从接受自然周期体外受精或使用 HMG 和 GnRH 拮抗药的常规刺激体外受精患者的第一个优势卵泡中收集的卵泡液样本。与体外受精的自然周期组相比，常规刺激组卵泡液中 CD45+ 白细胞较多，CD8+ 细胞毒性 T 细胞较少。与自然周期 IVF 相比，IL-8 和血管内皮生长因子（vascular endothelial growth factor，VEGF）水平也存在差异，常规刺激 IVF 组 IL-8 水平较低，血管内皮生长因子（VEGF）水平较高[12]。因此，促性腺激素的使用本身与细胞内变化有关。

（二）高龄和（或）预期卵巢低反应妇女促性腺激素剂量和体外受精结局的临床资料

增加促性腺激素的剂量以提高高龄妇女的卵母细胞的产量可能并不合理。一项针对 30—39 岁女性的早期前瞻性双盲多中心研究对比了 150U 或 250U 重组 FSH 制剂用于体外受精 COS 的固定每日剂量。低剂量组和高剂量组之间收集的卵母细胞数量相当。在 30—33 岁的年轻女性中，高剂量方案导致的卵母细胞平均数比低剂量方案高（14.8 vs. 10.6）。但是，在 37—39 岁的高龄妇女中，高剂量和低剂量方案的平均卵母细胞数量相当（分别为 8.1 和 7.4 个）。无论使用何种 rec-FSH 剂量，女性年龄的增长都会导致卵母细胞产量下降。250U 组在给予 hCG 触发卵母细胞最终成熟当天的平均 FSH 浓度为 13U/L，而 150U 组仅为 9.3U/L。同样，较高的 FSH 水平不能提高卵母细胞产量。当评估次要结果时，很明显，150U 组和 250U 组的妊娠率相当。然而，在普通患者群体中，每天接受 150U 剂量刺激的患者，每个起始周期或每个胚胎移植周期的临床妊娠率略高于 250U 组。低剂量组的胚胎种植率似乎也更高，尽管这些差异都没有达到统计学意义。因此，增加重组 FSH 的日剂量并不能弥补与年龄相关的可回收卵母细胞的

第 10 章　国际辅助生殖温和方法学会（ISMAAR）：辅助生殖技术中温和刺激的定义及其基本原理

The International Society for Mild Approaches in Assisted Reproduction (ISMAAR) Definitions for Mild Stimulation and Their Rationale for Assisted Reproductive Technologies

减少 [13]。

最近的一项 Cochrane 综述分析了基于卵巢储备测试（AMH，基础 FSH，窦卵泡计数）的个性化促性腺激素剂量是否会影响 IVF 结局。作者纳入了 20 项此类临床试验，但由于异质性，Meta 分析受到限制。缺乏盲性也影响了证据的质量。作者得出结论，根据低、正常或高卵巢储备患者修改体外受精的 FSH 剂量不会影响活产率或持续妊娠率。因此，目前的证据不能证明增加低反应或正常反应患者 150U/d 的标准剂量是合理的 [14]。

多中心前瞻性队列研究和 2 项嵌入式随机对照试验评估了窦卵泡计数（antral follicle counts，AFC）< 11 的妇女的 IVF/ 卵胞浆内单精子注射（intracytoplasmic sperm injection，ICSI）结果，这些妇女随机接受每日 450U（AFC ≤ 7 的妇女）或 225U（AFC 8～10 的妇女）的个体化给药和每日 150U 的标准促性腺激素剂量。高剂量个体化剂量组和标准 150U/d 剂量组的体外受精 / 卵胞浆内单精子注射活产率相当，但高剂量组的成本要高得多。作者建议对所有接受体外受精的月经周期规律的女性，包括那些预测卵巢反应不良的女性，每天给了 150U 的促性腺激素 [15, 16]。此外，对于年龄 ≤ 39 岁的妇女，接受固定剂量的 150U/d 重组 FSH，在低反应者和正常反应者之间，hCG 触发当天的血清 FSH 水平没有差异。作者得出的结论是，POR 并不是由于触发当天的血清 FSH 水平低所致。因此，增加重组 FSH 的剂量至 150U/d 以上可能不足以改善 POR 妇女的预后 [17]。

三、国际辅助生殖温和方法学会 (ISMAAR)：温和刺激还是最小刺激

2004—2012 年在美国进行的一项自体周期大型国家注册研究表明，随着 FSH 剂量的增加，无论获得的卵母细胞数量如何，活产率都会下降。对于预后良好的患者也是如此。作者建议各中心避免使用高剂量的 FSH，但指出这项研究的结果不支持使用最小刺激或自然周期体外受精 [18]。有趣的是，这篇论文的第一作者早些时候评论说，由于其成本效益尚未建立，美国患者可能不接受温和刺激方案的体外受精 [19]。

然而，欧洲小组最近提出，根据最近的研究证据，人们将广泛接受温和刺激方法 [20]。这需要使用更温和的方法进行体外受精和选择性单胚胎移植。后来，一些协会和组织开始推广低成本、安全的体外受精刺激方案。国际辅助生殖温和方法协会（international society for mild approaches in assisted reproduction，ISMAAR）就是其中之一 [21]。

ISMAAR 定义温和刺激 IVF 为促性腺激素释放激素（gonadotropin–releasing hormone，GnRH）拮抗药联合治疗周期中以较低剂量和（或）较短持续时间给药 FSH 或 HMG，或单

独或与促性腺激素联合使用口服化合物、口服抗雌激素制剂或芳香酶抑制药以收集较少卵母细胞。

温和刺激 IVF 的定义可能有些含糊。温和刺激包括降低促性腺激素剂量和（或）持续时间的刺激方案，从而降低促性腺激素的累积剂量，并且旨在每个 IVF 周期发育 3～5 个卵泡。ISMAAR 规定每天 FSH 或 HMG 的最大剂量应为 150U 作为描述的阈值，以区分体外受精的常规控制性卵巢刺激方案。我们同意每日剂量阈值，但我们也认为，包括口服药物如枸橼酸氯米芬或芳香化酶抑制药来曲唑在内的每个治疗周期可能需要更少的累积 FSH 剂量。就像其他人建议的那样，我们将这些方法称为体外受精的最小刺激[22]。

（一）体外受精的自然周期方案

随着胚胎冷冻技术的进步和促性腺激素释放激素拮抗药的使用，对自然周期方案进行了重新审视和实施。在卵巢低反应（POR）和（或）卵巢储备减少（DOR）的患者中尤其接受自然周期方案。

在一项涉及年龄在 37—43 岁的 DOR 和高龄患者的小型研究中，采用 ICSI 的自然周期 IVF 产生的妊娠率与在历史对照中采用常规刺激获得的妊娠率相当[23]。在一项随机对照研究中，对于有 POR 史的妇女（59 例，114 个周期），自然周期 IVF 的种植率（14.9% vs. 5.5%）优于 GnRH 激动药微剂量短方案（70 例，101 个周期）。此外，接受自然周期 IVF 的患者和接受 GnRH 激动药微剂量短方案治疗的患者在每周期和每移植周期中妊娠率相当。特别是年龄≤35 岁的患者，自然周期 IVF 在妊娠率方面优于高龄患者[24]。一项小规模的患者内部研究表明，在有 IVF 常规刺激中 POR 病史的患者，自然周期的卵母细胞回收率和临床妊娠率更高[25]。考虑到与常规高剂量刺激方案相比，自然周期降低每周期成本、改善子宫内膜容受性和卵母细胞质量，以及以更低成本进行多个 IVF 周期，减少了 IVF 负面影响，自然周期方法特别适用于 DOR 和高龄患者。

（二）体外受精的温和刺激方案

关于温和刺激，一项前瞻性随机研究将 GnRH 激动药长方案与两种灵活启动的 GnRH 拮抗药方案进行了比较，一个方案在周期的第 2 天开始使用 rec-FSH，另一方案在周期的第 5 天开始。GnRH 拮抗药方案的每日 rec-FSH 剂量保持在 150U。尽管第 5 天开始 rec-FSH 组取卵之前周期取消率高，但总的来说，第 5 天开始组的胚胎质量更高。rec-FSH 第 5 天开始组中，当获卵数≤4 个时，其每取卵周期的移植率和妊娠率更高。这一组显示 rec-FSH 中位累积剂量最小，为 1200 U；使用 GnRH 激动药和 GnRH 拮抗药第 2 天 rec-FSH 开始的中位剂量分别为

1650U 和 1350U。所有治疗组显示每起始周期的妊娠率相当，表明体外受精中温和刺激方案与高剂量刺激方案一样有效。这可能与较低剂量的 FSH 能提高卵母细胞和胚胎质量有关[26]。

有随机试验表明至少在正常反应到高反应患者中通过温和的刺激方法获得高质量的胚胎或囊胚的比率相当或有更高的趋势[26, 27]。

就选择性单胚胎移植而言，在 38 岁以下的女性中，温和刺激在月经周期第 5 天开始 150U/d 的 rec-FSH 和晚卵泡期 GnRH 拮抗药联合治疗，据报道，每次单胚胎移植的持续妊娠率为 28%[28]。

美国生殖医学会最近建议："对于那些被归类为低反应并正在进行 IVF 的患者，我们应该强烈建议温和的卵巢刺激方案……"。温和刺激与传统刺激方案相比成本低且妊娠率相当，因而 ASRM 的这个实践委员会提出了上述建议[29]。最后的建议也可能会受到挑战，因为结合本书中所讨论的联合完全冷冻胚胎移植可以优化此方案结局。

四、结论

提高卵母细胞产量的卵巢刺激始于 20 世纪 80 年代初，尽管最初是从低剂量的促性腺激素开始的。但在很短的时间内，控制性卵巢刺激方案发展到每天大剂量的 FSH。不久，关于使用大剂量 FSH 的许多担忧迫使我们重新考虑促性腺激素的剂量以确保最佳结果。通过使用传统的高剂量 COS 方案来提高 DOR 和高龄患者的卵母细胞产量并没有提高 IVF 结局。自从 ISMAAR 提出温和刺激的定义，许多研究支持它们的使用。特别对于 DOR 和（或）高龄患者，即具有预测的 POR 的女性中。自然周期 IVF 成为 DOR 人群一个可行的方法，温和的和最小的刺激方法也开始被辅助生殖技术机构接受。

参 考 文 献

[1] Steptoe PC, Edwards RG. Birth after the reimplantation of a human embryo. Lancet. 1978;2(8085):366.

[2] Fowler RE, Edwards RG, Walters DE, Chan ST, Steptoe PC. Steroidogenesis in preovulatory follicles of patients given human menopausal and chorionic gonadotrophins as judged by the radioimmunoassay of steroids in follicular fluid. J Endocrinol. 1978;77(2):161–9.

[3] Fowler RE, Fox NL, Edwards RG, Walters DE, Steptoe PC. Steroidogenesis by cultured granulosa cells aspirated from human follicles using pregnenolone and androgens as precursors. J Endocrinol. 1978;77(2): 171–83.

[4] Jones HW Jr. In vitro fertilization comes to America. Memoir of a medical breakthrough. Williamsburg: Jamestown Bookworks; 2014. p. 234.

[5] Jones HW Jr, Jones GS, Andrews MC, Acosta A, Bundren C, Garcia J, et al. The program for in vitro fertilization at Norfolk. Fertil Steril. 1982;38(1):14–21.

[6] Baart EB, Martini E, Eijkemans MJ, Van Opstal D, Beckers NG, Verhoeff A, et al. Milder ovarian stimulation for in-vitro fertilization reduces aneuploidy in the human preimplantation embryo: a randomized controlled trial. Hum Reprod. 2007;22(4):980–8.

[7] Kovacs P, Sajgo A, Kaali SG, Pal L. Detrimental effects of high-dose gonadotropin on outcome of IVF: making a case for gentle ovarian stimulation strategies. Reprod Sci. 2012;19(7):718–24.

[8] Edwards RG. IVF, IVM, natural cycle IVF, minimal stimulation IVF – time for a rethink. Reprod Biomed Online. 2007;15(1):106–19.

[9] Xu YW, Peng YT, Wang B, Zeng YH, Zhuang GL, Zhou CQ. High follicle-stimulating hormone increases aneuploidy in human oocytes matured in vitro. Fertil Steril. 2011;95(1):99–104.

[10] Arce JC, Andersen AN, Fernandez-Sanchez M, Visnova H, Bosch E, Garcia-Velasco JA, et al. Ovarian response to recombinant human follicle-stimulating hormone: a randomized, antiMüllerian hormone-stratified, dose-response trial in women undergoing in vitro fertilization/intracytoplasmic sperm injection. Fertil Steril. 2014;102(6): 1633–40 e5.

[11] von Wolff M, Kollmann Z, Fluck CE, Stute P, Marti U, Weiss B, et al. Gonadotrophin stimulation for in vitro fertilization significantly alters the hormone milieu in follicular fluid: a comparative study between natural cycle IVF and conventional IVF. Hum Reprod. 2014;29(5):1049–57.

[12] Kollmann Z, Schneider S, Fux M, Bersinger NA, von Wolff M. Gonadotrophin stimulation in IVF alters the immune cell profile in follicular fluid and the cytokine concentrations in follicular fluid and serum. Hum Reprod. 2017;32(4):820–31.

[13] Out HJ, Braat DD, Lintsen BM, Gurgan T, Bukulmez O, Gokmen O, et al. Increasing the daily dose of recombinant follicle stimulating hormone (Puregon) does not compensate for the age-related decline in retrievable oocytes after ovarian stimulation. Hum Reprod. 2000;15(1):29–35.

[14] Lensen SF, Wilkinson J, Leijdekkers JA, La Marca A, Mol BWJ, Marjoribanks J, et al. Individualised gonadotropin dose selection using markers of ovarian reserve for women undergoing in vitro fertilisation plus intracytoplasmic sperm injection (IVF/ICSI). Cochrane Database Syst Rev. 2018;(2):CD012693.

[15] van Tilborg TC, Oudshoorn SC, Eijkemans MJC, Mochtar MH, van Golde RJT, Hoek A, et al. Individualized FSH dosing based on ovarian reserve testing in women starting IVF/ICSI: a multicentre trial and cost-effectiveness analysis. Hum Reprod. 2017;32(12):2485–95.

[16] van Tilborg TC, Torrance HL, Oudshoorn SC, Eijkemans MJC, Koks CAM, Verhoeve HR, et al. Individualized versus standard FSH dosing in women starting IVF/ICSI: an RCT. Part 1: the predicted poor responder. Hum Reprod. 2017;32(12):2496–505.

[17] Oudshoorn SC, van Tilborg TC, Hamdine O, Torrance HL, Eijkemans MJC, Lentjes E, et al. Ovarian response to controlled ovarian hyperstimulation: what does serum FSH say? Hum Reprod. 2017;32(8): 1701–9.

[18] Baker VL, Brown MB, Luke B, Smith GW, Ireland JJ. Gonadotropin dose is negatively correlated with live birth rate: analysis of more than 650,000 assisted reproductive technology cycles Fertil Steril. 2015;104(5):1145–52 e1–5.

[19] Baker VL. Mild ovarian stimulation for in vitro fertilization: one perspective from the USA. J Assist Reprod Genet. 2013;30(2):197–202.

[20] Nargund G, Datta AK, Fauser B. Mild stimulation for in vitro fertilization. Fertil Steril. 2017;108(4): 558–67.

[21] Nargund G, Fauser BC, Macklon NS, Ombelet W, Nygren K, Frydman R, et al. The ISMAAR proposal on terminology for ovarian stimulation for IVF. Hum Reprod. 2007;22(11):2801–4.

[22] Teramoto S, Kato O. Minimal ovarian stimulation with clomiphene citrate: a large-scale retrospective study. Reprod Biomed Online. 2007;15(2):134–48.

[23] Papaleo E, De Santis L, Fusi F, Doldi N, Brigante C, Marelli G, et al. Natural cycle as first approach in aged patients with elevated follicle-stimulating hormone undergoing intracytoplasmic sperm injection: a pilot study. Gynecol Endocrinol. 2006;22(7):351–4.

[24] Morgia F, Sbracia M, Schimberni M, Giallonardo A, Piscitelli C, Giannini P, et al. A controlled trial of natural cycle versus microdose gonadotropin-

第 10 章　国际辅助生殖温和方法学会（ISMAAR）：辅助生殖技术中温和刺激的定义及其基本原理

The International Society for Mild Approaches in Assisted Reproduction (ISMAAR) Definitions for Mild Stimulation and Their Rationale for Assisted Reproductive Technologies

releasing hormone analog flare cycles in poor responders undergoing in vitro fertilization. Fertil Steril. 2004;81(6):1542–7.

[25] Bassil S, Godin PA, Donnez J. Outcome of in-vitro fertilization through natural cycles in poor responders. Hum Reprod. 1999;14(5):1262–5.

[26] Hohmann FP, Macklon NS, Fauser BC. A randomized comparison of two ovarian stimulation protocols with gonadotropin-releasing hormone (GnRH) antagonist cotreatment for in vitro fertilization commencing recombinant follicle-stimulating hormone on cycle day 2 or 5 with the standard long GnRH agonist protocol. J Clin Endocrinol Metab. 2003;88(1): 166–73.

[27] Casano S, Guidetti D, Patriarca A, Pittatore G, Gennarelli G, Revelli A. MILD ovarian stimulation with GnRH-antagonist vs. long protocol with low dose FSH for non-PCO high responders undergoing IVF: a prospective, randomized study including thawing cycles. J Assist Reprod Genet. 2012;29(12):1343–51.

[28] Verberg MF, Eijkemans MJ, Macklon NS, Heijnen EM, Fauser BC, Broekmans FJ. Predictors of ongoing pregnancy after single-embryo transfer following mild ovarian stimulation for IVF. Fertil Steril. 2008;89(5):1159–65.

[29] Practice Committee of the American Society for Reproductive Medicine. Electronic address, ASRM@asrm.org. Comparison of pregnancy rates for poor responders using IVF with mild ovarian stimulation versus conventional IVF: a guideline. Fertil Steril. 2018;109(6):993–9.

第 11 章 卵巢储备减少和（或）高龄生育女性辅助生殖技术的微刺激和温和刺激方案的研究进展

Current Outlook of Minimal and Mild Stimulation Protocols for Assisted Reproductive Technologies in Women with Diminished Ovarian Reserve and/or Advanced Reproductive Age

Orhan Bukulmez　著

贺小进　译

一、高龄和（或）卵巢储备减少女性温和卵巢刺激方法的相关研究

温和刺激方案和微刺激方案备受因卵巢储备功能下降（poor ovarian response，POR）而被预测为卵巢低反应（diminished ovarian reserve，DOR）和（或）生育高龄女性（advanced reproductive age，ARA）的青睐。一项 2017 年的综述纳入了 5 项比较传统的高剂量 FSH 方案和微刺激方案在卵巢反应不良患者中应用的随机研究[1]。其中一项研究是比较使用 FSH 500U/d 的拮抗药方案（n = 33）与来曲唑联合 FSH 150U/d 的微刺激方案（n = 31）。这项研究提示低剂量的 FSH 可以获得相似的临床妊娠率[2]。另一项研究通过随机方案为有一个或多个失败治疗周期史患者选择微刺激方案或高剂量方案。微刺激方案是月经周期第 2～6 日使用来曲唑 5mg/d+ 月经周期第 7 日开始使用 HMG 150U/d 的灵活拮抗药方案（n = 30），常规高剂量短方案（高提纯 HMG 300U/d）（n = 30）。这项研究显示，两组间临床妊娠率相似，同时获卵数和胚胎形成率无差异[3]。

此外有 3 项更大样本量的研究。在其中一项前瞻性随机研究中，作者给予 DOR 和 POR 患

者（年龄 18—42 岁）微刺激方案（月经周期第 3～7 日使用枸橼酸氯米芬 150mg/d，$n = 148$）或激动药短方案（重组 FSH 450U/d，$n = 156$）。两组间每治疗周期活产率（3% vs. 5%）和移植每胚胎活产率（9% vs. 9%）无统计学差异[4]。

　　另一项试验中，研究者将 ARA 患者（年龄 ≥ 35 岁）或 DOR 或 POR 史患者被随机分为温和刺激方案或激动药长方案，温和刺激方案组是在口服避孕药预处理后月经第 5 天以固定剂量 FSH 150U/d 启动，启动后第 6 天开始添加固定剂量拮抗药（$n = 195$）。研究者还设立了取消标准：若患者在第 7 天后 15mm 以上的优势卵泡数目少于 2 个则取消周期。另一组随机分为长效长方案组：HMG 450U/d（$n = 199$）。两组间临床妊娠率（15.3% vs. 15.5%）和持续妊娠率（12.8% vs. 13.6%）是相当的。由于没有关于剩余胚胎冷冻保存的数据，因此无法计算累积妊娠率[5]。

　　最后，年龄＜ 43 岁的 DOR 患者随机分为温和刺激组和长方案组，温和刺激组在月经第 2～6 天，每天给予 100mg 枸橼酸氯米芬，连用 5 天，月经第 5 天给予重组 FSH 150U 联合 LII（倍孕力）75U。于月经第 8 天开始给予 GnRH 拮抗药（$n = 309$）。GnRH 激动药长方案组，给予每天 HMG 300U 启动，每日最大剂量为 450U（$n = 331$）。研究结果提示温和刺激组的周期取消率显著高于长方案组（13% vs. 2.7%），长方案组 MII 获卵数显著多于温和刺激组，两组的优质胚胎数无明显差异，两组间每周期临床妊娠率（13.2% vs. 15.3%）和每移植周期持续妊娠率（17.8% vs. 16.8%）无统计差异[6]。

　　2016 年发表的一项 Meta 分析观察了 POR 女性使用枸橼酸氯米芬的温和刺激方案的有效性[7]，只纳入了 4 项研究，其中 2 项是由以上介绍的 Ragni 等和 Revelli 等开展的。另外 2 项研究是从 2004 年到 2011 年，早期的研究是半随机对照试验，因为方案中启动刺激都是在工作日进行的[8, 9]。在这两项研究中，枸橼酸氯米芬温和刺激方案的描述实际上包括高促性腺激素剂量。D'Amato 等的刺激方案中给予重组 FSH 300U，每日 2 次联合枸橼酸氯米芬 100mg/d，连续 5 天，Karimzadeh 等的方案是每日给予重组 FSH 或 HMG 在 225～300U+ 枸橼酸氯米芬 100mg/d，连续 5 天。因此，这个 Meta 分析与定义的温和刺激方案并没有相关性。此外，就活产率和临床妊娠率而言，作者也没有显示在方案中使用枸橼酸氯米芬与否会有差异[7]。

　　最近，美国生殖医学会（American Society for Reproductive Medicine，ASRM）就 POR 女性 IVF 过程中温和刺激方案与常规刺激方案的比较提出了一个实践共识[10]。从两篇报道中得出的结论是，对于 POR 女性，虽然不能估计活产率，但有证据表明，IVF 中当使用低剂量促性腺激素 (定义为 ≤ 150U/d) 的温和刺激方案与常规刺激方案相比较时，临床妊娠率没有实质性差异[5, 11]。同样有报道得出相同的结论，即对低反应患者 IVF 过程中，使用温和刺激方案与常规刺激方案进行比较时温和刺激方案中，使用口服促排卵药如枸橼酸氯米芬或来曲唑，两个方案之间的临床妊娠率亦没有明显差异[2, 3, 6, 12, 13]。然而，在一项试验中评估对于低反应患者在 IVF 中是建议或反对单独使用口服药物进行卵巢刺激，还是使用常规的 IVF 刺激方案依然证据不足[4]。但是该研究表明，仅用枸橼酸氯米芬进行温和卵巢刺激可能具有成本效益。

ASRM 的结论是，对于实施 IVF 的 POR 患者，由于较低的成本和相似的妊娠率，应强烈建议考虑给予温和卵巢刺激方案而不是常规 IVF 刺激方案[10]。

二、前瞻性随机对照试验的相关问题

IVF 领域显然比其他医学领域更注重结局。IVF 短期可接受的结局是临床妊娠率和持续妊娠率。这些结局在短时间内的前瞻性随机对照试验都可以获得。中期结局和预期结局包括活产率，这可能被认为在孕 24～40 周之间的任何活产。也许，更重要的是抱婴回家率和与 IVF 子女的一般发育情况结局。在文献中很少报道关于 POR 和 DOR 患者的个体化 IVF 方案的治疗结局。

另一点需要考虑的是如何定义 IVF 的成功。在欧洲和美国，政府机构强制建立 IVF 数据登记册，可以建立每周期妊娠率数据模式。这一比率通常用于营销，而忽略冻融胚胎移植对 IVF 治疗结局的影响。因此，每新鲜周期移植妊娠率并不能反映真实的结果。目前，这一模式正转向每个患者的妊娠率。这一定义使得 DOR 和（或）ARA 患者人群能更广泛地接受温和刺激方案。如果没有一个非常成功的胚胎冷冻计划，这些方案就不能合理地实施，因为，在微刺激或黄体期温和刺激方案中是不能进行新鲜胚胎移植的，这会在随后章节中解释。尽管我们生活在个体化医学和精准医学时代，针对患者的个体化方案相对于固定方案可能会取得更好的结果，但以上的回顾研究在方案实施过程中没有进行患者个体化方案。

一方面，在前瞻性随机对照试验的设计中，很难同时设定很多参数；另一方面，有研究认为 DOR 和 POR 患者具有很明显的群体异质性。我们及其他的研究者注意到，DOR 患者每个月经周期存在不同的基础 FSH、E_2 水平和窦卵泡计数。因此，在不同周期中的获卵数和胚胎数可能都会发生变化。对 DOR 和（或）ARA 或 POR 的女性，治疗周期的准备和选择合适的周期启动是治疗方案的重要方面。一些针对 DOR 患者的方案可能与低容受状态的子宫内膜有关。综合考虑这些因素，在 DOR 患者的管理中实现一致性很容易被认为是不可能的。因此，为每个此类患者制订个体化方案应该是规范而不是例外。

第 11 章　卵巢储备减少和（或）高龄生育女性辅助生殖技术的微刺激和温和刺激方案的研究进展

Current Outlook of Minimal and Mild Stimulation Protocols for Assisted Reproductive Technologies in Women with Diminished Ovarian Reserve and/or Advanced Reproductive Age

三、结论

对于 DOR 和（或）ARA 女性，较温和的卵巢刺激方案最终具有一定的可接受性。在后续关于 DOR 和（或）ARA 和预测 POR 的女性微刺激和温和刺激方案的章节中，我们将涵盖如何制定这些方案的内容。我们将进行微刺激或温和刺激方案刺激周期准备，内源性或外源性 LH 活性支持防止过早出现 LH 峰等。最重要的是，与其他研究一样，为了达到比前瞻性随机试验中报告的更高的妊娠率和活产率，如果没有一个出色的胚胎冷冻和成功的冻融胚胎移植方案，这些刺激方案就不能正确地实施，我们将在随后的章节中进一步讨论。

参 考 文 献

[1] Nargund G, Datta AK, Fauser B. Mild stimulation for in vitro fertilization. Fertil Steril. 2017;108(4):558–67.

[2] Bastu E, Buyru F, Ozsurmeli M, Demiral I, Dogan M, Yeh J. A randomized, single–blind, prospective trial comparing three different gonadotropin doses with or without addition of letrozole during ovulation stimulation in patients with poor ovarian response. Eur J Obstet Gynecol Reprod Biol. 2016;203:30–4.

[3] Mohsen IA, El Din RE. Minimal stimulation protocol using letrozole versus microdose flare up GnRH agonist protocol in women with poor ovarian response undergoing ICSI. Gynecol Endocrinol. 2013;29(2):105–8.

[4] Ragni G, Levi–Setti PE, Fadini R, Brigante C, Scarduelli C, Alagna F, et al. Clomiphene citrate versus high doses of gonadotropins for in vitro fertilisation in women with compromised ovarian reserve: a randomised controlled non–inferiority trial. Reprod Biol Endocrinol. 2012;10:114.

[5] Youssef MA, van Wely M, Al–Inany H, Madani T, Jahangiri N, Khodabakhshi S, et al. A mild ovarian stimulation strategy in women with poor ovarian reserve undergoing IVF: a multicenter randomized non–inferiority trial. Hum Reprod. 2017;32(1):112–8.

[6] Revelli A, Chiado A, Dalmasso P, Stabile V, Evangelista F, Basso G, et al. "Mild" vs. "long" protocol for controlled ovarian hyperstimulation in patients with expected poor ovarian responsiveness undergoing in vitro fertilization (IVF): a large prospective randomized trial. J Assist Reprod Genet. 2014;31(7):809–15.

[7] Song D, Shi Y, Zhong Y, Meng Q, Hou S, Li H. Efficiency of mild ovarian stimulation with clomiphene on poor ovarian responders during IVF\ICSI procedures: a meta–analysis. Eur J Obstet Gynecol Reprod Biol. 2016;204:36–43.

[8] D'Amato G, Caroppo E, Pasquadibisceglie A, Carone D, Vitti A, Vizziello GM. A novel protocol of ovulation induction with delayed gonadotropin–releasing hormone antagonist administration combined with high–dose recombinant follicle–stimulating hormone and clomiphene citrate for poor responders and women over 35 years. Fertil Steril. 2004;81(6):1572–7.

[9] Karimzadeh MA, Mashayekhy M, Mohammadian F, Moghaddam FM. Comparison of mild and microdose GnRH agonist flare protocols on IVF outcome in poor responders. Arch Gynecol Obstet. 2011;283(5):1159–64.

[10] Practice Committee of the American Society for Reproductive Medicine. Electronic address, ASRM@asrm.org. Comparison of pregnancy rates for poor responders using IVF with mild ovarian stimulation versus conventional IVF: a guideline. Fertil Steril. 2018;109(6):993–9.

[11] Klinkert ER, Broekmans FJ, Looman CW, Habbema

JD, te Velde ER. Expected poor responders on the basis of an antral follicle count do not benefit from a higher starting dose of gonadotrophins in IVF treatment: a randomized controlled trial. Hum Reprod. 2005;20(3):611–5.

[12] Goswami SK, Das T, Chattopadhyay R, Sawhney V, Kumar J, Chaudhury K, et al. A randomized single–blind controlled trial of letrozole as a low–cost IVF

protocol in women with poor ovarian response: a preliminary report. Hum Reprod. 2004;19(9):2031–5.

[13] Pilehvari S, Shahrokh Tehraninejad E, Hosseinrashidi B, Keikhah F, Haghollahi F, Aziminekoo E. Comparison pregnancy outcomes between minimal stimulation protocol and conventional GnRH antagonist protocols in poor ovarian responders. J Family Reprod Health. 2016;10(1):35–42.

第 12 章 卵巢储备减退和（或）高龄妇女辅助生殖技术的微刺激方案

Minimal Stimulation Protocol for Assisted Reproductive Technologies in Women with Diminished Ovarian Reserve and/or Advanced Reproductive Age

Orhan Bukulmez 著

李 文 蒋忠新 译

一、微刺激方案 IVF 的条件

为了对卵巢储备功能减退（diminished ovarian reserve，DOR）和（或）高龄生育（advanced reproductive age，ARA）的妇女实施微刺激 / 温和刺激体外受精（in vitro fertilization，IVF）促排方案，一支合适的专业队伍是不可或缺的。除医生外，了解这一过程的 IVF 实验室专业人员、护理、前台和财务咨询团队等都是有效且顺利施行微刺激 / 温和刺激 IVF 促排周期的重要组成要素。微刺激方案看似简单，但其需要比传统的 IVF 促排方案更频繁更密切地监测。这就需要医生对生殖内分泌有深刻了解，并由此做出决策。因此，生殖医生可能需要额外培训后才能在 DOR 和（或）ARA 的妇女中实施这一方案。在卵巢低反应（poor ovarian response，POR）或有 DOR 和 ARA 的妇女中，个性化用药是微 / 温和刺激方案的突出特点。即使是卵巢储备和年龄相匹配的患者，在其重复周期中都会表现出不同的反应性，因此，在这一过程中需要医生做出大量的针对性用药调整，而患者也应该对方案的频繁调整做好准备。

医生、护士和实验室人员应该明确，为了得到多个冷冻胚胎，一般对该类患者建议施行多个累积的促排卵周期。因此，生殖治疗团队中的每一个人都应该了解每个患者或夫妇的时间安排，并由此制订合理的诊疗计划。例如，为患者的一个特定周期提供了一份治疗时间表，用以说明每日用药的时间安排，团队应确保患者在周期启动后遵从生殖门诊的医嘱，促排开始 3 天后，进行基础超声检查和血清雌二醇（estradiol，E_2）、黄体生成素（luteinizing hormone，LH）和孕酮（progesterone，P）检测。患者用药宣教对于患者在晚间或需要时的正确用药也非常重要。例如，如何在需要时使用半剂量的促性腺激素释放激素（gonadotropin-releasing hormone，GnRH）拮抗药等。有时我们可能会给患者准备好 GnRH 拮抗药以备不时之需，因为一旦获得 E_2 和 LH 数据（常在清晨或下午早些时候），就可能需要给药，而非典型的夜间给药。

多周期微刺激方案中的密切监测，需要医生团队和实验室及护理人员在周末和节假日工作。因此，在此类日期应保证人员的合理配备。

胚胎实验室是重中之重。最重要的质控目标是进行环境控制，保证空气质量；掌握质控参数，密切观察受精率、胚胎发育率、妊娠率和生化妊娠率，以便进行快速干预。另外，胚胎学专家在以往培训中一般是同时处理 IVF 患者的多个卵子，因此，就卵母细胞的数量而言，胚胎学专家会希望获得更多的操作空间。在接下来的章节中讨论的方案通常只会获得 0～4 个不等的卵母细胞，某些患者甚至每次只能获取一个卵母细胞。因此，对于这类患者的卵母细胞和胚胎操作，胚胎学专家的心理预期和工作热情十分重要。一旦找到卵子，我们的团队都会将这些患者的每个卵母细胞都视为她们珍贵而唯一的卵母细胞。

微刺激 / 温和刺激方案需要为未来的冻融胚胎移植（frozen-thawed embryo transfer，FET）累积冷冻胚胎。冷冻胚胎移植和新鲜移植的结果可能完全不同。对 DOR 和（或）ARA 患者进行微刺激 / 温和刺激后，不能确保其子宫内膜的容受性是否适合移植。因此，对 DOR 和（或）ARA 患者实施这种刺激方案需要成熟的胚胎冷冻和 FET 方案。

二、周期预处理的注意事项

如前所述，我们认为的微刺激是，联合使用芳香化酶抑制剂或枸橼酸氯米芬等口服制剂，在周期第 5 天开始使用 150U 促性腺激素（gonadotropins，Gn），每隔 1 天给药一次。此外，所有其他相当于 150U/d Gn 的等量替代品都被认为是温和刺激。

即使是温和刺激，对 DOR 的患者也需要个性化处理。对于此类患者，我们的目的应该是在开始促排用药前尽可能保证卵泡发育的同步性。使用口服避孕药（oral contraceptive pill，OCP）进行周期预处理可能不是很合适，因其对 LH 的抑制可能较为深远，并且随着 OCP 时间延长，这种影响会更长久。众所周知，在常规 GnRH 拮抗药 IVF 方案中，OCP 预处理与较长的刺激持续时间和较高的 Gn 剂量需求相关[1, 2]。持续使用 OCP 超过 5 周会降低 AMH 水平，这反映了卵泡发育的停滞 [3]。同样，在存在下丘脑功能障碍的情况下，对枸橼酸氯米芬或芳香化酶抑制剂等 Gn 的反应性会减弱，微刺激方案的效果可能不会很好。

在促排周期前使用雌二醇（特别是在黄体期）对 POR 患者有益 [4-8]。卵巢储备功能减退及早期卵泡的不同步和卵泡期短伴过早排卵有关。黄体期应用雌二醇可降低周期间的卵泡刺激素（follicle-stimulating hormone，FSH）增加，进而使卵泡发育同步化。雌二醇还可以提高卵泡颗粒细胞对 FSH 的敏感性，从而降低下一周期启动时的 FSH 水平，避免过早和多卵泡选择，并确保在促排期间卵泡生长更慢、更同步 [9-11]。这让我们可以获得更具有受精潜能和发育潜能的卵母细胞。

因此，在启动微刺激前一周期的黄体期，我们给患者口服 4mg/d 的微粒化 17β- 雌二醇。Fanchin 等的研究表明，在 DOR 患者中很难严格地在周期的第 20 天开始使用雌二醇 [11]。尤其是 ≥ 40 岁的严重 DOR 和 ARA 患者，其卵泡期会很短，而黄体期也不如正常周期的那样长。因此，对于这类患者，我们在月经周期的第 10～11 天即开始监测血清孕酮。并根据此次检测结果来确定何时进行血清孕酮的下一次检查，直到血清孕酮刚好达到或超过 3ng/ml 时，给患者口服 4mg/d 的微粒化雌二醇。患者在下次月经期的第 1 天联系医生。然后，患者被安排进行基线超声检查，并且在患者的第一个微刺激周期内的基线超声检查当天，建议至少进行一次血液检查，以了解该患者对黄体期雌二醇干预的反应性。通常评估血清 E_2、LH 和 P 水平。一般来说，如果血清 E_2 在 150pg/ml 左右，卵泡发育的同步性是最有保证的。当 E_2 水平低于 100pg/ml 时，能会发生过早的卵泡选择和卵泡发育不同步。因此，为了规划下一个治疗周期，可以调整患者的口服雌二醇剂量，以在基础超声检查当天达到所需的血清 E_2 水平。患者血清 E_2 水平的变化可能是药物的批次改变，以及不同形式雌二醇的肝代谢程度不同所致，也可能与体重有关。因此黄体期对患者的个性化处理是微刺激方案准备中的基本要素。

一项来自日本的研究也对血清 E_2 和 FSH 水平之间的关系进行了类似观察 [12]。他们在自然周期中的观察发现，自然周期第 3 天的平均 FSH 水平为（10.5±2.1）U/L，而平均血清 E_2 水平为（69±14）pg/ml，当 E_2 水平高于 140pg/ml 时，平均 FSH 水平下降到 8U/L 以下，并在 LH 峰前进一步降低到 6U/L。而对于最终发育为优势卵泡的窦卵泡，其发育可能需要 8U/L 及以上的 FSH 水平，低于此水平时，其他生长卵泡可能发生凋亡或不再出现新的生长卵泡。这与我们的观察是相似的，即血清 E_2 水平维持在 150pg/ml 左右，窦卵泡生长的同步性通常可以得到保证。

黄体期雌二醇预处理时，LH 水平低于 2U/L 的情况非常罕见。口服雌二醇的患者在月经周期的第 2 天或第 3 天进行的基线检查中，其 LH 水平甚至可以高于 5U/L。这是因为缓慢升高的雌二醇会作用于下丘脑和垂体，有助于促进 LH 的合成和分泌 [13-17]。在周期开始时避免 LH 过低是必要的，其可以确保下丘脑对药物（如枸橼酸氯米芬或来曲唑）的反应性。

由于微刺激方案需要多个周期累积冷冻胚胎，因此，对于希望在取卵后立即开始下一个微刺激周期的妇女可在取卵后 3～4 天开始口服雌二醇，为下一个微刺激 IVF 周期做准备。

调整治疗周期启动时间的方法

在一些特殊情况下，患者在黄体期雌二醇预处理后启动治疗的时间需要推迟。有些患者可能因工作、家庭事件和旅行等占用了时间，但仍然希望不要推迟到下一个周期。又或者 IVF 实验室因 1～2 天的短期维护或实验室工作人员休假需要短期关闭实验室。此外，可能由于种种原因，一些中心更愿意在一个月的某几周内对 IVF 周期进行批量化处理。在这些情况下，可能需要延长雌激素预处理时间，对 OCP 没有禁忌的患者，雌二醇 – OCP – 雌二醇序贯给药可能是预后较好的选择。OCP 可同时抑制 FSH 和 LH 水平。与 OCP 使用超过 5 周的情况不同，短期（约 2 周）使用 OCP 不会完全阻止卵泡发育。但需要再次强调的是，即使短期使用 OCP，仍可以观察到不同个体对于 OCP 对 LH 抑制的敏感性和持续性是有差异的。因此，可以在月经来潮时停服雌二醇，并在同一天晚上开始每日口服 OCP。在每日口服 OCP 后，在微刺激周期即将启动时停用 OCP，并根据患者情况给予口服雌二醇。在 OCP– 雌二醇转换至少 4 天后，使用经阴道超声检查和 E_2、LH 检测确定患者基线情况，确保 LH 不低于 2U/L，E_2 水平约为 150pg/ml。如果窦卵泡计数和卵泡发育同步性满意，则停用雌二醇，并且尽早（停用雌二醇 3 天内）启动微刺激周期。

三、使用枸橼酸氯米芬启动微刺激

枸橼酸氯米芬（Clomiphene Citrate，CC）于 1967 年被美国食品和药物管理局批准，用于治疗女性排卵功能障碍[18]。氯米芬已成为一种应用非常广泛的生育药物，其适用证不仅限于慢性无排卵。该化合物是一种非甾体三苯乙烯二苯乙烯衍生物（图 12–1）。

氯米芬是一种选择性雌激素受体调节药（selective estrogen receptor modulator，SERM），对雌激素受体同时具有激动和拮抗作用。它是一种外消旋混合物，由 62% 的恩氯米芬（顺式）和 38% 的珠氯米芬（反式）组成，前者被认为是比珠氯米芬更有效的同分异构体，其半衰期（约 24h）比珠氯米芬短得多。虽然珠氯米芬的效力较低，但单次给药后可能需要数周才能从体内消除[19]，而珠氯米芬在累积周期的连续使用中不会产生临床上的不良影响[20-22]。

单独使用氯米芬诱导排卵可能会出现延迟排卵或卵泡未破裂黄素化。这与在下丘脑水平

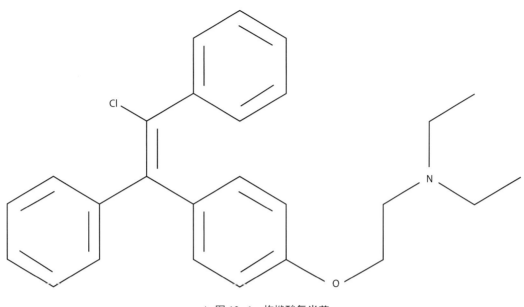

▲ 图 12-1　枸橼酸氯米芬
经创意公用授权条款许可转载

上持续存在的雌激素受体拮抗作用有关。这一问题可通过使用人绒毛膜促性腺激素（human chorionic gonadotropin，hCG）或 GnRH 激动药来触发排卵，诱导卵母细胞最终成熟来缓解。对于因多囊卵巢综合征（polycystic ovary syndrome，PCOS）而持续性无排卵妇女，如果不是如常规用药将连续用药时间限制在 5 天，而是每天都使用氯米芬作为促排用药。则会使下丘脑雌激素敏感性降低，可能导致 LH 波峰延迟，卵巢在内源性 FSH 作用下将有多卵泡的继续生长。

在一项研究中，以 100mg/d 剂量持续使用氯米芬 15 天，可致持续性的 LH 水平增加，LH 峰消失。随着 LH 水平的持续升高，一些卵泡可能会黄体化而无排卵。另外，连续以 100mg/d 使用氯米芬 5 天，LH 水平正常，随后也可出现 LH 峰[23]。这意味着，恩氯米芬诱导的适当 LH 峰的发生需要一定的停药期以代谢药物。实际上，这种氯米芬对 LH 的影响可以在 DOR 和（或）ARA 妇女的 IVF 微刺激方案中得到利用[24]。

与许多传统的 IVF 刺激方案相反，氯米芬的使用要求完整的下丘脑 – 垂体功能，而不需要依赖 GnRH 激动药或 GnRH 拮抗药对下丘脑的抑制性作用。因此，在传统刺激方案中，内源性 FSH 和 LH 的生理作用往往忽略不计，而依赖重组 FSH、高纯度的人绝经期促性腺激素（Human menopausal gonadotropins，HMG）和低剂量 hCG 支持 LH 活性，尤其是在重组 LH 还未上市的美国。因此，往往需要更高剂量的 Gn。在这方面，在微刺激方案中氯米芬的持续使用可以对卵泡产生更多生理性刺激，降低对商业性 Gn 产品的依赖性。在 Gn 的使用上，我们也更倾向使用高纯度的 HMG 交替给药，而非使用重组产品。

对 DOR 和（或）ARA 患者开展的微刺激方案中，可以用氯米芬以 100mg/d 启动，不同于在卵巢储备正常 / 高的妇女中使用微刺激方案治疗时的应用 50mg/d 低剂量给药。我们对 DOR 和（或）ARA 患者使用高剂量的理由是，氯米芬在正常 / 高卵巢储备患者与 DOR 和（或）ARA 患者中对 LH 影响有明显差异。一般来说，在正常或高卵巢储备的妇女中，刺激期间不能有升高的 LH 水平。然而，DOR 和（或）ARA 患者的情况正好相反，她们的 LH 一旦受到显著抑制，将产生负面影响。因此，对于反应性正常的患者，低 LH 水平会被很好地耐受，甚至可以获得更好的妊娠结局 [25, 26]。但对于预期 POR 的妇女，采用的许多传统的 IVF 刺激方案（如激动药短方案或微量激动药方案）就是为了防止 LH 的过度抑制；有些甚至给予适当的 LH 支持，以利于 DOR 和（或）ARA 的妇女治疗结局 [27-29]。

四、促性腺激素联合治疗

我们选择的 Gn 是高纯人绝经期促性腺激素（highly purified human menopausal gonadotropin，hp-HMG）。每瓶 hp-HMG 含有 75U 的 FSH 和 75U 的 LH，并添加一些 hCG 以支持 LH 活性。每瓶 hp-HMG（75U）中含有约 10U 的 hCG [30]。使用氯米芬 4 天后，于促排第 5 天开始注射 hp-HMG，隔天 1 次，直到卵母细胞最终成熟的扳机日。已有的经验表明，当应用 GnRH 拮抗药来防止 LH 峰过早出现时，适当给予 hCG 有利于确保提供足够的 LH 活性支持。即使使用半量的 GnRH 拮抗药，在某些患者中也能观察到明显的 LH 抑制，这可能导致 E_2 水平的升高受阻和卵泡生长的减慢。理论上，这些不利的影响可以通过添加 hp-HMG 而非重组 FSH 得到至少部分的消除。在传统的 IVF 促排方案中，人们也发现在重组 FSH 中加入 hCG 有助于获得高质量的胚胎 [31]。

五、预防过早黄素化

对于 DOR 和（或）ARA 的患者，保持内源性 LH 水平在最佳水平非常重要。下一节将更具体地讨论如何进行 LH 的控制。GnRH 拮抗药主要用于预防微刺激 IVF 周期中 LH 峰。GnRH 拮抗药可以迅速可逆地抑制 LH。而由于 LH 半衰期很短，仅数分钟，所以注射 GnRH 拮抗药后很快就能检测到 LH 水平的下降 [32]。因此，只要密切监测血清 LH 水平，GnRH 拮抗药可以在任何所需时间使用。IVF 促排方案中使用的一种拮抗药（醋酸加尼瑞克）的初始剂量确定试

第 12 章　卵巢储备减退和（或）高龄妇女辅助生殖技术的微刺激方案

Minimal Stimulation Protocol for Assisted Reproductive Technologies in Women with Diminished Ovarian Reserve and/or Advanced Reproductive Age

验表明，随着每日使用拮抗药的剂量增加，LH 被更强地抑制，胚胎植入率会更低。与其他高剂量方案（0.5mg、1mg、2mg）相比，从促排第 7 天开始以固定剂量 0.25mg/d 皮下注射可获得最佳的 IVF 结局 [33]。GnRH 拮抗药的更高剂量方案可能不利于 IVF 结局，GnRH 拮抗药有可能在颗粒细胞水平上对卵巢有直接影响 [34-36]。

综合上述信息，我们最早在促排的第 4 天开始监测 E_2 和 LH 水平，以评估何时需要使用 GnRH 拮抗药来防止过早的 LH 峰。枸橼酸氯米芬通常会在 DOR 和（或）ARA 患者中引起 LH 的一过性升高，但除非 LH 水平接近或高于 10U/L，而 E_2 水平接近或高于 200pg/ml，否则不需要使用 GnRH 拮抗药。当需要使用 GnRH 拮抗药时，通常以每日建议剂量的 1/2 为佳。由于 0.25mg 每瓶的醋酸西曲瑞克可以半剂量使用，而不会浪费，因此我们更喜欢醋酸西曲瑞克。在美国，醋酸加尼瑞克是以预填充固定针注射器销售的，因此，另一半未被使用的药物一定会被浪费，而这将增加患者治疗周期的成本。

六、扳机

当 E_2 水平达到或超过 250pg/ml，LH 水平维持在 10U/L 以下或 2U/L 以上，并根据需要适当给予半剂量的西曲瑞克后，需要密切监测 E_2 水平的变化，其反映了卵泡生长的变动。当卵泡平均直径在 16～20mm 时，并依据患者本身因素，参考近期行 IVF 促排周期的其他患者的情况，就可以考虑扳机了。但在严重 DOR 和 40 岁以上的 DOR 病例中，扳机后不久可能会发生自发性的卵泡早排。对此类患者，若优势卵泡的直径大于 18～19mm，可以考虑在扳机后一天使用非甾体抗炎药，具体将在另一章中讨论。

我们通常通过卵泡大小决定如何扳机，这一过程也需要对患者个性化处理。对于 ≥ 43 岁的 ARA 妇女，应选择其优势卵泡大小在 16～18mm 左右时进行扳机，以尽量减少颗粒细胞过早黄素化 [37]。当高龄患者的血清 FSH 过高，将导致年龄相关的颗粒细胞增殖异常。颗粒细胞黄素化可能是颗粒细胞增殖停滞、即将凋亡的反映。这种现象可能与因卵母细胞和胚胎质量差导致的妊娠率降低密切相关 [38]。尽管为了避免高水平的 FSH 而通常行微刺激方案，但如果发现内源性 FSH 过高，则应该考虑采用其他温和刺激的方法；如果观察到 E_2 快速升高，伴孕酮水平轻度升高，同时 LH 水平正常（＜ 10U/L），且没有其他生长卵泡小于 16mm，我们便可以考虑优势卵泡在 16～18mm 之间进行扳机。否则，我们仍然可以在优势卵泡在 19～20mm 时进行扳机。我们同时记录了该患者的卵母细胞获取数量及其相应的卵泡大小，为随后的微刺激周期中的扳机时间点做参考。

扳机药物可以考虑 GnRH 激动药和（或）hCG。通常在取卵后不久进行的黄体期温和刺激时，我们才考虑仅使用 GnRH 激动药进行扳机，即皮下注射 2mg 醋酸亮丙瑞林。这是为了避免以 10 000U 的 hCG 给药扳机时持续性的高 hCG 水平（hCG > 10U/L）导致的生长卵泡过早黄素化。其他情况下，可单次皮下注射 10 000U 的 hCG 进行扳机。通常在扳机后 35～35.5h 安排取卵。典型的应用枸橼酸氯米芬的微刺激 IVF 方案如图 12-2 所示。

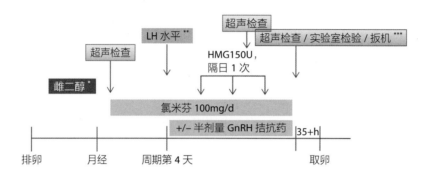

▲ 图 12-2　使用枸橼酸氯米芬的微刺激方案
引自 Reed B, Babayev SN, Bukulmez O. Semin Reprod Med 2015; 33(3): 169–78

七、取卵、受精和胚胎冷冻的注意事项

卵母细胞的数量决定了可移植的冷冻胚胎数，因此，取卵的具体方法非常重要。所有取卵过程均在全麻下进行，无须插管。对于 DOR 和（或）ARA 患者在微刺激 / 温和刺激方案中取卵的具体过程，我们将在另一节去讨论。简要地讲，我们使用 17G 单腔取卵针，连接采集管 / 取样管（K–OSN–1735–B–90–US，Cook Medical，Brisbane，Australia）。吸引器为 Rocket Craft R29655（Rocket Medical plc，Washington，Tyne & Wear，NE38 9BZ，England），将压力保持在 120mmHg 左右，不得超过 180mmHg。单腔针头也可用于冲洗卵泡，方法是使用针头通过取样管硅橡胶塞内的开口注入加热的无菌介质，用 10ml 注射器进行冲洗，且注意尽量减少导管内的空气。

关于卵泡冲洗已经争论了几十年。一项纳入了 5 项随机对照试验的系统回顾表明，在常规 IVF 患者中开展的关于取卵中卵泡冲洗与否，两组间的所获取卵母细胞数量、临床妊娠率和活

第 12 章　卵巢储备减退和（或）高龄妇女辅助生殖技术的微刺激方案

Minimal Stimulation Protocol for Assisted Reproductive Technologies in Women with Diminished Ovarian Reserve and/or Advanced Reproductive Age

产率（仅 1 项试验有报道）无明显差异。卵泡冲洗过程反而延长了取卵时间[39]。这项证据的质量被认为是中等的，其结果显示每个作者都稍有不精确之处。而 Cochrane 最近的另一篇涉及了 10 项常规 IVF 人群研究的综述也报道了的类似结果[40]。一项仅纳入微刺激的 IVF 周期的 POR 妇女的研究表明，单用卵泡抽吸，卵母细胞的获卵率可达 46.8%，而结合卵泡冲洗，这一比率可提高到 84.6%。这项研究甚至表明，使用卵泡冲洗法取出的卵母细胞相对于那些前次尝试了仅取卵而不冲洗卵泡取出的卵母细胞，其形态和着床率都要更好[41]。对于 DOR 和（或）ARA 患者行微刺激 / 温和刺激和自然周期的患者，由于其卵泡通常数量有限，在取卵中应该常规卵泡冲洗。

在接下来的章节中会详细讨论卵母细胞的受精方法，即传统受精方法（conventional insemination）与胞浆内单精子注射（intracytoplasmic sperm injection，ICSI）的选择，应当被慎重考虑。尽管大多数 ART 周期有史以来地使用 ICSI 的趋势，但由于这两种受精方法之间存在许多生理差异，应该对大多数患有 DOR 和（或）ARA 的妇女考虑使用常规 IVF 方法[42]。

那么，选择哪个阶段的胚胎进行冻存呢？多个微刺激周期中的各类因素及其预后共同决定了这一问题的答案（无论是否需要植入前非整倍体检测）。对患有 DOR 的妇女采用的微刺激方案需要在第 3 天或第 5～6 天累积适合其阶段的适当等级的冷冻胚胎，以便在其未来的冻融胚胎移植（FET）周期中最大可能地成功。冷冻胚胎移植前准备也不可掉以轻心。在月经周期规律的患者中，可以考虑使用自然周期方案，特别是如果她们对口服或经皮雌二醇制剂反应性不稳定或依从性不佳，具体我们将在另一章中对此进行回顾。

八、用于微刺激的芳香化酶抑制剂

来曲唑是一种口服芳香化酶抑制剂，可以在卵泡颗粒细胞中抑制雄激素向雌激素的转化。在大脑中也表现出同样的作用，即与枸橼酸氯米芬类似，通过某种中枢机制增加 Gn 的释放。与氯米芬不同，来曲唑的半衰期比氯米芬短（约 45h），且不会消耗雌激素受体。其在提高 FSH 敏感性的同时，也可能通过增加卵巢内雄激素而促进早期卵泡生长[43]。

但来曲唑用于促排卵和控制性卵巢刺激有一定的副作用。据报道，使用来曲唑或来曲唑联合 Gn 而受孕的婴儿，发生运动障碍和心脏缺陷的风险增加[44]。尽管各种规模更大、设计更好的研究并没有证实这一发现，但来曲唑在促排卵或其他卵巢刺激方案中的应用仍然没有被纳入适应证。最近，在一项对来曲唑用于 PCOS 女性促排卵的研究中，美国妇产科学院认为相对于氯米芬，来曲唑应该作为促排卵的一线疗法。因其与氯米芬相比活产率增加，同时也考虑了来曲唑的最新安全性数据[45]。

芳香化酶抑制剂（如来曲唑）已被用于一些常规的 IVF 促排方案，以提高预期 POR 妇女的周期结局。这些研究包括在促排开始 5 天期间连续使用来曲唑，并联用高剂量 Gn 方案。这些研究表明，与未使用来曲唑或微量 GnRH 激动药的短方案相比，来曲唑联用 Gn 有更多益处[46, 47]。Cochrane 最近的一项研究分析了来曲唑或氯米芬伴或不伴 Gn 联用对 IVF 结局的影响。其中大多数受试是反应差的患者，实际上许多研究都应用了来曲唑在这一患者群体中的联合治疗。在一般的 IVF 患者群体中，来曲唑 / 氯米芬伴或不伴 Gn 联用，与 Gn 联用 GnRH 类似物相比，活产率或临床妊娠率没有显著变化。不过，这些口服药物的添加与卵巢过度刺激综合征（ovarian hyperstimulation syndrome，OHSS）的风险降低有关。在低反应者中，上述两组的活产和临床妊娠率的结论没有改变。有中等质量的证据表明，与氯米芬 / 来曲唑联合使用可以降低 Gn 的平均剂量。然而，无论在普通 IVF 人群还是 POR 妇女中，它们与 Gn 联用可能与周期取消率的增加和获卵数减少有关[48]。

如果需要新鲜胚胎移植，来曲唑在传统促排方案中以剂量为 2.5～5mg/d 使用时不应超过 5 天。众所周知，当来曲唑的剂量增加到 7.5mg/d 以上时，可能会导致子宫内膜内膜变薄，这一点与氯米芬相似[45, 49]。同时，对于不明原因不孕患者行人工授精时，使用来曲唑的临床妊娠率和活产率低于单用 Gn 或氯米芬，而来曲唑和氯米芬的多胎妊娠率差别不大[50]。该文作者认为其原因在于，来曲唑与氯米芬对不明原因不孕患者的子宫内膜、卵巢和中枢神经系统的影响不同。

来曲唑在微刺激方案中的使用与氯米芬类似，在刺激的第 5 天开始每天 2.5～5mg，每隔 1 天添加 150U 的 HMG。在控制性促排周期中，每天使用来曲唑直到扳机日并不是一个新的方法，以往在接受胚胎或卵母细胞冻存周期的雌激素受体阳性乳腺癌患者中已有应用[51]。输卵管因素不孕患者常接受无来曲唑的 IVF 促排，与之相比，使用来曲唑 5mg/d 联合 Gn 150～300U/d 可使患者 E_2 峰值水平明显降低，Gn 需求量减少，同时受精率和胚胎发育率没有明显差别。但这一结果的前提是，来曲唑方案中的优势卵泡大小应在 ≥ 20mm 时进行扳机，不能在卵泡大小 ≥ 17～18mm 时扳机[52]。来曲唑处理周期中卵泡直径阈值增加的原因是卵母细胞成熟率的降低。即使是增大后的阈值（ ≥ 20mm），来曲唑的使用也会导致卵母细胞成熟受损。甚至有报道发现，与以年龄配对的不孕对照组相比，来曲唑联合治疗乳腺癌组的受精率降低，Gn 用量增加[53, 54]。一项来自意大利的多中心回顾性队列研究比较了雌激素受体阳性和雌激素受体阴性的乳腺癌患者卵母细胞冷冻保存结果。结果显示，接受来曲唑与 Gn 联合治疗的雌激素受体阳性的肿瘤患者，与仅用 Gn 治疗的雌激素受体阴性组相比，其平均获取卵母细胞数显著减少。来曲唑联合治疗组与仅用 Gn 治疗的患者相比，若达到相同数量的卵泡发育，其 Gn 需求较少，但雌二醇峰值水平较低。作者认为是否对雌激素受体阳性的乳腺癌患者使用来曲唑联合治疗这一问题，还需要进一步的科学证据，因为使用来曲唑联合治疗后，患者成熟卵母细胞的量可能减少 40%[55]。在上述回顾性研究中，也可能存在一些偏倚，并且与不孕患者相比，其对促排的反应性也可能因患者不同的雌激素受体的状态和乳腺癌存在与否而不同[56]。

在温和刺激中，大多数研究对来曲唑的使用方案为经典的 5 天疗法，并每日使用 150U 剂量的 Gn。一项关于 5 天疗法温和刺激方案的回顾性研究比较了来曲唑及氯米芬间的疗效差异，实验设计为一组使用来曲唑 5mg/d，口服药物第 3 天起始联合 HMG 75～150U/d，另一组使用氯米芬 25mg/d，与 HMG 同法联合用药[57]。该研究采用口服避孕药进行预处理，纳入 DOR 患者而排除卵巢储备较高的患者。当卵泡直径≥ 17mm 时，使用 hCG 10 000U 进行扳机，34h 后取卵。对 12mm 及以上卵泡进行穿刺取卵，其中 14mm 及以上卵泡进行多次冲洗。来曲唑组的 E_2 峰值平均水平（516ng/ml）显著低于氯米芬组（797ng/ml）。氯米芬组成熟卵母细胞明显增多（3.3/2.4 个）。两组患者均在取卵后第 3 天进行胚胎移植。氯米芬组平均胚胎移植数高于来曲唑组（2.5/1.5 个）。两组间子宫内膜厚度相似。来曲唑组（17.7%）和氯米芬组（21.4%）的每次胚胎移植活产率也相似。因此，来曲唑和氯米芬联合治疗进行新鲜移植时似乎有相似的活产结局。值得注意的是，来曲唑组的未成熟卵母细胞数量较多[57]。

来曲唑的使用导致 E_2 监测不太可靠，极少数时候可能会由于较低的 E_2 水平导致的无 LH 峰，另一些时候还可能需要应用低剂量的 GnRH 拮抗药。然而，连续使用来曲唑可能比氯米芬的 LH-flare 效应更少，使其可能对某些 DOR 和（或）ARA 患者作用有限。因此，我们倾向于将氯米芬应用于 DOR 和（或）ARA 患者的微刺激方案周期。而来曲唑则用于氯米芬禁忌的妇女，如某些可能由氯米芬引起自身免疫或炎症状态激活，及雌激素受体阳性乳腺癌病史的妇女。对于使用氯米芬而非来曲唑进行微刺激没有获得满意预后的患者，我们推荐其他微刺激替代方案，如黄体期微刺激方案。来曲唑方案中经常发现薄型或非三线的子宫内膜，因此我们建议采用全胚冷冻策略。

九、微刺激方案与常规大剂量 FSH 方案用于 DOR 患者的成本比较

上文详细介绍了典型的微刺激方案。如果我们尝试常规大剂量 FSH 治疗，我们选择的方案是图 12-3 所示的 E_2 启动 GnRH 拮抗药方案，在第 8 章"卵巢低储备和卵巢低反应患者常规控制性卵巢刺激方案"中也有提及。这个方案使用剂量≥ 300U/d 的重组 Gn，并联合 150U 的 hp-HMG 或更高剂量的 GnRH 进行启动。

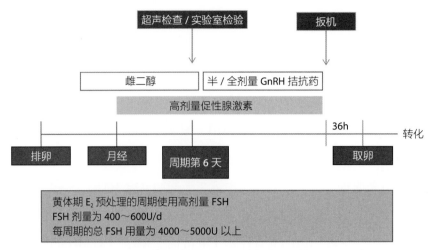

▲ 图 12-3　雌二醇预处理的 GnRH 拮抗药的高剂量 FSH 方案

许多人认为，累积冷冻胚胎的微刺激方案具有比大剂量 FSH 方案（以新鲜胚胎移植为主）治疗时间更长的缺点，而且认为多个累积周期会导致成本增高，冷冻 – 解冻胚胎移植则造成额外的成本。因此我们计算了 1 个常规高剂量刺激 IVF 周期加新鲜胚胎移植的成本，以及 3 个微刺激 IVF 周期加 1 个冻融胚胎移植（frozen–thawed embryo transfer，FET）周期的综合成本。我们这里计算的是自费患者的治疗周期费用和 2018 年 7 月为准的生殖类药物费用。其他患者或在其他国家，特别是对于在有医疗保险的患者，这些费用可能要更低。成本计算总结见表 12-1。

微刺激 IVF：10 天疗程的纯化 HMG 微刺激，加 hCG 扳机的成本如下。

• 药品费用：30 + 509.94 + 263.98 + 99.9 = 903.82 美元。

• 每周期费用，包括取卵麻醉：3800 美元（麻醉 600 美元）。

• 微刺激 IVF 每周期总成本：4703.82 美元。

• 高剂量 FSH 方案：300U/d 卵泡素 –α 或卵泡素 –β，10 天疗程的 150U/d 的纯化 HMG，5 天疗程的拮抗药，加 hCG 扳机的成本。

• 药品成本：1680 + 1699 + 649.35 + 99.9 = 4128.25 美元（若使用卵泡素 –β：计（2919 – 1680 = 1239 美元；变为 5367.25 美元）。

• IVF 伴 ICSI 伴胚胎移植和胚胎冷冻 = 9030 美元（麻醉计 600 美元）。

常规大剂量 FSH 刺激 IVF 的每周期总成本如下。

• 使用卵泡蛋白 –α 的情况下 = 13 158.25 美元。

• 使用卵泡素 –β 的情况下 = 14 397.25 美元。

3 个微刺激周期加 1 个冻融胚胎移植周期的总成本如下。

表 12-1 美国 2018 年 7 月部分生殖类药物的大致价格

药 物	价格（美元）
枸橼酸氯米芬 50mg，1 片装	1.5
纯化 HMG 75U 瓶	84.99
重组 FSH 300U 预充 卵泡素 –β	291.90
重组 FSH 300U 预充 卵泡素 –α	168.00
醋酸西曲瑞克 250μg	131.99
醋酸加尼瑞克 250μg 预装注射器	129.87
hCG 10 000U 瓶装	99.90
黄体酮油剂 50mg/ml 瓶装	49.90
微粉化雌二醇 2mg，30 片装	20.00

• （3 × 4703.82 美元）+ 2625 美元 = 16 736.46 美元。

总之，与一个周期的新鲜胚胎移植的大剂量 FSH 方案相比，连续 3 个微刺激 IVF 周期加一个冻融胚胎移植周期的成本可能高出 2000～3000 美元。成本差异的很大一部分源于每次取卵时使用全身麻醉 / 深度镇静的费用。某些流程也可能降低冷冻胚胎的周期收费。如局部麻醉和轻度镇静，可以降低上述成本。然而我们仍然认为，对于 POR、DOR 和（或）ARA 患者，微刺激 IVF 治疗的单次胚胎移植妊娠率更高，这可以抵消相比高剂量 FSH 刺激的成本差异。

十、结论

我们在本章中所讨论的微刺激方案是指每天应用 100mg 剂量的氯米芬，在 CC 给药的第 5 天开始每隔 1 天添加 hp-HMG 150U。在密切监测 E_2、LH 和 P 的情况下，才可使用半剂量的拮抗药，即醋酸西曲瑞克。在促排的前一周期的黄体期，口服 4mg/d 雌二醇以使卵泡同步发育。在某些患者中，来曲唑可代替氯米芬使用；但当患者对氯米芬的微刺激反应不好时，不建议用来曲唑替代氯米芬。应对每个患者的扳机时间和方式做出个性化决策。对患有 DOR 的妇女采用微刺激方案需要积累第 3 天或第 5～6 天的适当等级的冷冻胚胎。3 个微刺激 IVF 周期加上 1 个 FET 周期的成本与 1 个常规的大剂量 FSH 周期相近。

参 考 文 献

[1] Kolibianakis EM, Papanikolaou EG, Camus M, Tournaye H, Van Steirteghem AC, Devroey P. Effect of oral contraceptive pill pretreatment on ongoing pregnancy rates in patients stimulated with GnRH antagonists and recombinant FSH for IVF. A randomized controlled trial. Hum Reprod. 2006;21(2):352–7.

[2] Pinkas H, Sapir O, Avrech OM, Ben–Haroush A, Ashkenzi J, Fisch B, et al. The effect of oral contraceptive pill for cycle scheduling prior to GnRH–antagonist protocol on IVF cycle parameters and pregnancy outcome. J Assist Reprod Genet. 2008;25(1):29–33.

[3] Kallio S, Puurunen J, Ruokonen A, Vaskivuo T, Piltonen T, Tapanainen JS. AntiMüllerian hormone levels decrease in women using combined contraception independently of administration route. Fertil Steril. 2013;99(5):1305–10.

[4] Chang EM, Han JE, Won HJ, Kim YS, Yoon TK, Lee WS. Effect of estrogen priming through luteal phase and stimulation phase in poor responders in in–vitro fertilization. J Assist Reprod Genet. 2012;29(3): 225–30.

[5] Fisch JD, Keskintepe L, Sher G. Gonadotropin–releasing hormone agonist/antagonist conversion with estrogen priming in low responders with prior in vitro fertilization failure. Fertil Steril. 2008;89(2):342–7.

[6] Frattarelli JL, Hill MJ, McWilliams GD, Miller KA, Bergh PA, Scott RT Jr. A luteal estradiol protocol for expected poor–responders improves embryo number and quality. Fertil Steril. 2008;89(5):1118–22.

[7] Hill MJ, McWilliams GD, Miller KA, Scott RT Jr, Frattarelli JL. A luteal estradiol protocol for anticipated poor–responder patients may improve delivery rates. Fertil Steril. 2009;91(3):739–43.

[8] Lee H, Choi HJ, Yang KM, Kim MJ, Cha SH, Yi HJ. Efficacy of luteal estrogen administration and an early follicular Gonadotropin–releasing hormone antagonist priming protocol in poor responders undergoing in vitro fertilization. Obstet Gynecol Sci. 2018;61(1):102–10.

[9] Fanchin R, Cunha–Filho JS, Schonauer LM, Kadoch IJ, Cohen–Bacri P, Frydman R. Coordination of early antral follicles by luteal estradiol administration provides a basis for alternative controlled ovarian hyperstimulation regimens. Fertil Steril. 2003;79(2):316–21.

[10] Fanchin R, Cunha–Filho JS, Schonauer LM, Righini C, de Ziegler D, Frydman R. Luteal estradiol administration strengthens the relationship between day 3 follicle–stimulating hormone and inhibin B levels and ovarian follicular status. Fertil Steril. 2003;79(3):585–9.

[11] Fanchin R, Salomon L, Castelo–Branco A, Olivennes F, Frydman N, Frydman R. Luteal estradiol pre–treatment coordinates follicular growth during controlled ovarian hyperstimulation with GnRH antagonists. Hum Reprod. 2003;18(12):2698–703.

[12] Teramoto S. Clomiphene citrate for IVF. In: Chavez–Badiola A, Allahbadia GN, editors. Textbook of minimal stimulation IVF – milder, mildest or back to nature. 1st ed. New Delhi: Jaypee Brothers Medical Publishers; 2011. p. 37–43.

[13] Marut EL, Williams RF, Cowan BD, Lynch A, Lerner SP, Hodgen GD. Pulsatile pituitary gonadotropin secretion during maturation of the dominant follicle in monkeys: estrogen positive feedback enhances the biological activity of LH. Endocrinology. 1981;109(6):2270–2.

[14] Quyyumi SA, Pinkerton JV, Evans WS, Veldhuis JD. Estradiol amplifies the amount of luteinizing hormone (LH) secreted in response to increasing doses of gonadotropin–releasing hormone by specifically augmenting the duration of evoked LH secretory events and hence their mass. J Clin Endocrinol Metab. 1993;76(3):594–600.

[15] Urban RJ, Veldhuis JD, Dufau ML. Estrogen regulates the gonadotropin–releasing hormone–stimulated secretion of biologically active luteinizing hormone. J

Clin Endocrinol Metab. 1991;72(3):660–8.

[16] Veldhuis JD, Beitins IZ, Johnson ML, Serabian MA, Dufau ML. Biologically active luteinizing hormone is secreted in episodic pulsations that vary in relation to stage of the menstrual cycle. J Clin Endocrinol Metab. 1984;58(6):1050–8.

[17] Veldhuis JD, Rogol AD, Perez–Palacios G, Stumpf P, Kitchin JD, Dufau ML. Endogenous opiates participate in the regulation of pulsatile luteinizing hormone release in an unopposed estrogen milieu: studies in estrogen–replaced, gonadectomized patients with testicular feminization. J Clin Endocrinol Metab. 1985;61(4):790–3.

[18] Dickey RP, Holtkamp DE. Development, pharmacology and clinical experience with clomiphene citrate. Hum Reprod Update. 1996;2(6):483–506.

[19] Ghobadi C, Mirhosseini N, Shiran MR, Moghadamnia A, Lennard MS, Ledger WL, et al. Single–dose pharmacokinetic study of clomiphene citrate isomers in anovular patients with polycystic ovary disease. J Clin Pharmacol. 2009;49(2):147–54.

[20] Ernst S, Hite G, Cantrell JS, Richardson A Jr, Benson HD. Stereochemistry of geometric isomers of clomiphene: a correction of the literature and a reexamination of structure–activity relationships. J Pharm Sci. 1976;65(1):148–50.

[21] Mikkelson TJ, Kroboth PD, Cameron WJ, Dittert LW, Chungi V, Manberg PJ. Single–dose pharmacokinetics of clomiphene citrate in normal volunteers. Fertil Steril. 1986;46(3):392–6.

[22] Young SL, Opsahl MS, Fritz MA. Serum concentrations of enclomiphene and zuclomiphene across consecutive cycles of clomiphene citrate therapy in anovulatory infertile women. Fertil Steril. 1999;71(4):639–44.

[23] Messinis IE, Templeton A. Blockage of the positive feedback effect of oestradiol during prolonged administration of clomiphene citrate to normal women. Clin Endocrinol (Oxf). 1988;29(5):509–16.

[24] Teramoto S, Kato O. Minimal ovarian stimulation with clomiphene citrate: a large–scale retrospective study. Reprod Biomed Online. 2007;15(2):134–48.

[25] Kolibianakis EM, Zikopoulos K, Schiettecatte J, Smitz J, Tournaye H, Camus M, et al. Profound LH suppression after GnRH antagonist administration is associated with a significantly higher ongoing pregnancy rate in IVF.

Hum Reprod. 2004;19(11):2490–6.

[26] Orvieto R, Meltcer S, Liberty G, Rabinson J, Anteby EY, Nahum R. Does day–3 LH/FSH ratio influence in vitro fertilization outcome in PCOS patients undergoing controlled ovarian hyperstimulation with different GnRH–analogue? Gynecol Endocrinol. 2012;28(6):422–4.

[27] Lehert P, Kolibianakis EM, Venetis CA, Schertz J, Saunders H, Arriagada P, et al. Recombinant human follicle–stimulating hormone (r–hFSH) plus recombinant luteinizing hormone versus r–hFSH alone for ovarian stimulation during assisted reproductive technology: systematic review and meta–analysis. Reprod Biol Endocrinol. 2014;12:17.

[28] Hill MJ, Levens ED, Levy G, Ryan ME, Csokmay JM, DeCherney AH, et al. The use of recombinant luteinizing hormone in patients undergoing assisted reproductive techniques with advanced reproductive age: a systematic review and meta–analysis. Fertil Steril. 2012;97(5):1108–14.e1.

[29] Mak SM, Wong WY, Chung HS, Chung PW, Kong GW, Li TC, et al. Effect of mid–follicular phase recombinant LH versus urinary hCG supplementation in poor ovarian responders undergoing IVF – a prospective double–blinded randomized study. Reprod Biomed Online. 2017;34(3):258–66.

[30] Wolfenson C, Groisman J, Couto AS, Hedenfalk M, Cortvrindt RG, Smitz JE, et al. Batch–to–batch consistency of human–derived gonadotrophin preparations compared with recombinant preparations. Reprod Biomed Online. 2005;10(4):442–54.

[31] Thuesen LL, Loft A, Egeberg AN, Smitz J, Petersen JH. Andersen AN. A randomized controlled dose–response pilot study of addition of hCG to recombinant FSH during controlled ovarian stimulation for in vitro fertilization. Hum Reprod. 2012;27(10):3074–84.

[32] Choi J, Smitz J. Luteinizing hormone and human chorionic gonadotropin: origins of difference. Mol Cell Endocrinol. 2014;383(1–2):203–13.

[33] A double–blind, randomized, dose–finding study to assess the efficacy of the gonadotrophin–releasing hormone antagonist ganirelix (Org 37462) to prevent premature luteinizing hormone surges in women undergoing ovarian stimulation with recombinant follicle stimulating hormone (Puregon). The

ganirelix dose-finding study group. Hum Reprod 1998;13(11):3023–31.

[34] Bukulmez O, Rehman KS, Langley M, Carr BR, Nackley AC, Doody KM, et al. Precycle administration of GnRH antagonist and microdose hCG decreases clinical pregnancy rates without affecting embryo quality and blastulation. Reprod Biomed Online. 2006;13(4): 465–75.

[35] Winkler N, Bukulmez O, Hardy DB, Carr BR. Gonadotropin releasing hormone antagonists suppress aromatase and anti-Müllerian hormone expression in human granulosa cells. Fertil Steril. 2010;94(5): 1832–9.

[36] Tan O, Carr BR, Beshay VE, Bukulmez O. The extrapituitary effects of GnRH antagonists and their potential clinical implications: a narrated review. Reprod Sci. 2013;20(1):16–25.

[37] Wu YG, Barad DH, Kushnir VA, Wang Q, Zhang L, Darmon SK, et al. With low ovarian reserve, Highly Individualized Egg Retrieval (HIER) improves IVF results by avoiding premature luteinization. J Ovarian Res. 2018;11(1):23.

[38] Wu YG, Barad DH, Kushnir VA, Lazzaroni E, Wang Q, Albertini DF, et al. Aging-related premature luteinization of granulosa cells is avoided by early oocyte retrieval. J Endocrinol. 2015;226(3):167–80.

[39] Roque M, Sampaio M, Geber S. Follicular flushing during oocyte retrieval: a systematic review and meta-analysis. J Assist Reprod Genet. 2012;29(11): 1249–54.

[40] Georgiou EX, Melo P, Brown J, Granne IE. Follicular flushing during oocyte retrieval in assisted reproductive techniques. Cochrane Database Syst Rev. 2018;(4):CD004634.

[41] Mendez Lozano DH, Brum Scheffer J, Frydman N, Fay S, Fanchin R, Frydman R. Optimal reproductive competence of oocytes retrieved through follicular flushing in minimal stimulation IVF. Reprod Biomed Online. 2008;16(1):119–23.

[42] Babayev SN, Park CW, Bukulmez O. Intracytoplasmic sperm injection indications: how rigorous? Semin Reprod Med. 2014;32(4):283–90.

[43] Mitwally MF, Casper RF. Aromatase inhibition improves ovarian response to follicle-stimulating hormone in poor responders. Fertil Steril. 2002;77(4): 776–80.

[44] Biljan MM, Hemmings R, Brassard N. The outcome of 150 babies following the treatment with letrozole or letrozole and gonadotropins. Fertil Steril. 2005;84(Suppl 1):S95.

[45] ACOG Practice Bulletin No. 194: polycystic ovary syndrome. Obstet Gynecol 2018;131(6):e157–e171.

[46] Ozmen B, Sonmezer M, Atabekoglu CS, Olmus H. Use of aromatase inhibitors in poor-responder patients receiving GnRH antagonist protocols. Reprod Biomed Online. 2009;19(4):478–85.

[47] Yarali H, Esinler I, Polat M, Bozdag G, Tiras B. Antagonist/letrozole protocol in poor ovarian responders for intracytoplasmic sperm injection: a comparative study with the microdose flare-up protocol. Fertil Steril. 2009;92(1):231–5.

[48] Kamath MS, Maheshwari A, Bhattacharya S, Lor KY, Gibreel A. Oral medications including clomiphene citrate or aromatase inhibitors with gonadotropins for controlled ovarian stimulation in women undergoing in vitro fertilisation. Cochrane Database Syst Rev. 2017;(11):CD008528.

[49] Al-Fozan H, Al-Khadouri M, Tan SL, Tulandi T. A randomized trial of letrozole versus clomiphene citrate in women undergoing superovulation. Fertil Steril. 2004;82(6):1561–3.

[50] Diamond MP, Legro RS, Coutifaris C, Alvero R, Robinson RD, Casson P, et al. Letrozole, gonadotropin, or clomiphene for unexplained infertility. N Engl J Med. 2015;373(13):1230–40.

[51] Oktay K, Buyuk E, Libertella N, Akar M, Rosenwaks Z. Fertility preservation in breast cancer patients: a prospective controlled comparison of ovarian stimulation with tamoxifen and letrozole for embryo cryopreservation. J Clin Oncol. 2005;23(19):4347–53.

[52] Oktay K, Hourvitz A, Sahin G, Oktem O, Safro B, Cil A, et al. Letrozole reduces estrogen and gonadotropin exposure in women with breast cancer undergoing ovarian stimulation before chemotherapy. J Clin Endocrinol Metab. 2006;91(10):3885–90.

[53] Johnson LN, Dillon KE, Sammel MD, Efymow BL, Mainigi MA, Dokras A, et al. Response to ovarian stimulation in patients facing gonadotoxic therapy. Reprod Biomed Online. 2013;26(4):337–44.

[54] Kim JH, Kim SK, Lee HJ, Lee JR, Jee BC, Suh CS, et al. Efficacy of random-start controlled ovarian stimulation in cancer patients. J Korean Med Sci.

2015;30(3):290–5.

[55] Revelli A, Porcu E, Levi Setti PE, Delle Piane L, Merlo DF, Anserini P. Is letrozole needed for controlled ovarian stimulation in patients with estrogen receptor–positive breast cancer? Gynecol Endocrinol. 2013;29(11):993–6.

[56] Shapira M, Raanani H, Meirow D. IVF for fertility preservation in breast cancer patients––efficacy and safety issues. J Assist Reprod Genet. 2015;32(8):1171–8.

[57] Rose BI, Laky DC, Rose SD. A comparison of the use of clomiphene citrate and letrozole in patients undergoing IVF with the objective of producing only one or two embryos. Facts Views Vis Obgyn. 2015;7(2):119–26.

第 13 章　温和刺激替代微刺激

Mild Stimulation Alternatives to Minimal Stimulation

Orhan Bukulmez　著

刁飞扬　译

一、黄体期温和刺激方案降低高 FSH/LH 水平

对一些卵巢储备功能减退（diminished ovarian reserve，DOR）和（或）生育高龄（advanced reproductive age，ARA）的患者而言，虽然微刺激方案具有更经济、更接近生理状态等优点，但温和刺激方案结合全胚冻存策略仍是其可供选择的替代方案。在微刺激方案中，一些患者可能出现较高的促黄体生成素（luteinizing hormone，LH）水平，一般在 8～12U/L 之间。如果患者使用枸橼酸氯米芬 3 天之后 LH 水平升高，同时雌二醇（estradiol，E_2）水平低于 100pg/ml，对 E_2 和 LH 水平的连续动态监测则十分必要：其中一些患者将可能受益于这种卵泡早期被启动升高的 LH 水平，在持续刺激下优势卵泡直径超过 12mm 并伴随 E_2 水平持续升高至 200pg/ml 以上，如果此时 LH 水平也持续升高并超过 10U/L，则需要添加促性腺激素释放激素拮抗药（gonadotropin-releasing hormone antagonist，GnRH-antagonist）预防 LH 进一步升高和出峰。

众所周知，促卵泡激素（follicle-stimulating hormone，FSH）受体主要表达于颗粒细胞，LH 受体主要表达在卵泡膜细胞和间质细胞[1]。然而，随着卵泡发育成熟，颗粒细胞也开始表达 LH 受体，并对促进细胞的增殖和类固醇激素的合成具有重要作用[2, 3]。在控制性卵巢刺激过程中，如果优势卵泡直径＞ 13mm 时出现了早发的 LH 峰，可能对卵泡的持续发育存在不良影响，因此需要及时添加 GnRH 拮抗药，称为 GnRH 拮抗药灵活方案[4, 5]。早期研究显示卵泡直径达到 12～15mm 时，颗粒细胞表面才开始少量表达 LH 受体，其表达水平在直径 18～22mm 的排卵前卵泡达到中等水平，在黄体中表达水平达到峰值[2]。但近期的研究显示从直径≥ 5mm 的窦卵泡开始即可观察到 LH 受体低水平表达，在排卵前的卵泡内达到峰值[6]。在某些 DOR 和 ARA 女性中，LH 水平轻度升高介于 10～15U/L 之间，卵巢内直径 7～11mm 的卵泡发生黄

素化，具体表现为孕酮（progesterone，P_4）水平升高＞ 2ng/ml，卵泡发育停滞或者退化。在这种情况下连续性使用全剂量 GnRH 拮抗药可以抑制早发内源性 LH 升高对卵泡发育的不良影响，但另一方面又可能会抵消枸橼酸氯米芬的促排卵效果，GnRH 拮抗药添加不适当还可能对卵泡发育有直接的不良影响。因此如何保持 LH 在合理的水平以维持正常的卵泡发育和雌激素合成分泌也是个难题 [7]。这种类型的女性可能更受益于温和刺激方案。

在微刺激方案中，某些女性 LH 水平高于 10U/L 的同时 E_2 水平＜ 75pg/ml，往往反映了该女性存在＞ 20U/L 的过高的 FSH 基础水平。这些 DOR 患者的卵巢功能已经接近早发性卵巢功能不全（premature ovarian insufficiency，POI）的范围，卵巢持续处于高 FSH 水平的影响之中，继续使用微刺激方案是没有意义的。如果监测到这类女性存在自发排卵并伴随 P_4 升高，建议停止治疗和监测，可以使用黄体期温和刺激方案。

对那些使用了微刺激方案后没有能够得到理想的卵子或胚胎的 DOR 和（或）ARA 患者，我们也可以选择温和刺激方案，可能有助于控制高 LH 与高内源性 FSH 水平。

二、黄体期刺激：能否获得更有发育潜能的胚胎

在放疗和化疗前进行生育力保存的女性，采用随机启动卵巢刺激方案可以获得满意数量的卵母细胞和胚胎 [8]。由于在自然周期中存在多个卵泡发育波，因此卵巢刺激可以在月经周期的任何一天开始并获得相对满意的结局 [9]。在同一个月经周期内的卵泡期和黄体期各进行一次卵巢刺激，称作"双刺激"，目的是最大化采集卵母细胞数量并冻存卵母细胞或胚胎 [10]。

在一项前瞻性观察研究中，DOR 女性接受了双刺激，所有胚胎进行胚胎植入前非整倍体筛查。DOR 女性的纳入标准为 AMH 水平≤ 1.5ng/ml，窦卵泡计数≤ 6 个，和（或）前一个促排卵周期中获卵数≤ 5 个。一共 43 名 DOR 女性接受了取卵手术，其年龄范围 32—34 岁，采用的促排卵方案是 GnRH 拮抗药灵活方案，每日促排卵药物和剂量是 300U 重组人 FSH 联合 75U 重组人 LH。取卵后 5 天开始黄体期促排卵，两次促排卵均使用 GnRH 激动药扳机触发卵子最终成熟。获卵率、囊胚形成率和整倍体胚胎比例在卵泡期促排卵组和黄体期促排卵组之间差异无显著性 [11]。该团队随后又发表了另一项类似的研究，扩大了样本量并报道了持续妊娠率：双刺激后卵泡期促排卵获得的卵母细胞数目少于黄体期促排卵，但两组整倍体胚胎率和持续妊娠率相当 [12]。其他作者也报道了黄体期促排卵可获得更多的卵母细胞 [13, 14]。

对于卵巢低反应（poor ovarian response，POR）的女性的研究，双刺激采用了微刺激方案，其后又扩展到了常规刺激方案，但这些研究都排除了基础 FSH 水平＞ 20U/L 的女性。患者的

促排卵方案为：枸橼酸氯米芬每天 25mg 连续口服，来曲唑每天 2.5mg 共 4 天，从第 6 天开始人绝经期促性腺激素（human menopausal gonadotropin，HMG）150U 隔日肌内注射。当主导卵泡直径≥ 18mm 时，注射 GnRH 激动药诱导卵母细胞最终成熟，并持续给予布洛芬 600mg/d 共 2 天用于预防卵泡早排。GnRH 激动药注射 32～36h 后取卵，保留所有直径≤ 10mm 的卵泡用作黄体期促排卵。如果取卵日发现至少有两枚卵泡直径在 2～8mm，在取卵当日或者取卵第 2 天就可以开始黄体期促排卵：每天肌注 HMG 225U 和口服来曲唑 2.5mg。如果担心黄体期太短、月经即将来潮，则停止使用来曲唑，每天添加 10mg 醋酸甲羟孕酮，在扳机之后 36～38h 取卵。本研究包括 38 名接受"双刺激"的女性：其中 20 名女性在卵泡期微刺激周期中未获得任何可移植胚胎；30 名女性接受了黄体期刺激，其中 13 名妇女未获得可移植胚胎。最终 21 名女性进行了 23 个冷冻胚胎复苏移植周期，获得 13 例临床妊娠。结果显示黄体期刺激获得的卵母细胞数量显著增加，但是高评分和冻存的胚胎数量两组相当（包括卵裂期和囊胚期胚胎）[15]。

三、黄体期温和刺激

综上所述，黄体期温和刺激是 DOR 和（或）ARA 女性获得冻胚并利用复苏冻胚进行移植获得妊娠的一种不错的选择。我们特别推荐在基础 FSH > 20U/L 的有排卵的女性中使用此方案。黄体期升高的孕酮水平抑制内源性 LH 保持在合理的 2～8U/L 水平，同时 FSH 水平大部分时间保持在 20U/L 以下，这应该有助于预防高 FSH 水平对卵母细胞及胚胎质量的不良影响。

如图 13-1 所示，黄体期刺激开始于第一次 P_4 水平升高之后，经阴道超声评估和测量排卵卵泡和窦卵泡计数。完成 E_2、LH、P_4 检测之后，使用重组 FSH 150U/d 开始温和刺激。其后每次做经阴道超声检测时都同时进行激素的检测，评估卵泡发育状况。当 P_4 水平下降到 3ng/ml 以下且主导卵泡直径 > 13mm 后，开始每日监测 B 超和激素。当 P_4 降至 1ng/ml 以下时，可以预计患者的月经即将来潮，同时可以观察到卵泡进入到快速生长通道。在此方案中极少出现需要使用外源性 GnRH 拮抗药抑制内源性 LH 的情况。但是，一旦出现了需要添加 GnRH 拮抗药的情况，推荐添加高纯度的 HMG 75U 同时降低重组 FSH 剂量至 75U，或者维持在 150U。扳机药物使用 hCG 或者 hCG 联合 GnRH 激动药。若 P_4 水平仍升高，推荐使用 hCG 5000U 或者 10 000U 扳机。

扳机后 35～35.5h 取卵。本方案中取卵日经常和女性月经来潮日重叠，但并未发现对周期结局有任何不良影响，也并不需要常规使用预防性抗生素。

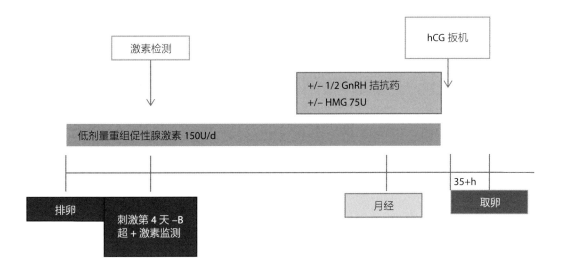

黄体期温和刺激方案适用于：其他促排卵方案未能有效预防内源性 LH 峰早现的；
在微刺激方案中 FSH ＞ 20U/L，且卵巢低反应时

黄体期温和刺激每周期 FSH 总剂量 1500U 左右，绝大多数无须添加 GnRH 拮抗药，
如确须添加 GnRH 拮抗药，建议补充 LH 制剂如 hp–HMG

▲ 图 13-1 使用重组 FSH 的黄体期温和刺激方案

和微刺激方案类似，本方案也需要进行全胚冷冻，以便在冻胚移植周期中获得更理想的妊娠结局。如果患者需要进行胚胎种植前遗传学检测，则直接将胚胎培养至囊胚阶段进行活检，否则根据胚胎具体状态选择冷冻卵裂期胚胎还是囊胚，例如，对于 8 细胞高评分胚胎一般在 D₃ 进行冻存，而其他胚胎则进一步培养至囊胚后再进行玻璃化冷冻 [15, 16]。

四、温和刺激延长了卵巢抑制和雌激素预启动

对于早发性卵巢功能不全（premature ovarian insufficiency，POI）患者中具有严重卵巢储备功能减退（DOR）特征的女性，黄体期温和刺激是她们最后的选择。这些女性的内分泌特征是基础 FSH ＞ 40U/L 伴月经周期缩短和卵泡期 / 黄体期缩短，常表现为卵巢内多枚囊性卵泡样结构和 E₂ 水平升高，这是典型的绝经前状态。在这样的女性中，利用微刺激或者黄体期温和刺激获得有发育潜能的卵母细胞是不可能的。

正如我们在"卵巢皮质激活"一章中所讨论的，长时间抑制仍有储备卵泡的女性的 FSH 和 LH，可能对自然周期卵泡的生长和募集有益。因为微刺激和温和刺激方案的特点，需要累积冻胚后行冻胚复苏移植，因此我们有机会在 GnRH 激动药降调节＋激素替代周期的冻胚移

植内膜准备过程中观察到类似的现象。GnRH 激动药降调节 2 周后添加雌二醇促进内膜增生
12～14 天，在使用孕激素进行内膜转化前可以看到卵巢内一群直径在 2～6mm 的窦卵泡发育，
这个现象令人鼓舞。因此在作者中心为黄体期温和刺激方案起了个代号"FET"，意指"为了
冻胚移植（for frozen embryo transfer）"。

对高促性腺激素型闭经女性和存在遗传因素的 POI 女性，使用 GnRH 激动药在较长时间内
对 FSH 和 LH 进行抑制，可能对卵泡自然募集或者提高卵泡对外源性促性腺激素的反应性具有
有益的作用[17, 18]。GnRH 激动药的抑制可以从 4 周持续到 12 周，其后使用雌二醇启动卵泡生长。
这种方法可以减少高 FSH 对卵泡的过早募集，通过减少颗粒细胞表面 FSH 和 LH 受体的脱敏
从而恢复卵泡对 FSH 的反应性。GnRH 激动药对 LH 的抑制还可能通过卵巢基质效应，减少了
卵巢髓质对皮质的压力（详见第 26 章"卵巢皮质激活"）。

治疗细节

图 13-2 展示的就是长抑制 – 雌激素启动的卵巢温和刺激方案。与微刺激和温和刺激一样，
这个方案也需要根据患者的具体情况进行高度的个体化，特别是 GnRH 激动药降调节时长，微
粒化雌二醇的使用时长，以及需要使用肌注孕激素控制 LH 时的使用频率。

建议此方案适用人群为：年龄 < 40 岁，FSH 升高达到 POI 诊断标准，AMH 水平低至无
法测出但仍有自然月经周期，月经周期可能延长超过 35 天或者频发短于 24 天。

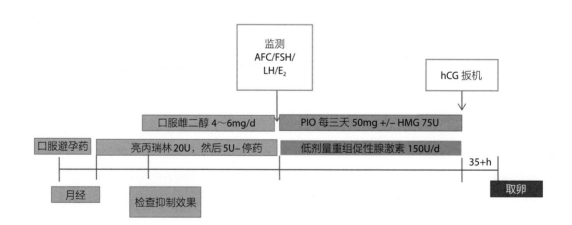

▲ 图 13-2　延长卵巢抑制、雌激素启动、温和刺激方案

如果没有禁忌证，在月经第 1~2 天开始口服避孕药（OCP，至少含 30mg 炔雌醇）。OCP 口服 8~10 天后，经阴道 B 超监测卵泡数目和直径，监测 E_2 和 LH 水平以决定何时开始使用 GnRH 激动药—醋酸亮丙瑞林 20U/d。如果卵泡直径 > 8mm 时，$E_2 \geqslant$ 100pg/ml、LH $\geqslant$ 5U/L，可以暂时无须添加 GnRH 激动药；如果此时添加 GnRH 激动药，flare up 效应诱发卵泡囊肿，由于这些卵泡囊肿具有生物学功能，可能持续存在 3 个月才能完全消退。因此在添加 GnRH 激动药前必须确定 OCP 已经成功抑制 LH 活性。如果患者有使用 OCP 的禁忌证，可以尝试醋酸甲羟孕酮 10~20mg/d。

每日使用 GnRH 激动药 7~10 天后，停用 OCP，仅使用 20U/d 醋酸亮丙瑞林直至 LH < 1U/L，此时如果没有卵泡囊肿或者卵泡发育，E_2 应该 < 20pg/ml。一旦达到降调节目标，需要继续使用以上药物 2~4 周，如果需要维持降调节更长时间，则每周监测一次 E_2、LH 水平。当直径 2~4mm 小卵泡出现，开始口服微粒化雌激素使 E_2 保持 $\geqslant$ 150pg/ml 达到对 FSH 持续抑制的效果，其后可以将醋酸亮丙瑞林用量降至每日 5U/L。每周 2 次经阴道 B 超和激素监测，直至直径 2~6mm 窦卵泡出现后停用微粒化雌激素和 GnRH 激动药，开始每日 150U FSH 促排卵，3 天后复查 B 超和激素，一旦 LH > 4U/L，为避免 GnRH 拮抗药的使用，可以开始每 3~4 天肌注孕酮 50mg（PIO）保持合理的 $P_4 \geqslant$ 3ng/ml 以预防早现的内源性 LH 峰。许多患者可能根本不需要 PIO，或者他们所需要的只是 1~3 剂。

有些患者的 LH 水平一直 < 1U/L，则需要添加高纯度 HMG，同时重组 FSH 剂量降至 75U；如果 FSH 水平 < 8U/L，则添加高纯度 HMG 同时仍维持每日 150U 的重组 FSH。尽管以上过程比微刺激和温和刺激更复杂，对 FSH 的持续监测有助于药物调整的决定。

当主导卵泡直径 $\geqslant$ 16~18mm 时，hCG 5000~10 000U 扳机触发卵母细胞最终成熟，35~35.5h 后取卵。在所有微刺激和温和刺激周期中，根据每位患者的具体情况决定受精方式（常规 IVF 或胞浆内精子注射）和冻存胚胎时机。

双刺激方案的关键在于如何利用取卵后仍存留的窦卵泡。由于我们采取 hCG 扳机，所以我们不会在取卵日或取卵隔日开始促排。取卵后由于患者内源性 P_4 水平升高，若看到较多直径 2~6mm 窦卵泡可延迟到 2~3 天后开始黄体期温和刺激，尤其对于扳机日 P_4 仍 > 3ng/ml 或 LH 受到抑制的患者。延迟 2~3 天后复查 B 超会发现一些窦卵泡因闭锁而消失。

在"卵巢皮质激活"一章中我们讨论过 GnRH 拮抗药延长抑制期可能具有一定的优点，但也相应地增加医疗费用。然而，不远的将来我们可以探讨新上市的口服 GnRH 拮抗药 elagoix 在此方案中的使用适应证。

五、结论

在基础 FSH > 20U/L 或在微刺激促排中发现的 DOR 女性，我们推荐探索不同的促排卵方案来获得更多的具有发育潜能的卵母细胞从而累积更多的冷冻胚胎获得更高的累积妊娠率。这些特殊的促排卵方案包括黄体期温和刺激和长抑制 – 雌激素启动的温和刺激方案。将来有望使用醋酸甲羟孕酮预防黄体期过短而出现的 LH 峰，口服 GnRH 拮抗药预防 GnRH 激动药的 flare up 效应来进一步优化这些方案。

参 考 文 献

[1] Nahum R, Thong KJ, Hillier SG. Metabolic regulation of androgen production by human thecal cells in vitro. Hum Reprod. 1995;10(1):75–81.

[2] Takao Y, Honda T, Ueda M, Hattori N, Yamada S, Maeda M, et al. Immunohistochemical localization of the LH/hCG receptor in human ovary: hCG enhances cell surface expression of LH/hCG receptor on luteinizing granulosa cells in vitro. Mol Hum Reprod. 1997;3(7):569–78.

[3] Yong EL, Baird DT, Yates R, Reichert LE Jr, Hillier SG. Hormonal regulation of the growth and steroidogenic function of human granulosa cells. J Clin Endocrinol Metab. 1992;74(4):842–9.

[4] Ludwig M, Katalinic A, Banz C, Schroder AK, Loning M, Weiss JM, et al. Tailoring the GnRH antagonist cetrorelix acetate to individual patients' needs in ovarian stimulation for IVF: results of a prospective, randomized study. Hum Reprod. 2002;17(11):2842–5.

[5] Lainas T, Zorzovilis J, Petsas G, Stavropoulou G, Cazlaris H, Daskalaki V, et al. In a flexible antagonist protocol, earlier, criteria–based initiation of GnRH antagonist is associated with increased pregnancy rates in IVF. Hum Reprod. 2005;20(9):2426–33.

[6] Jeppesen JV, Kristensen SG, Nielsen ME, Humaidan P, Dal Canto M, Fadini R, et al. LH–receptor gene expression in human granulosa and cumulus cells from antral and preovulatory follicles. J Clin Endocrinol Metab. 2012;97(8):E1524–31.

[7] Winkler N, Bukulmez O, Hardy DB, Carr BR. Gonadotropin releasing hormone antagonists suppress aromatase and anti–Müllerian hormone expression in human granulosa cells. Fertil Steril. 2010;94(5):1832–9.

[8] Muteshi C, Child T, Ohuma E, Fatum M. Ovarian response and follow–up outcomes in women diagnosed with cancer having fertility preservation: comparison of random start and early follicular phase stimulation – cohort study. Eur J Obstet Gynecol Reprod Biol. 2018;230:10–4.

[9] Qin N, Chen Q, Hong Q, Cai R, Gao H, Wang Y, et al. Flexibility in starting ovarian stimulation at different phases of the menstrual cycle for treatment of infertile women with the use of in vitro fertilization or intracytoplasmic sperm injection. Fertil Steril. 2016;106(2):334–41 e1.

[10] Sighinolfi G, Sunkara SK, La Marca A. New strategies of ovarian stimulation based on the concept of ovarian follicular waves: from conventional to random and double stimulation. Reprod Biomed Online. 2018;37(4):489–97.

[11] Ubaldi FM, Capalbo A, Vaiarelli A, Cimadomo D, Colamaria S, Alviggi C, et al. Follicular versus luteal phase ovarian stimulation during the same menstrual cycle (DuoStim) in a reduced ovarian reserve population results in a similar euploid blastocyst formation rate: new insight in ovarian reserve exploitation. Fertil Steril. 2016;105(6):1488–95.e1.

[12] Cimadomo D, Vaiarelli A, Colamaria S, Trabucco

E, Alviggi C, Venturella R, et al. Luteal phase anovulatory follicles result in the production of competent oocytes: intra–patient paired case–control study comparing follicular versus luteal phase stimulations in the same ovarian cycle. Hum Reprod. 2018;33:1442.

[13] Jin B, Niu Z, Xu B, Chen Q, Zhang A. Comparison of clinical outcomes among dual ovarian stimulation, mild stimulation and luteal phase stimulation protocols in women with poor ovarian response. Gynecol Endocrinol. 2018;34(8):694–7.

[14] Wang N, Wang Y, Chen Q, Dong J, Tian H, Fu Y, et al. Luteal–phase ovarian stimulation vs conventional ovarian stimulation in patients with normal ovarian reserve treated for IVF: a large retrospective cohort study. Clin Endocrinol. 2016;84(5):720 8.

[15] Kuang Y, Chen Q, Hong Q, Lyu Q, Ai A, Fu Y, et al. Double stimulations during the follicular and luteal phases of poor responders in IVF/ICSI programmes (Shanghai protocol). Reprod Biomed Online. 2014;29(6):684–91.

[16] Kuang Y, Chen Q, Fu Y, Wang Y, Hong Q, Lyu Q, et al. Medroxyprogesterone acetate is an effective oral alternative for preventing premature luteinizing hormone surges in women undergoing controlled ovarian hyperstimulation for in vitro fertilization. Fertil Steril. 2015;104(1):62–70.e3.

[17] Menon V, Edwards RL, Lynch SS, Butt WR. Luteinizing hormone releasing hormone analogue in treatment of hypergonadotrophic amenorrhoea. Br J Obstet Gynaecol. 1983;90(6):539–42.

[18] Ishizuka B, Kudo Y, Amemiya A, Ogata T. Ovulation induction in a woman with premature ovarian failure resulting from a partial deletion of the X chromosome long arm, 46,X,del(X) (q22). Fertil Steril. 1997;68(5):931–4.

第 14 章 黄体生成素（LH）的控制

Control of Luteinizing Hormone (LH)

Beverly G. Reed　著

刁飞扬　译

一、黄体生成激素综述

黄体生成素（luteinizing hormone，LH）是一种由垂体前叶合成并脉冲式分泌的异源二聚体糖蛋白，其 α 亚单位结构与促甲状腺激素（TSH）、促卵泡激素（follicle-stimulating hormone，FSH）和人绒毛膜促性腺激素（human chorionic gonadotropin，hCG）相同，β 亚单位独特的结构是其行使独特生物学功能的基础[1, 2]。

卵巢卵泡由颗粒细胞和卵泡膜细胞组成，这两种细胞无间合作对卵泡的生长和成熟至关重要。LH 与卵泡膜细胞表面的 LH 受体结合后产生雄激素前体。FSH 和颗粒细胞表面的 FSH 受体结合后将雄激素前体芳香化为雌二醇[1, 2]。

因为在卵泡发育早期，颗粒细胞表面主要表达 FSH 受体，所以辅助生殖技术（assisted reproductive technology treatment，ART）最重要的一个环节就是利用 FSH 促进卵泡生长发育。然而，随着卵泡的生长，颗粒细胞表面开始表达 LH 受体，使得 LH 逐渐成为颗粒细胞信号传导通路中的重要调节者。在内源性 LH 水平正常的女性中仅使用外源性 FSH 促排卵是合理的；但对内源性 LH 过低的女性，或者接受外源性药物持续抑制 LH 的女性，设计个体化的方案避免卵泡发育过程中的 LH 剥夺则十分必要。针对低促性腺激素性腺功能减退女性的研究强调了 LH 在卵泡类固醇激素合成中不可或缺的作用[3-6]。如果女性内源性 FSH 和 LH 均处于较低水平，仅补充外源性的 FSH 可以刺激卵泡的生长，但可能由于卵泡膜细胞不能提供足够的雄激素前体导致雌二醇合成不足，使得卵泡的黄素化和排卵功能异常（图 14-1）。因此，在体外受精促排卵治疗中不能忽视 LH 的重要性。

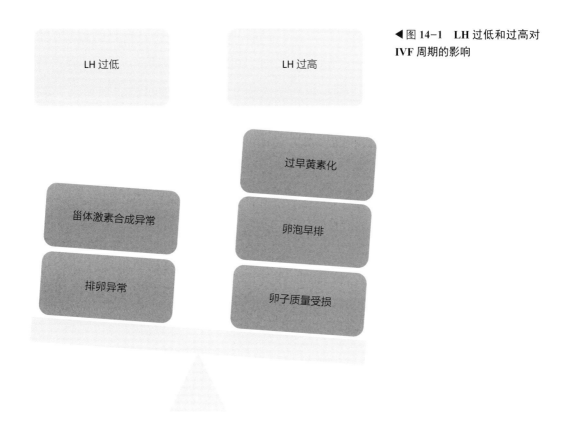

◀ 图 14-1　LH 过低和过高对 IVF 周期的影响

二、避免口服避孕药预处理

因为大多数进行体外授精（in vitro fertilization，IVF）微刺激的卵巢储备功能减退的女性，很少合并低促性腺激素型性腺功能减退，所以让我们从自然周期中学习 LH 的重要性并在促排卵方案中避免造成医源性的低 LH 状态。一个最常见的可能导致 LH 抑制的原因是口服避孕药的预处理。

对于传统的体外受精，口服避孕药预处理有不少优点。第一，它有助于防止促排前出现卵巢囊肿，降低卵巢过度刺激综合征的风险，甚至可能帮助某些卵巢高反应患者获得更好的妊娠结局[7-9]。第二，改善卵泡同步化，即绝大部分卵泡在促排卵过程中保持发育步调一致。第三，不孕诊所可根据场所和胚胎学家的情况灵活机动地安排 IVF 周期，对于医生和患者都更为便利。因此口服避孕药预处理对那些预期反应正常或高反应的患者来说是非常合理的。

然而，对卵巢储备功能减退的女性需要避免长期使用口服避孕药。口服避孕药可以降低卵巢体积、窦卵泡数目和抗米勒管激素（anti-Müllerian hormone，AMH）水平[10]。由于 DOR 患者的这些指标原本就欠佳，口服避孕药的使用会产生严重不良影响。此外，口服避孕药还会降低内源性脱氢表雄酮、睾酮、血清胰岛素样生长因子（insulin-like growth factor，IGF-1）水平[11-13]。与给所有患者额外补充脱氢表雄酮、睾酮和生长激素相比，我们认为更好的策略应该是避免抑制这些重要的辅助因子。口服避孕药里的孕激素成分可抑制内源性 LH[14, 15]。口服避孕药停药后对上述指标的抑制作用有一定的后遗效应，而 IVF 促排卵通常开始于月经第 3～4 天，因此可以预见延续的抑制作用可能影响促排卵早期阶段。由于促排卵早期阶段对卵泡募集数量至关重要，因此我们建议避免使用口服避孕药进行预处理。此外，我们建议使用雌激素启动。正如我们在"微刺激"一章中所讨论的，短期使用口服避孕药在一些特殊的临床场景中是可行的，但建议口服避孕药使用前先使用雌激素，停用口服避孕药后也先使用雌激素启动后再开始使用促排卵药物。

三、雌激素启动替代口服避孕药预处理

雌激素预处理通过抑制内源性 FSH 促进卵泡发育的同步化，由于不含孕激素，因此不会像口服避孕药那样抑制 LH。因此，雌激素用于微刺激方案前的预处理具有一定的优势。我们的雌激素启动方案为：排卵后约 3～4 天，检测到 P_4 升高后开始每日口服 4mg 雌二醇，月经来潮停止口服雌二醇，待月经第 2 或第 3 天开始促排卵[16]。

四、LH 监测的重要性

2012—2014 年我们开始在 DOR 女性中采用微刺激方案促排卵的时候，并没有进行 LH 监测，结果出现了 12% 的早排率。DOR 和高龄女性卵泡早排率高于卵巢正常反应和高反应女性[17]。标准的 GnRH 拮抗药固定或灵活方案并不适用于我们在微刺激 IVF 一章中提到的特殊的 DOR 女性。

因此从 2015 年开始，我们在使用枸橼酸氯米芬的微刺激方案第 4 天开始对 LH 进行密切监测，使得卵泡早排率显著降至 0%（$P=0.0017$，未发表数据，图 14-2A）。我们的数据显示，早期监测血清 LH 水平使得 GnRH 拮抗药方案中平均拮抗药添加时间由 2012—2014 年的平均刺激第 8 天提前到 2015—2016 年的平均刺激第 5.6 天（LH 监测，$P < 0.0001$，未发表数据，图 14-2B）。另外，经常接受 LH 监测组使用的 GnRH 拮抗药总量较少（416μg vs. 670μg，$P < 0.0001$，图 14-2C）。

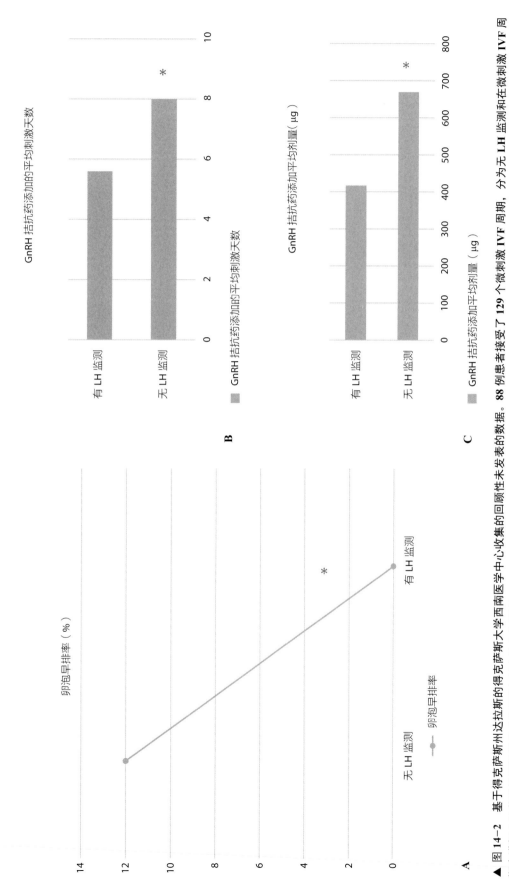

▲ 图 14-2 基于得克萨斯州达拉斯的得克萨斯大学西南医学中心收集的回顾性未发表的数据。88 例患者接受了 129 个微刺激 IVF 周期，分为无 LH 监测和在微刺激 IVF 周期中进行 LH 监测的两组患者（此图彩色版本见书末彩插）

A. 一旦纳入 LH 监测，过早排卵率就会被消除（$P = 0.0017$）；B. 与无 LH 监测相比，有 LH 监测导致 GnRH 拮抗药的启动平均较早（$P < 0.0001$）；C. 与无 LH 监测相比，有 LH 监测组只需约 2/3 的 GnRH 拮抗药（$P < 0.0001$）

五、何时开始 GnRH 拮抗药治疗

促排卵后第 3 天开始监测 LH 水平，同时监测 E₂ 以便分析 LH 的变化趋势（图 14-3）。如果 LH 水平 ≤ 5U/L，无须立即加用 GnRH 拮抗药；如果 LH > 5U/L，则根据雌激素水平进一步分析 LH 变化。一般来说，雌二醇 > 150pg/ml 至少 36～40h 后出现卵泡早排。因此，当雌二醇 < 150pg/ml 时，暂不添加 GnRH 拮抗药。如果雌二醇水平高于 150pg/ml 同时 LH 水平 > 5U/L，立即注射半量拮抗药（125μg），并在第 2 天复查 B 超和激素，根据超声结果指导后继 GnRH 拮抗药的使用。如果 B 超提示有数枚卵泡直径达到 16mm，继续使用 GnRH 拮抗药是必要的，因为这些卵泡是可能提前排卵的。然而如果超声显示所有卵泡均 < 12mm，则黄素化和（或）排卵的概率较小。如果 LH > 10U/L 但雌二醇水平 < 100pg/ml，我们不考虑使用 GnRH 拮抗药，而是需要认识到该女性的卵巢功能减退较为严重，需要更关注 FSH 水平。但如果 FSH > 20U/L，则不适宜继续促排卵。

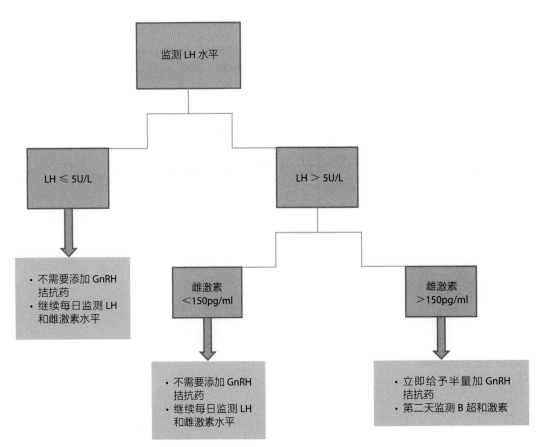

▲ 图 14-3　IVF 微刺激方案添加 GnRH 拮抗药的时机

六、使用小剂量 GnRH 拮抗药

GnRH 拮抗药可以对 FSH 和 LH 产生快速而强烈的抑制作用。早期对 GnRH 拮抗药使用剂量的研究结果显示，过高或者过低的拮抗药剂量导致 LH 抑制不足或过度抑制，从而对临床妊娠结局产生不良影响[18-21]。大量研究结果提示，对正常卵巢反应者而言，比较合理的 GnRH 拮抗药剂量是 250μg。如前所述，我们一直强调对 DOR 女性的促排卵方案不要过度抑制 LH，同时我们怀疑 DOR 女性可能需要更低的 GnRH 拮抗药剂量，从而避免对 LH 的过度抑制。因此我们对 DOR 女性的策略是密切监测 LH 和降低剂量，尽量避免 GnRH 拮抗药造成对 LH 的过度抑制。大部分女性仅仅使用 1/2 剂量的 GnRH 拮抗药，有些女性可以全程不添加 GnRH 拮抗药。如果使用了半量的 GnRH 拮抗药后 LH 和 E_2 持续升高，则需要将 GnRH 拮抗药增加至全量。因为 HMG 可以和 LhCGR 结合发挥 hCG 介导的 LH 样作用，因此在 GnRH 拮抗药方案中，我们有时考虑添加高纯度 HMG 作为补充 LH 活性的一种方式。重组 LH 也是补充 LH 活性的一个选择，但目前该药物还没有在美国上市。如果在刺激早期就给予 GnRH 拮抗药，我们会添加 HMG 隔日肌注；刺激第 5 天后，可以改为 HMG75U 每日肌注或者 150U 隔日肌注，以减少外源性 FSH 的剂量和增加受体敏感性。

七、GnRH 拮抗药方案中 LH 监测的理论和实践依据

在 GnRH 拮抗药方案中进行 LH 监测需要考虑以下几个条件：患者愿意每日来抽血监测，诊所可以在当天得到报告并据此开立医嘱，与患者保持联系以备紧急 GnRH 拮抗药使用，患者对卵泡早排和卵泡黄素化等风险充分知情。

在美国，GnRH 拮抗药有两种选择：加尼瑞克（Antagon；Merck-Organon）和思则凯（Cetrotide；Merck Serono）。加尼瑞克使用预充注射器，优点是患者可以方便地自行注射，缺点是半量注射时计算更复杂。因此，我们首选 GnRH 拮抗药是思则凯，其呈粉末状，使用时必须用生理盐水重新配制，患者可以只抽取一半剂量注射，另一半药物冷藏起来第 2 天再用。请注意，以这种方式进行半量使用是超说明书用法。与加尼瑞克不同，思则凯的保存需要冷藏，因此患者外出注射时需要将药物置入冷藏袋中保存。

八、未来 LH 监测和 LH 控制方式

展望未来，对内源性 LH 峰的控制可能使用孕激素而不是 GnRH 拮抗药。目前孕激素尚未成为控制内源性 LH 峰的主流方法，是因为孕激素使得子宫内膜不适合鲜胚移植。然而越来越多的经验提示使用枸橼酸氯米芬和孕激素后可以采取全胚冻存策略而不影响复苏周期妊娠结局，胚胎玻璃化冷冻技术的广泛使用和可靠结果保证了全胚冻存策略的执行。因此，我们现在可以考虑采用更多的方法控制内源性 LH 峰。近期研究表明，卵巢低反应女性每日口服甲羟孕酮 10mg 可预防内源性 LH 峰，卵泡发育成熟而无卵泡早排 [22]。因此使用孕激素替代 GnRH 拮抗药并行全胚冻存是可行的且值得进一步研究的方向。

另一种新的选择是使用口服 GnRH 拮抗药（Elagolix，Orilissa，AbbVie）[23]，FDA 目前仅批准其用于治疗中重度子宫内膜异位症引起的疼痛，但新的用途如治疗子宫肌瘤的研究也在探索中 [23, 24]。GnRH 拮抗药口服剂型 elagolix 替代注射剂型将因为注射操作更少和价格更低廉而更受的患者欢迎，因此，这也是将来研究的一个重点。

我们希望将来患者可以购买检测仪在家中检测 LH 水平而不再需要每天来到医院抽血。这将减少每天抽血的需求，并可能更好地控制 LH。

我们偶尔也会遇到有些患者的内源性 LH 未能被可靠地控制住，因此希望进一步研究黄体期刺激方案，即在患者自然周期发生排卵后开始促排卵，因为内源性孕激素对 LH 的抑制从而可以不添加 GnRH 拮抗药。当然，这种方案还是需要密切监测激素水平，因为当孕激素水平回落后，仍有可能发生自发的排卵。

参 考 文 献

[1] Carr BR, Blackwell R, Azziz R. Essential reproductive medicine. New York: McGraw–Hill Companies, Inc.; 2004.

[2] Fritz M, Speroff L. Clinical gynecologic endocrinology & infertility. 8th ed. Philadelphia: Lippincott; 2011.

[3] Shoham Z, Mannaerts B, Insler V, Coelingh–Bennink H. Induction of follicular growth using recombinant human follicle–stimulating hormone in two volunteer women with hypogonadotropic hypogonadism. Fertil Steril. 1993;59:738–42.

[4] Group TERHLS. Recombinant human luteinizing hormone (LH) to support recombinant human follicle–stimulating hormone (FSH)–induced follicular development in LH– and FSH–deficient anovulatory women: a dose–finding study 1. J Clin Endocrinol Metab. 1998;83:1507–14.

[5] Couzinet B, Lestrat N, Brailly S, Forest M, Schaison G. Stimulation of ovarian follicular maturation with pure follicle–stimulating hormone in women with gonadotropin deficiency. J Clin Endocrinol Metab.

1988;66:552–6.

[6] Strauss JF, Steinkampf MP. Pituitary–ovarian interactions during follicular maturation and ovulation. Am J Obstet Gynecol. 1995;172:726–35.

[7] Wang L, Zhao Y, Dong X, Huang K, Wang R, Ji L, Wang Y, Zhang H. Could pretreatment with oral contraceptives before pituitary down regulation reduce the incidence of ovarian hyperstimulation syndrome in the IVF/ICSI procedure? Int J Clin Exp Med. 2015;8:2711–8.

[8] Damario MA, Barmat L, Liu HC, Davis OK, Rosenwaks Z. Dual suppression with oral contraceptives and gonadotrophin releasing–hormone agonists improves in–vitro fertilization outcome in high responder patients. Hum Reprod. 1997;12:2359–65.

[9] Farquhar C, Rombauts L, Kremer JA, Lethaby A, Ayeleke RO. Oral contraceptive pill, progestogen or oestrogen pretreatment for ovarian stimulation protocols for women undergoing assisted reproductive techniques. Cochrane Database Syst Rev. 2017;(5):CD006109.

[10] Birch Petersen K, Hvidman HW, Forman JL, Pinborg A, Larsen EC, Macklon KT, Sylvest R, Andersen AN. Ovarian reserve assessment in users of oral contraception seeking fertility advice on their reproductive lifespan. Hum Reprod. 2015;30: 2364–75.

[11] Zimmerman Y, Eijkemans MJC, Coelingh Bennink HJT, Blankenstein MA, Fauser BCJM. The effect of combined oral contraception on testosterone levels in healthy women: a systematic review and meta–analysis. Hum Reprod Update. 2014;20:76–105.

[12] Amiri M, Kabir A, Nahidi F, Shekofteh M, Ramezani Tehrani F. Effects of combined oral contraceptives on the clinical and biochemical parameters of hyperandrogenism in patients with polycystic ovary syndrome: a systematic review and meta–analysis. Eur J Contracept Reprod Health Care. 2018;23:64–77.

[13] Phelan N, Conway SH, Llahana S, Conway GS. Quantification of the adverse effect of ethinylestradiol containing oral contraceptive pills when used in conjunction with growth hormone replacement in routine practice. Clin Endocrinol (Oxf). 2012;76: 729–33.

[14] Cohen BL, Katz M. Pituitary and ovarian function in women receiving hormonal contraception. Contraception. 1979;20:475–87.

[15] Girmus RL, Wise ME. Progesterone directly inhibits pituitary luteinizing hormone secretion in an estradiol–dependent manner. Biol Reprod. 1992;46:710–4.

[16] Reed BG, Babayev SN, Bukulmez O. Shifting paradigms in diminished ovarian reserve and advanced reproductive age in assisted reproduction: customization instead of conformity. Semin Reprod Med. 2015;33:169–78.

[17] Reichman DE, Zakarin L, Chao K, Meyer L, Davis OK, Rosenwaks Z. Diminished ovarian reserve is the predominant risk factor for gonadotropin–releasing hormone antagonist failure resulting in breakthrough luteinizing hormone surges in in vitro fertilization cycles. Fertil Steril. 2014;102:99–102.

[18] Huirne JAF, van Loenen ACD, Schats R, McDonnell J, Hompes PGA, Schoemaker J, Homburg R, Lambalk CB. Dose–finding study of daily GnRH antagonist for the prevention of premature LH surges in IVF/ICSI patients: optimal changes in LH and progesterone for clinical pregnancy. Hum Reprod. 2005;20:359–67.

[19] Winkler N, Bukulmez O, Hardy DB, Carr BR. Gonadotropin releasing hormone antagonists suppress aromatase and anti–Müllerian hormone expression in human granulosa cells. Fertil Steril. 2010;94:1832–9.

[20] Lee TH, Lin YH, Seow KM, Hwang JL, Tzeng CR, Yang YS. Effectiveness of cetrorelix for the prevention of premature luteinizing hormone surge during controlled ovarian stimulation using letrozole and gonadotropins: a randomized trial. Fertil Steril. 2008;90:113–20.

[21] A double–blind, randomized, dose–finding study to assess the efficacy of the gonadotrophin–releasing hormone antagonist ganirelix (Org 37462) to prevent premature luteinizing hormone surges in women undergoing ovarian stimulation with recombinant follicle stimulating hormone (Puregon). The ganirelix dose–finding study group. Hum Reprod. 1998;13:3023–31.

[22] Chen Q, Wang Y, Sun L, Zhang S, Chai W, Hong Q, Long H, Wang L, Lyu Q, Kuang Y. Controlled ovulation of the dominant follicle using progestin in minimal stimulation in poor responders. Reprod Biol Endocrinol. 2017;15:71.

[23] Ezzati M, Carr BR. Elagolix, a novel, orally bioavailable GnRH antagonist under investigation for the treatment of endometriosis-related pain. Womens Health (Lond). 2015;11:19–28.

[24] Carr BR, Stewart EA, Archer DF, et al. Elagolix alone or with add-Back therapy in women with heavy menstrual bleeding and uterine leiomyomas. Obstet Gynecol. 2018;132: 1252–64.

第 15 章 预防过早排卵
Preventing Premature Ovulation

Orhan Bukulmez **著**

卢美松 汤小晗 **译**

一、概述

过早排卵的定义并不完全指前一节讨论的过早黄体化或不可预测的黄体生成素峰，而更多是指在取卵前或取卵过程中观察到的卵泡过早破裂。

在卵巢储备功能减退（diminished ovarian reserve，DOR）和（或）高育龄（advanced reproductive age，ARA）妇女中，待卵母细胞最终成熟扳机后，即使常规间隔 35～36h 取卵仍可以观察到卵泡消失，尤其是直径≥ 18mm 的卵泡。这种卵泡有时非常脆弱，即使取卵者轻柔地插入经阴道超声探头仍能观察到其破裂。有时没有卵泡仅观察到子宫直肠凹陷液体，只能尝试通过抽吸子宫直肠凹陷液体获取卵母细胞。鉴于这类患者有限的卵泡数量、仅有少量子宫直肠凹陷液体，抽吸到卵母细胞的成功率较低，且可能合并肠道损伤等并发症。因此，我们主要讨论和 LH 峰无关的过早排卵或卵泡破裂的预防措施。

二、注射扳机药物后提早取卵

有研究显示 DOR 和卵巢低反应（poor ovarian response，POR）患者卵泡过早破裂的现象与 LH 峰无关。因此，待卵母细胞最终成熟后无论使用促性腺激素释放激素（gonadotropin releasing hormone，GnRH）激动剂或人绒毛膜促性腺激素（human chorionic gonadotropin，hCG）扳机，均在卵泡直径≥ 18 mm 时注射扳机药物并在 32～34h 内安排取卵[1]。也有人在优势卵泡直径超过 16 mm 时注射 5000U hCG 并在注射后 34h 取卵，以减少卵泡抽吸前的卵泡破裂[2]。

在微刺激方案章节中也讨论了≥ 43 岁的 ARA 患者如何在卵母细胞最终成熟后扳机以防止与 LH 峰无关的卵泡过早黄素化。有数据支持在常规体外受精（in vitro fertilization，IVF）周期中，当优势卵泡直径达到 16～18mm 时注射 10 000U hCG 但不改变取卵时间。尽管卵泡直径较小，细胞质不成熟可能影响胚胎的正常发育，这种方案也可能用于较年轻的 DOR 患者[3]。

另外，至少针对常规 IVF 人群的研究显示，卵母细胞最终成熟后扳机和取卵的最佳时间间隔应在 35～38h 之间，可获得最多的 M Ⅱ 期卵母细胞[4]。在早期 IVF 临床实践中，由于没有 GnRH 激动药和 GnRH 拮抗药，提早取卵主要是为了预防提前出现的内源性 LH 峰；其后数据显示最佳取卵时间一般为 hCG 后 36h[5]。

有人认为，如果在卵母细胞最终成熟扳机后早于 36h 取卵，延迟从周围的卵丘颗粒细胞中剥离卵母细胞也许可以补偿提早取卵对卵细胞质内单精子注射（intra cytoplasmic sperm injection，ICSI）的影响。这一假设在一项队列研究中得到了验证，该研究纳入 38 岁以下接受常规 IVF 促排并进行 ICSI 的妇女，至少有 3 个卵泡直径 > 17mm 时注射 hCG 扳机。这项回顾性研究中扳机和取卵的时间间隔为 34～38h，但根据取卵时间在 36h 之前及之后分为两组。取卵后拆除颗粒细胞的时间为 5min～7h（平均 2.3 ± 1.3h）。根据取卵后拆卵的时间小于和超过 2h 分成两组。注射 hCG 和取卵的时间间隔大于 36h 组，ICSI 结局随着时间间隔延长而改善。尽管各组中 M Ⅱ 期卵母细胞的比例相似，但在移植胚胎数量和质量相似的情况下，36h 后取卵组的受精率和临床妊娠率高于 36h 前取卵组。不管 hCG– 取卵的时间间隔如何，取卵 – 拆卵的时间间隔对临床妊娠率无任何影响。同样的，拆卵 – ICSI 的时间间隔（平均 1.2 ± 1.1h）也不影响 ICSI 结局。作者认为卵巢储备功能正常的患者行 ICSI 时，延长体外培养卵母细胞的拆卵时间或者拆卵 – ICSI 的时间间隔不能补偿卵母细胞最终成熟后 hCG 扳机后早于 36h 取卵的潜在不良影响[6]。当然，许多类似的研究都针对常规 IVF 促排周期和卵巢反应正常的患者，可能和针对 POR、DOR 和（或）ARA 患者的微刺激 / 温和刺激或自然周期无关。

我们在针对 POR 和 DOR 患者进行微刺激 IVF 治疗的早期阶段，如果在 hCG 和（或）GnRH 激动剂扳机后 36h 取卵，确实在取卵过程中可观察到卵泡消失或卵泡塌陷。随后我们开始在扳机后 35h 取卵。对于卵母细胞成熟有问题或者受精后胚胎发育有问题的一些患者，我们定于扳机后 35.5h 取卵。对于持续性早期卵泡塌陷的患者，34h 取卵可能导致卵母细胞未成熟和胚胎发育异常。因此，我们常规在注射扳机药物后 35h 或 35.5h 取卵，而采取其他措施预防过早排卵。

三、非甾体抗炎药

吲哚美辛作为一种非甾体抗炎药（nonsteroidal anti-inflammatory drug，NSAID）在 IVF 周期中被用于预防过早排卵 [7]。尤其适用于 IVF 自然周期预防排卵。吲哚美辛 50mg 口服，每日 3 次，连续 7 天，可延迟排卵 1 周。在 IVF 微刺激周期中，GnRH 激动剂扳机日服用吲哚美辛 50mg 可预防过早排卵并且对 LH 峰诱导的卵母细胞成熟无不良影响。

吲哚美辛或阿司匹林抑制排卵的作用最初是在啮齿动物中发现的 [8, 9]。随后证实吲哚美辛并不能抑制 LH 峰，而是直接作用于卵巢 [10]。在猪体内，前列腺素 $F_{2\alpha}$ 可逆转 hCG 扳机后 24h 给予吲哚美辛产生的抑制排卵的作用 [11]。

尿液 LH 检测阳性的女性口服吲哚美辛 50mg 每日 3 次，连续 3 天或更长时间可延迟排卵，并且对月经周期长度和卵泡刺激素、LH、雌二醇和孕酮水平无不良影响 [12]。在改良的自然 IVF 周期中，与未使用吲哚美辛的相同治疗方案相比，待卵泡大小达到 14mm 时口服吲哚美辛 50mg 每日 3 次可降低过早排卵率并且对胚胎发育和临床妊娠率无不良影响 [13]。

总之，白细胞、细胞因子以及包括前列腺素在内的许多炎症介质在排卵过程中密切相关 [14]。非甾体类抗炎药，如吲哚美辛和布洛芬，通过抑制环氧化酶（cyclooxygenase enzymes，COX）的功能来发挥作用，而 COX 则可将花生四烯酸转化为前列腺素 H_2（prostaglandin H_2，PGH_2）。在 COX-1 和 COX-2 这两个亚型中，COX-2 抑制被认为与抑制排卵有关。排卵前升高的促性腺激素刺激颗粒细胞中的 COX-2，导致 PGH_2 及其他前列腺素水平增加。它们反过来会作用于颗粒细胞和卵泡膜细胞，诱导基质金属蛋白酶（matrix metalloproteinase，MMP）分泌，降解细胞外基质，最终导致卵泡破裂和排卵 [15]。LH 峰本身通过 MMP 诱导炎症级联反应导致卵泡破裂，而 MMP 能被非选择性 COX 抑制剂如吲哚美辛和布洛芬所抑制。然而，布洛芬这类药物也可能对血小板功能产生剂量相关性的影响，并在最后一次服用布洛芬 24h 后消失 [16]。

我们选取患者在注射 hCG 和（或）GnRH 类似物后隔日，取卵前约 18h 午餐时服用布洛芬 600mg 一次。这些患者为年龄 > 40 岁且优势卵泡直径 > 18mm，或是近期取卵时出现卵泡破裂史的女性。我们观察到布洛芬单次给药方案足以防止取卵前或取卵时卵泡过早破裂。在一项小型病例对照研究中，与这些患者未使用布洛芬的周期相比，取卵前约 18h 单次服用 600mg 布洛芬降低白细胞介素（interleukin，IL）-6、IL-8、嗜酸性粒细胞集落刺激因子、MMP-3、MMP-7、MMP-12 和 MMP-13 的水平。由于在两个连续周期中我们均未观察到使用或未使用布洛芬的患者出现卵泡过早破裂，因此这项研究至少可以说明单次剂量 600mg 的布洛芬确实可引起卵泡液研究中出现的抗炎变化。我们未使用更高剂量的布洛芬或在取卵前后使用布洛芬以避免其可能引起的潜在出血倾向 [17, 18]。

四、结论

预防取卵前或取卵时过早排卵或卵泡破裂是影响获卵的重要问题，尤其是接受微刺激 / 温和刺激方案的 DOR 和（或）ARA 妇女。我们主要讨论了两种策略：一种是注射扳机药物后早于常规的 36h 取卵，甚至提早至 32h 取卵。然而，提早取卵可能出现获取的成熟卵母细胞减少及胚胎发育异常。将卵母细胞与其周围的卵丘细胞共同培养可能无法完全避免问题的发生。非甾体抗炎药已被用于预防排卵。我们首选的预防过早排卵的方法是在注射扳机药物后35～35.5h 取卵，并酌情建议部分患者在午餐后取卵前 18h 口服 600mg 布洛芬 1 次。

参 考 文 献

[1] Zhang J, Chang L, Sone Y, Silber S. Minimal ovarian stimulation (mini-IVF) for IVF utilizing vitrification and cryopreserved embryo transfer. Reprod Biomed Online. 2010;21(4):485–95.

[2] Mendez Lozano DH, Brum Scheffer J, Frydman N, Fay S, Fanchin R, Frydman R. Optimal reproductive competence of oocytes retrieved through follicular flushing in minimal stimulation IVF. Reprod Biomed Online. 2008;16(1):119–23.

[3] Wu YG, Barad DH, Kushnir VA, Wang Q, Zhang L, Darmon SK, et al. With low ovarian reserve, Highly Individualized Egg Retrieval (HIER) improves IVF results by avoiding premature luteinization. J Ovarian Res. 2018;11(1):23.

[4] Weiss A, Neril R, Geslevich J, Lavee M, Beck-Fruchter R, Golan J, et al. Lag time from ovulation trigger to oocyte aspiration and oocyte maturity in assisted reproductive technology cycles: a retrospective study. Fertil Steril. 2014;102(2):419–23.

[5] Mansour RT, Aboulghar MA, Serour GI. Study of the optimum time for human chorionic gonadotropin-ovum pickup interval in in vitro fertilization. J Assist Reprod Genet. 1994;11(9):478–81.

[6] Garor R, Shufaro Y, Kotler N, Shefer D, Krasilnikov N, Ben-Haroush A, et al. Prolonging oocyte in vitro culture and handling time does not compensate for a shorter interval from human chorionic gonadotropin administration to oocyte pickup. Fertil Steril. 2015;103(1):72–5.

[7] Nargund G, Waterstone J, Bland J, Philips Z, Parsons J, Campbell S. Cumulative conception and live birth rates in natural (unstimulated) IVF cycles. Hum Reprod. 2001;16(2):259–62.

[8] Armstrong DT, Grinwich DL. Blockade of spontaneous and LH-induced ovulation in rats by indomethacin, an inhibitor of prostaglandin biosynthesis. I. Prostaglandins. 1972;1(1):21–8.

[9] Orczyk GP, Behrman HR. Ovulation blockade by aspirin or indomethacin – in vivo evidence for a role of prostaglandin in gonadotrophin secretion. Prostaglandins. 1972;1(1):3–20.

[10] Sato T, Taya K, Jyujo T, Igarashi M. Ovulation block by indomethacin, an inhibitor of prostaglandin synthesis: a study of its site of action in rats. J Reprod Fertil. 1974;39(1):33–40.

[11] Downey BR, Ainsworth L. Reversal of indomethacin

blockade of ovulation in gilts by prostaglandins. Prostaglandins. 1980;19(1):17–22.

[12] Athanasiou S, Bourne TH, Khalid A, Okokon EV, Crayford TJ, Hagstrom HG, et al. Effects of indomethacin on follicular structure, vascularity, and function over the periovulatory period in women. Fertil Steril. 1996;65(3):556–60.

[13] Kadoch IJ, Al-Khaduri M, Phillips SJ, Lapensee L, Couturier B, Hemmings R, et al. Spontaneous ovulation rate before oocyte retrieval in modified natural cycle IVF with and without indomethacin. Reprod Biomed Online. 2008;16(2):245–9.

[14] Bukulmez O, Arici A. Leukocytes in ovarian function. Hum Reprod Update. 2000;6(1):1–15.

[15] Weiss G, Goldsmith LT, Taylor RN, Bellet D, Taylor HS. Inflammation in reproductive disorders. Reprod

Sci. 2009;16(2):216–29.

[16] Goldenberg NA, Jacobson L, Manco-Johnson MJ. Brief communication: duration of platelet dysfunction after a 7-day course of ibuprofen. Ann Intern Med. 2005;142(7):506–9.

[17] Bou-Nemer L, Word A, Carr B, Bukulmez O. One dose of ibuprofen decreases levels of interleukins involved in ovulation in the follicular fluid of women undergoing minimalo stimulation in-vitro fertilization. Fertil Steril. 2017;108(3):e258.

[18] Bou Nemer L, Shi H, Carr BR, Word RA, Bukulmez O. Effect of single-dose ibuprofen on follicular fluid levels of interleukins in poor responders undergoing in vitro fertilization. Syst Biol Reprod Med. 2019;65(1):48–53.

第 16 章　扳机药物和扳机后检测
Trigger Agents and Post-trigger Testing

John Wu　David Prokai　Orhan Bukulmez　著
卢美松　汤小晗　译

一、扳机药物

人绒毛膜促性腺激素（human chorionic gonadotropin，hCG）作为月经中期内源性黄体生成素（luteinizing hormone，LH）峰替代物，是体外受精（in vitro fertilization，IVF）周期中诱导卵母细胞最终成熟的传统扳机药物。这是因为 hCG 和 LH 都激活相同的 LH 受体[1]。二者主要的区别在于半衰期不同，LH 的循环半衰期很短，只有 30min[7]，而 hCG 的半衰期则长达约37h[3]。因此，hCG 能够通过维持多个黄体激活卵巢过度刺激综合征（ovarian hyperstimulation syndrome，OHSS）的整个级联反应，并诱导血管内皮生长因子通路[4, 5]。为降低 OHSS 的风险，可使用 GnRH 激动药替代外源性 hCG 诱导 LH 峰[6-8]。Nakano 等人的研究已证实 GnRH 激动药可诱导 LH 峰[9]。与单独使用 hCG 扳机相比，单独使用 GnRH 激动药扳机显著降低了 OHSS的风险[10-12]。GnRH 激动药还能诱导类生理 LH 和卵泡刺激素（follicle-stimulating hormone，FSH）峰从而提高卵母细胞和胚胎质量[13]，其机理可能是诱发的内源性 FSH 峰能够促进卵母细胞减数分裂恢复，LH 受体形成和卵丘扩展[14, 15]。单独使用 GnRH 激动药尽管降低了OHSS 的风险，但可诱导黄体溶解导致黄体期缺陷从而对新鲜胚胎移植周期的妊娠率产生负面影响[16, 17]。

二、双扳机

联合应用小剂量 hCG 与 GnRH 激动药称为双扳机，它不仅可提高卵母细胞成熟度，还能提供持续的黄体期支持并降低 OHSS 风险[11, 18, 19]。在正常和高反应患者中，双扳机与单独使用

hCG 相比可以增加成熟卵母细胞和受精卵的数量、着床率和妊娠率[20]。有临床意义的 OHSS 发生率可降低至 0.5%[18]。本书所述的双扳机的潜在优势是针对微刺激 IVF 出现预期卵巢低反应（poor ovarian response，POR）随后进行冷冻胚胎移植（frozen embryo transfer，FET）的妇女。在接受全胚冷冻微刺激 IVF 的预期 POR 患者中，我们比较了单独使用 hCG 10 000U 扳机和联合使用亮丙瑞林 2mg 与 hCG 5000U 双扳机的妊娠结局。

对 107 个微刺激 IVF 周期进行第一周期分析。所有患者均符合 ESHRE POR 的标准，即年龄超过 40 岁和（或）既往常规大剂量刺激方案结局欠佳（卵子数 ≤ 3 个）；或卵巢储备功能检测异常，抗米勒管激素（anti-Müllerian hormone，AMH）< 1.1ng/ml 和（或）窦卵泡总数（total antral follicle count，TAFC）< 7 个[21]。主要指标是获卵数，次要指标是成熟 MII 期卵母细胞数及 2PN 合子数，以及是否有冷冻的卵裂期胚胎或囊胚。我们还关注了与单独使用 hCG 扳机相比，使用醋酸亮丙瑞林和 hCG 双扳机是否会引起义献中所述的 FSII 峰[13]。

（一）单扳机和双扳机组获卵数的比较

两组基础指标无显著差异（表 16-1）。刺激天数、促性腺激素总剂量、拮抗药总剂量（vial）、卵泡直径峰值（mm）、扳机前 P_4 水平（ng/ml）及卵细胞质内单精子注射（intra cytoplasmic sperm injection，ICSI）患者比例有显著统计学差异。然而获卵数、MII 卵子数和 2PN 受精卵数无统计学差异（表 16-2）。进一步的多元回归分析证实，调整其他自变量后扳机类型对预测 2PN 受精卵数和获卵数仍无显著意义。

（二）微刺激周期双扳机诱导的 FSH 峰

在单扳机和双扳机患者中选取 20 例检测扳机前后的 FSH 水平。单独使用 hCG 扳机的患者 FSH 水平变化不明显，而双扳机患者的 FSH 水平升高，与预期相符（表 16-3）。因此，亮丙瑞林扳机诱导的 FSH 峰不能改善微刺激 IVF 周期结局。

表 16-1　患者人口统计学和基础指标（平均值 ±SD）

指　标	hCG 单独扳机（n=55）	双扳机（n=52）	P 值
年龄（岁）	38.36±3.92	39.50±3.05	0.10
体重指数（kg/m²）	26.39±5.21	25.99±5.43	0.70
抗米勒管激素（ng/ml）	0.74±0.76	0.97±0.92	0.16
窦卵泡总数（n）	7.78±3.79	7.83±5.17	0.96

表 16-2　卵巢刺激的指标和结局（平均值 ±SD 或百分比）

变　量	hCG 单独扳机（n=55）	双扳机（n=52）	P 值
刺激天数	10.13 ± 1.29	10.98 ± 2.21	0.016
促性腺激素总剂量（U）	500.45 ± 138.49	600.96 ± 229.71	0.007
拮抗药总剂量（vial）	1.65 ± 0.89	2.66 ± 1.10	＜ 0.001
最大卵泡直径（mm）	21.99 ± 3.77	20.27 ± 2.88	0.009
≥ 10mm 卵泡数量	4.25 ± 1.97	3.81 ± 1.92	0.24
≥ 14mm 卵泡数量	2.98 ± 1.41	2.81 ± 1.43	0.53
≥ 16mm 卵泡数量	2.31 ± 1.25	2.13 ± 1.11	0.45
扳机前 E_2（pg/ml）	1082.56 ± 608.33（n=54）	926.35 ± 455.47	0.14
扳机前 LH（U/L）	6.66 ± 4.23（n=54）	5.60 ± 3.16	0.15
扳机前 P_4（ng/ml）	0.54 ± 0.35（n=38）	0.41 ± 0.21	0.033
获卵数	2.69 ± 1.75	2.23 ± 1.35	0.10
M Ⅱ卵子数	2.16 ± 1.27（n=24）	2.10 ± 1.27（n=42）	0.83
2PN 受精卵数	2.09 ± 1.42	1.75 ± 1.33	0.20
ICSI（其余采用常规受精）	43.60%	80.80%	＜ 0.001
第 3 天胚胎冷冻数	1.57 ± 0.78（n=7）	1.13 ± 0.84（n=8）	0.87
囊胚冷冻数	1.15 ± 1.13（n=48）	0.91 ± 1.18（n=45）[a]	0.187
所有冷冻胚胎	67.27%	51.92%	0.12

a.1 例患者同时冷冻第 3 天胚胎和囊胚

表 16-3　检测扳机前后的 FSH 平均值评估 FSH 峰

平均值	hCG 单独扳机（n=10）	双扳机（n=10）	P 值
扳机前 FSH（U/L）	8.40	11.02	0.12
扳机后 FSH（U/L）	8.78	52.13	＜ 0.001
倍数变化	1.04	5.06	＜ 0.001

三、扳机前后的实验室检测

检测扳机前雌二醇（estradiol，E_2）和孕酮（progesterone，P_4）值可能预测获卵数和发育的胚胎数[22]。有学者认为扳机后 E_2 值可预测活产结局[23, 24]，而也有研究提示差异无显著性[25, 26]。单独使用 hCG 扳机的妇女通常在扳机后第 2 天检测 hCG 和 P_4 水平。这些实验室检测也可能有助于确认药物依从性和有效性。然而，尚不清楚 hCG 扳机引起的内分泌反应是否能预测出现预期 POR 妇女的微刺激和温和刺激结局。为回答这一问题，我们选取微刺激和温和刺激周期的第一周期进行扳机前后的实验室分析。扳机前的实验始于 hCG 扳机日，扳机后的实验定于扳机后的第 2 天上午。

（一）扳机后 FSH 水平

第一周期扳机后 FSH 检测显示 FSH 水平为 11.4 ± 6.2U/L（平均值 ±SD）。FSH 与获卵数呈负相关。获卵数随着 FSH 水平升高而减少（图 16-1）。扳机后 FSH 升高可能是由于产生内源性 FSH，而非微刺激和温和刺激小剂量促性腺激素的作用，提示卵巢储备功能严重不良。

（二）扳机前后 E_2、LH、P_4 水平和扳机后 hCG 水平

我们分析了 2016—2018 年进行微刺激和温和刺激周期治疗的 81 名妇女的第一周期扳机前后激素水平（E_2、LH、P_4 和扳机后 hCG），对其绝对值和倍数变化（扳机后 / 扳机前 E_2、LH 和 P_4 的比值）进行分析。总体数据见表 16-4。在回归模型中只有扳机前 E_2 值可预测获卵数，

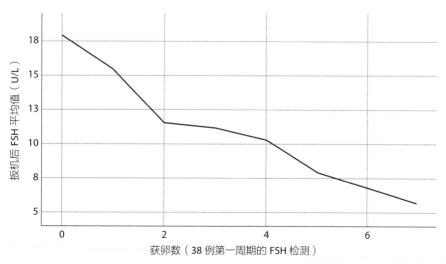

▲ 图 16-1　获卵数随扳机后 FSH 水平升高而降低

与已发表文献一致（图 16-2）。

扳机后 E_2、LH 和 P_4 水平的倍数变化（扳机后 / 扳机前的比值）并不能预测出现预期 POR 患者微刺激和温和刺激周期的获卵数。一些临床医生通过个人 / 会议交流提出，扳机后 E_2 水平降低可能与 DOR/POR 女性因排卵较早而提前取卵有关。然而这些数据还有待验证和发表。

表 16-4 用于评估扳机前后实验室检测的微刺激和温和刺激治疗的第一周期数据
（81 名患者；n 为具有相关数据的第一周期数）

参　　数	平均值 ±SD
年龄（岁）	39.6±3.8
AMH（ng/ml）	1.07±0.95
促性腺激素总剂量（U）	672.5±464.9
扳机前 E_2（pg/ml）	905.4±439.0
扳机后 / 前 E_2 比值	1.2±0.2（$n=58$）
扳机后 / 前 P_4 比值	4.9±3.6（$n-62$）
扳机后 hCG（U/L）	268.9±135.8（$n=61$）
获卵数	2.3±1.7

SD. 标准差

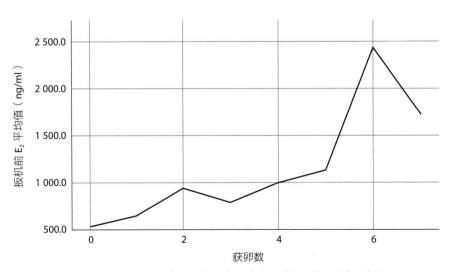

▲ 图 16-2 获卵数随扳机前 E_2 水平升高而增加（第一周期分析）

四、结论

与正常反应人群的各种报道相比，即使考虑到年龄、BMI、AMH、窦卵泡总数以及多元回归分析的多个刺激指标，在出现预期 POR 患者的微刺激 IVF 中使用双扳机并不能提高卵子总数和成熟卵子数。虽然使用双扳机看起来在刺激周期中优化结局并降低 OHSS 风险，但对预期 POR 患者使用双扳机可能不会带来同样的优势。目前没有证据表明使用双扳机药物可以改善接受微刺激 IVF 的预期 POR 患者的刺激结局。由于其成本更低且患者舒适感更强，hCG 单独扳机更为适用。

接受微刺激和（或）温和刺激的 DOR 和（或）ARA 患者的扳机前后实验室检测显示，似乎只有扳机前 E_2 水平与获卵数相关。E_2、LH 和 P_4 的扳机后倍数的变化不能预测获卵数。扳机后 hCG 水平可能有助于体现患者的配合度；然而，在注射 hCG 后第 2 天进行简单的居家尿液妊娠检测也能够提供相似的信息并更方便经济。

参 考 文 献

[1] Pierce JG, Parsons TF. Glycoprotein protein hormones: structure and function. Ann Rev Biochem. 1981;50:465–95.

[2] Schalch DS, Parlow AF, Boon RC, Reichlin S. Measurement of human luteinizing hormone in plasma by radioimmunoassay. J Clin Invest. 1968;47(3):665–78.

[3] Faiman C, Ryan RJ, Zwirek SJ, Rubin ME. Serum FSH and hCG during human pregnancy and puerperium. J Clin Endocrinol Metab. 1968;28(9):1323–9.

[4] Emperaire JC, Ruffie A. Triggering ovulation with endogenous luteinizing hormone may prevent the ovarian hyperstimulation syndrome. Hum Reprod. 1991;6(4):506–10.

[5] Navot D, Bergh PA, Laufer N. Ovarian hyperstimulation syndrome in novel reproductive technologies: prevention and treatment. Fertil Steril. 1992;58(2):249–61.

[6] Gonen Y, Casper RF, Jacobson W, Blankier J. Endometrial thickness and growth during ovarian stimulation: a possible predictor of implantation in in

vitro fertilization. Fertil Steril. 1989;52(3):446–50.

[7] Imoedemhe DA, Sigue AB, Pacpaco EL, Olazo AB. Stimulation of endogenous surge of luteinizing hormone with gonadotropin–releasing hormone analog after ovarian stimulation for in vitro fertilization. Fertil Steril. 1991;55(2):328–32.

[8] Olivennes F, Fanchin R, Bouchard P, Taieb J, Frydman R. Triggering of ovulation by a gonadotropin–releasing hormone (GnRH) agonist in patients pretreated with a GnRH antagonist. Fertil Steril. 1996;66(1):151–3.

[9] Nakano R, Mizuno T, Kotsuji F, Katayama K, Washio M, Tojo S. "Triggering" of ovulation after infusion of synthetic luteinizing hormone releasing factor (LRF). Acta Obstet Gynecol Scand. 1973;5(3):269–72.

[10] Kol S. Luteolysis induced by a gonadotropin–releasing hormone agonist is the key to prevention of ovarian hyperstimulation syndrome. Fertil Steril. 2004;81(1):1–5.

[11] Shapiro BS, Daneshmand ST, Garner FC, Aguirre M, Thomas S. Gonadotropin–releasing hormone agonist combined with a reduced dose of human chorionic

gonadotropin for final oocyte maturation in fresh autologous cycles of in vitro fertilization. Fertil Steril. 2008;90(1):231–3.

[12] Itskovitz–Eldor J, Kol S, Mannaerts B. Use of a single bolus of GnRH agonist triptorelin to trigger ovulation after GnRH antagonist ganirelix treatment in women undergoing ovarian stimulation for assisted reproduction, with special reference to the prevention of ovarian hyperstimulation syndrome: preliminary report: short communication. Hum Reprod. 2000;15(9):1965–8.

[13] Griffin D, Feinn R, Engmann L, Nulsen J, Budinetz T, Benadiva C. Dual trigger with gonadotropin–releasing hormone agonist and standard dose human chorionic gonadotropin to improve oocyte maturity rates. Fertil Steril. 2014;102(2):405–9.

[14] Andersen CY, Leonardsen L, Ulloa–Aguirre A, Barrios–De–Tomasi J, Moore L, Byskov AG. FSH–induced resumption of meiosis in mouse oocytes: effect of different isoforms. Mol Hum Reprod. 1999;5(8):726–31.

[15] Eppig JJ. FSH stimulates hyaluronic acid synthesis by oocyte–cumulus cell complexes from mouse preovulatory follicles. Nature. 1979;281(5731):483–4.

[16] Griesinger G, Diedrich K, Devroey P, Kolibianakis EM. GnRH agonist for triggering final oocyte maturation in the GnRH antagonist ovarian hyperstimulation protocol: a systematic review and meta–analysis. Hum Reprod Update. 2006;12(2): 159–68.

[17] Orvieto R, Rabinson J, Meltzer S, Zohav E, Anteby E, Homburg R. Substituting hCG with GnRH agonist to trigger final follicular maturation – A retrospective comparison of three different ovarian stimulation protocols. Reprod Biomed Online. 2006;13(2): 198–201.

[18] Shapiro BS, Daneshmand ST, Garner FC, Aguirre M, Hudson C. Comparison of "triggers" using leuprolide acetate alone or in combination with low–dose human chorionic gonadotropin. Fertil Steril. 2011;95(8):2715–7.

[19] Griffin D, Benadiva C, Kummer N, Budinetz T, Nulsen J, Engmann L. Dual trigger of oocyte maturation with gonadotropin–releasing hormone agonist and low–dose human chorionic gonadotropin to optimize live birth rates in high responders. Fertil Steril. 2012;97(6):1316–20.

[20] Lin MH, Shao–Ying Wu F, Kuo–Kuang Lee R, Li SH, Lin SY, Hwu YM. Dual trigger with combination of gonadotropin–releasing hormone agonist and human chorionic gonadotropin significantly improves the live–birth rate for normal responders in GnRH–antagonist cycles. Fertil Steril. 2013;100(5): 1296–302.

[21] Ferraretti AP, La Marca A, Fauser BCJM, Tarlatzis B, Nargund G, Gianaroli L, et al. ESHRE consensus on the definition of "poor response" to ovarian stimulation for in vitro fertilization: the Bologna criteria. Hum Reprod. 2011;26(7):1616–24.

[22] Zhu H, Liu L, Yang L, Xue Y, Tong X, Jiang L, et al. The effect of progesterone level prior to oocyte retrieval on the numbers of oocytes retrieved and embryo quality in IVF treatment cycles: an analysis of 2,978 cycles. J Assist Reprod Genet. 2014;31(9):1183–7.

[23] Kondapalli LA, Molinaro TA, Sammel MD, Dokras A. A decrease in serum estradiol levels after human chorionic gonadotrophin administration predicts significantly lower clinical pregnancy and live birth rates in in vitro fertilization cycles. Hum Reprod. 2012;27(9):2690–7.

[24] Reljic M, Vlaisavljevic V, Gavric V, Kovacic B, Cizek–Sajko M. Value of the serum estradiol level on the day of human chorionic gonadotropin injection and on the day after in predicting the outcome in natural in vitro fertilization/intracytoplasmic sperm injection cycles. Fertil Steril. 2001;75(3):539–43.

[25] Chiasson MD, Bates GW, Robinson RD, Arthur NJ, Propst AM. Measuring estradiol levels after human chorionic gonadotropin administration for in vitro fertilization is not clinically useful. Fertil Steril. 2007;87(2):448–50.

[26] Huang R, Fang C, Wang N, Li L, Yi Y, Liang X. Serum estradiol level change after human chorionic gonadotropin administration had no correlation with live birth rate in IVF cycles. Eur J Obstet Gynecol Reprod Biol. 2014;178:177–82.

第 17 章　取卵手术

Oocyte Retrieval

John Wu　著

金　丽　译

一、概述

20 世纪 70 年代，Steptoe 与 Edwards 成功通过腹腔镜取卵。患者一般在注射 hCG 后 29～31h 取卵。起初，医生们使用注射器和细针抽吸，但是他们注意到缺乏抽吸设备，这使得抽吸设备得到发展。通过一个中间中空的针当作套管，使得抽吸的针头能够反复进入腹腔。被认为有点蓝粉色的泡状物的卵泡，通过 120mmHg 的负压抽吸出来而免于损伤[1]。这项技术引领着微创的非侵入性的取卵术。其他技术包括经腹部超声引导下经阴道取卵术[2]，但是该技术受限于腹部探头与卵巢的距离，以及经膀胱穿刺引起的手术并发症[3]。

在 1985 年后的 15 年，Wikland 及其同事描述了第一次经阴道超声引导下的取卵术[4]，由于它的可视化、经济以及并发症较少等优势该技术至今仍然是取卵的标准方案[5,6]。取卵术的优化方案将在本章节中得到讨论。不论是什么促排卵方案，许多技术都适用于所有的患者；然而我们也会特别提出一些针对卵巢储备功能减退（DOR）或者高龄生育（ARA）患者，更为适用的微刺激或温和刺激方案相关的技术。

二、麻醉

合适的麻醉深度对于取卵术的成功开展至关重要。目前有多种不同的麻醉方式例如局部镇痛、区域镇痛、清醒镇静及全身麻醉[7]。在权衡各种不同麻醉方式的风险及获益后，比较推荐联合丙泊酚、芬太尼和咪达唑仑的清醒镇静。目前使用丙泊酚是否对小鼠的卵母细胞产生毒副作用从而影响受精而被密切关注[8]，因为在卵泡液中可以测到丙泊酚含量[9]。然而，研究显示丙泊酚对卵母细胞的受精率、妊娠率或活产率并无显著不良影响[10]。由于其安全、诱导快速并且对临床结局无明显的显著不良影响，使用丙泊酚的清醒镇静被认为是微刺激 IVF 治疗的一线麻醉方案。我们推荐在取卵穿刺前使用丙泊酚诱导麻醉以尽量减少卵母细胞的麻醉剂暴露。

如果没有麻醉师，我们也可以使用局部麻醉，可以使用利多卡因完成宫颈旁阻滞，然而其单独使用的麻醉效率存在争议。有一项研究提示约有 43% 使用宫颈旁阻滞麻醉的女性认为取卵术"非常痛"或者"痛"，近 1/3 的女性在取卵过程中要求额外的静脉镇静[11]。因此，这是最经济可用的镇痛方法。

三、预防感染

（一）预防性应用抗生素

手术后的感染，如盆腔炎性疾病的发生率大约为 0.3%[12]。由于取卵术后感染并发症的发生率很低，因此预防性使用抗生素尚存在争议。一项回顾性的研究调查对比在取卵术后使用抗生素预防感染的供卵女性其发生术后感染率从 0.4% 降至 0.0%[13]。鉴于广谱抗生素的微小获益，我们认为可以仅针对感染的高危人群预防性使用抗生素，如子宫内膜异位症、既往盆腔炎性疾病病史、输卵管枳水或经子宫穿刺术等。

（二）阴道清洁

抗菌药（如聚维酮碘溶液）对卵母细胞有毒性作用，并且有证据显示相比较使用生理盐水，取卵前使用抗菌剂可能与低妊娠率相关[14]。细针穿刺前使用灭菌生理盐水彻底冲洗阴道足以清洁阴道并降低阴道内细菌载量。

四、设备

（一）经阴道超声

经阴道超声引导下的取卵术是标准的方式。通过阴道超声能够帮助提高卵巢显影，因为探头能够更近距离的接近我们需要的结构。而且，阴道超声使用特定阴道内探头高频声波（5/7.5MHz），而不是腹部探头的低频声波（3/3.5MHz），高频声波能够更好地显示探头邻近结构，但是降低深度。

（二）穿刺针

最常见的穿刺针的大小从 16G 到 20G 不等。使用更大内腔的穿刺针意味着穿刺针更硬，利于取卵术且获卵率更高。而细穿刺针则意味着卵丘－卵母细胞复合物的损伤越小，患者疼痛感越小，且能减少出血。

考虑穿刺针大小和穿刺针长短的重要因素是死腔。穿刺针内径越大，穿刺针越长，就可能引起更大的死腔，这就意味着将有更多的卵泡液在进入收集管之前会停留在穿刺针里。卵泡液在穿刺针中停留时间过长将会导致卵泡丢失或者使得卵子更长时间的暴露于毒性环境中 [15]。

我们推荐使用 17G 单腔取卵针。现在还有商业化的双腔穿刺取卵针用于冲洗，其中一个腔用于培养基冲洗，而另外一腔用于卵泡液的抽吸。

使用穿刺架对于有效安全的取卵是势在必行的。目前市面上有商业化的一次性的和可重复利用的穿刺针。穿刺架置于阴道超声的探头上，穿刺针放在穿刺架里面（图 17-1）。穿刺架能够准确地引导取卵医生穿刺取卵。而且穿刺架能够使得穿刺针头始终可见。如果超声下看不到穿刺针头，那就意味我们取卵医生需要退针并检查穿刺架是否被安置在超声探头上。

（三）负压吸引器

在取卵过程中使用负压吸引器保持稳定的负压至关重要（图 17-2）。常见的负压范围为 80～300mmHg，我们一般推荐负压＜ 140mmHg。如果负压＞ 180mmHg 可能会损伤卵母细

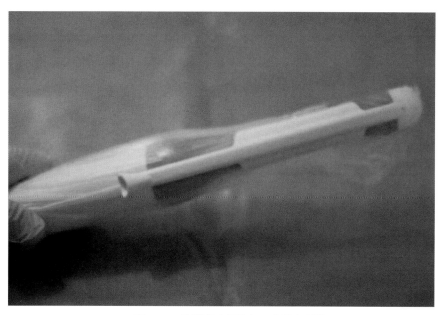

▲ 图 17-1　阴道超声探头与一次性穿刺针

卵巢储备功能减退与辅助生殖技术：研究现状与临床实践
Diminished Ovarian Reserve and Assisted Reproductive Technologies: Current Research and Clinical Management

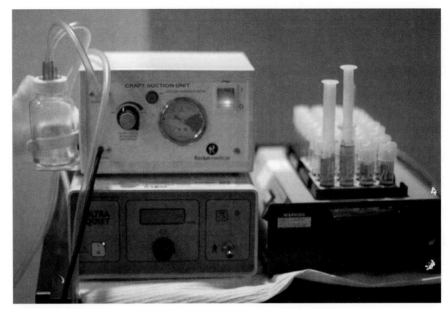

▲ 图 17-2　负压吸引器

胞[16]。增加的负压吸引可能会增加卵泡液的流速，从而增加卵冠丘复合物的剪切力[15]。我们并不推荐人工注射器来维持负压，因为人为使用注射器产生的负压不稳定且压力大小未知，有可能会引起卵母细胞损伤[17]。

五、技术

（一）患者体位

患者在诱导麻醉开始之前就要保持截石位以尽可能减少卵母细胞的麻醉剂暴露。患者需要躺在手术床的最下方以增加超声探头的可操作性。然而，值得注意的是患者的骶骨在手术床上必须要得到足够的支撑。

（二）膀胱排空

患者在取卵操作前需要排空膀胱以减少膀胱穿刺的风险。如果在穿刺开始前就发现膀胱充盈，那就需要使用导尿管帮助排空膀胱。如果患者行导尿管插管不需要抗生素来预防感染。

（三）卵巢固定

需要使用超声探头将卵巢固定在盆腔壁上以保证成功穿刺。如果卵巢固定欠佳，穿刺针可能会使得卵巢移位。穿刺前必须注意在阴道壁与卵巢之间不可以有血管，肠道和（或）膀胱。彩色多普勒能够帮助鉴别血流分布。如果卵巢不能被有效地固定于盆腔壁，则需要一名助手腹部按压帮助固定卵巢。

（四）进针

快速进针能够帮助准确定位并减少组织损伤。机器人研究提示随着穿刺速度的增加，需要的穿刺力量和组织位移减少[18]，因此我们通常推荐尽可能安全快速的进针。对于进针困难的，如穿刺时卵泡移位或者卵泡壁较韧的，我们倾向于轻轻旋针穿刺。然而，这可能会引起穿刺孔增大而引起增加卵母细胞在卵泡壁和穿刺针之间丢失的风险。通常推荐穿刺针进入卵泡的 2/3 直径以确保安全又有效的抽吸卵泡。

（五）旋针

有的取卵医生在穿刺针进入卵泡后不再移动穿刺针，而有的医生喜欢使用一种技术叫作旋针。这个技术一般是在卵泡抽吸结束之后继续在卵泡内旋转穿刺针。Dahl 等发现旋针能够显著增加获卵率[19]。旋针的另外一个优势就是能够防止穿刺针被塌陷的卵泡壁或者其他碎片组织堵塞。

（六）卵泡大小

有研究提示在超声下平均直径＞ 12mm 的卵泡获卵率较高[20]。因此，我们一般穿刺所有直径＞ 10mm 的卵泡（图 17–3）。

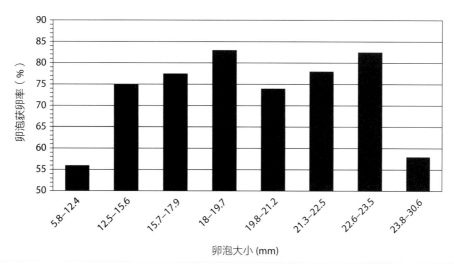

▲ 图 17–3　从卵母细胞获取卵泡的百分比（修改自 Wittmaack 等[20]）

（七）微刺激和温和刺激周期卵泡冲洗

卵泡冲洗能够显著增加滞留卵泡的获卵率。Bagtharia 和 Haloob 研究提示一次抽吸能够获得 40% 的卵泡，而通过二次冲洗能够使得获卵率增加到 82%，而 4 次冲洗后，获卵率可高达 97%[21]。在微刺激周期中，由于每 1 周期的预期卵泡较少，因此我们需要力争获得所有的卵泡。

卵泡冲洗的原则是使用冲洗液冲洗卵泡使得卵母细胞被冲出来。在抽吸卵泡后，穿刺针需要仍留在原位，因为穿刺针若从卵泡中移除则无法冲洗。冲洗需要一名助手替换卵泡液收集管并冲洗，操作过程需要防止空气进入整个系统中（图 17-4）。通过目测估计注射冲洗液的体积，冲洗液体积大约能填满整个卵泡至其初始大小或者直接根据卵泡大小注射冲洗液的体积（表 17-1）。一般需要重复冲洗直至获卵或者卵泡失去其完整性并尽管冲洗也无法使卵泡再次膨胀。大多数卵泡在经过起初几次冲洗后都可获得，然而，有时候一个卵泡需要多达 10 次冲洗才能获得，冲洗获得的卵母细胞最后可以发育为胚胎并最终活产。

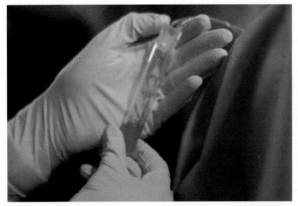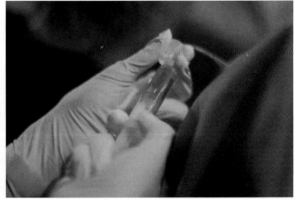

▲ 图 17-4　卵泡的收集和冲洗

表 17-1　冲洗不同大小卵泡所需的冲洗液用量

平均直径（mm）	冲洗液用量（ml）	平均直径（mm）	冲洗液用量（ml）
10	0.5	18	3.0
12	1.0	20	4.0
14	1.5	22	5.5
16	2.0	24	7.0

（八）负压应用

在穿刺针进入卵泡后，卵泡内的压力增加。因此，在穿刺过程中可能会引起卵泡液和卵泡细胞在卵泡壁和穿刺针之间丢失。因此，在穿刺针进入卵泡前或者进入卵泡过程中就需要启用负压。而且，在取卵结束后，卵泡内也会产生负压，如果在退针时没有启用负压，可能会导致穿刺管里的卵泡液反流至卵泡内，而获得卵泡也可以能被拉回到卵泡内。因此，即使穿刺针退出卵泡时，操作者需要保持负压以防反流[22]。

六、并发症

尽管取卵术的并发症较为罕见，但是取卵仍然有可能引起盆腔器官损伤、出血和感染。最常见的并发症就是阴道的少量出血，在所有穿刺中的发生率为 1.4%～18.4%[23]。减少出血的发生风险的技巧包括减少阴道和卵巢穿刺的针数，减少穿刺针在阴道壁中的移动，因为穿刺针在阴道壁的移动可能会引起阴道撕裂。通常局部按压能够有效应对大部分阴道出血，必要时局部用药止血，很少需要缝合止血。

所有的取卵术术后，即使是非复杂的取卵术术后都有可能发生腹腔内出血。Dessole 等推算，在非复杂性取卵术后的 24h，230ml 的出血是普遍的[24]。腹腔内大出血在所有经阴道穿刺取卵术中的发生率为 0.07%～0.08%[25, 26]。腹腔内积血可能是由于穿刺时碰到了盆腔血管，如髂血管、子宫血管和卵巢血管。凝血功能障碍患者或者穿刺较为复杂的患者，如需经子宫穿刺的患者其出血风险显著增加。

盆腔感染的风险为 0.01%～0.6%[27]。引起感染的主要风险因素就是将阴道内的致病微生物带入到盆腔内。在患有盆腔炎性疾病、输卵管积水和慢性炎症如子宫内膜异位症的患者，其发生盆腔感染的风险显著增加[28]。经阴道穿刺取卵术后引起的盆腔感染多表现为盆腔脓肿[29]。预防性抗生素的使用能降低感染的发生率，但是盆腔感染的绝对发生率较低。因此我们仅推荐针对高风险人群预防性使用抗生素，如患有慢性盆腔炎、子宫内膜异位症或者输卵管积水的患者。

七、结论

随着时间的推移，取卵术逐渐改善，患者的预后也逐渐改善。尽管大多数临床医生取卵过程的操作都很相似，但是在实际工作中还是有很多微小的差别，包括麻醉方式、预防性使用抗生素及设备等。在针对卵巢储备功能减退的微刺激周期，预期卵泡数相比较正常反应及高反应的常规促排卵周期要少很多，因此我们推荐使用卵泡冲洗以确保每个周期的获卵数最多。

参 考 文 献

[1] Steptoe P, Edwards R. Laparoscopic recovery of preovulatory human oocytes after priming of ovaries with gonadotrophins. Lancet [Internet]. 1970 Apr 4 [cited 2018 Nov 15];295(7649):683–9. Available from: https://www.sciencedirect.com/science/article/pii/S0140673670909232?via%3Dihub.

[2] Lenz S. Percutaneous oocyte recovery using ultrasound. Clin Obstet Gynaecol [Internet]. 1985 Dec [cited 2018 Nov 15];12(4):785–98. Available from: http://www.ncbi.nlm.nih.gov/pubmed/3914383.

[3] Ashkenazi J, Ben David M, Feldberg D, Shelef M, Dicker D, Goldman JA. Abdominal complications following ultrasonically guided percutaneous transvesical collection of oocytes for in vitro fertilization. J In Vitro Fert Embryo Transf [Internet]. 1987 Dec [cited 2018 Nov 15];4(6):316–8. Available from: http://www.ncbi.nlm.nih.gov/pubmed/3437215.

[4] Wikland M, Enk L, Hamberger L. Transvesical and transvaginal approaches for the aspiration of follicles by use of ultrasound. Ann N Y Acad Sci [Internet]. 1985 [cited 2018 Nov 15];442:182–94. Available from: http://www.ncbi.nlm.nih.gov/pubmed/3893266.

[5] Feldberg D, Goldman JA, Ashkenazi J, Shelef M, Dicker D, Samuel N. Transvaginal oocyte retrieval controlled by vaginal probe for in vitro fertilization: a comparative study. J Ultrasound Med [Internet]. 1988 Jun 1 [cited 2018 Nov 15];7(6):339–43. Available from: http://doi.wiley.com/10.7863/jum.1988.7.6.339.

[6] Cohen J, Debache C, Pez JP, Junca AM, Cohen-Bacrie P. Transvaginal sonographically controlled ovarian puncture for oocyte retrieval for in vitro fertilization. J In Vitro Fert Embryo Transf [Internet]. 1986 Oct [cited 2018 Nov 16];3(5):309–13. Available from: http://www.ncbi.nlm.nih.gov/pubmed/3537171.

[7] Vlahos NF, Giannakikou I, Vlachos A, Vitoratos N. Analgesia and anesthesia for assisted reproductive technologies. Int J Gynecol Obstet [Internet]. 2009 Jun 1 [cited 2018 Nov 19];105(3):201–5. Available from: https://www.sciencedirect.com/science/article/pii/S002072920900040X.

[8] Tatone C, Francione A, Marinangeli F, Lottan M, Varrassi G, Colonna R. An evaluation of propofol toxicity on mouse oocytes and preimplantation embryos. Hum Reprod [Internet]. 1998 Feb [cited 2018 Nov 19];13(2):430–5. Available from: http://www.ncbi.nlm.nih.gov/pubmed/9557852.

[9] Coetsier T, Dhont M, Sutter P De, Merchiers E, Versichelen L, Rosseel MT. Propofol anaesthesia for ultrasound guided oocyte retrieval: accumulation of the anaesthetic agent in follicular fluid. Hum Reprod [Internet]. 1992 Nov 1 [cited 2018 Nov 19];7(10):1422–4. Available from: https://academic.oup.com/humrep/article/664652/Propofol.

[10] Goutziomitrou E, Venetis CA, Kolibianakis EM, Bosdou JK, Parlapani A, Grimbizis G, et al. Propofol versus thiopental sodium as anaesthetic agents for oocyte retrieval: a randomized controlled trial. Reprod Biomed Online [Internet]. 2015 Dec [cited 2018 Nov 19];31(6):752–9. Available from: https://linkinghub.elsevier.com/retrieve/pii/S1472648315004253.

[11] Hammarberg K, Wikland M, Nilsson L, Enk L. Patients' experience of transvaginal follicle aspiration under local anesthesia. Ann N Y Acad Sci [Internet]. 1988 Oct 1 [cited 2018 Nov 19];541(1 In Vitro Fert):134–7. Available from: http://doi.wiley.com/10.1111/j.1749-6632.1988.tb22249.x.

[12] Roest J, Mous H, Zeilmaker G, Verhoeff A. The incidence of major clinical complications in a Dutch transport IVF programme. Hum Reprod Update [Internet]. 1996 Jul 1 [cited 2018 Nov 19];2(4):345–53. Available from: https://academic.oup.com/humupd/article-lookup/doi/10.1093/humupd/2.4.345.

[13] Weinreb EB, Cholst IN, Ledger WJ, Danis RB, Rosenwaks Z. Should all oocyte donors receive prophylactic antibiotics for retrieval? Fertil Steril [Internet]. 2010 Dec 1 [cited 2018 Nov 19];94(7):2935–7. Available from: https://www. sciencedirect.com/science/article/pii/S00150 2821000926X?via%3Dihub.

[14] van Os HC, Roozenburg BJ, Janssen–Caspers HA, Leerentveld RA, Scholtes MC, Zeilmaker GH, et al. Vaginal disinfection with povidone iodine and the outcome of in–vitro fertilization. Hum Reprod [Internet]. 1992 Mar [cited 2018 Nov 19];7(3):349–50. Available from: http://www.ncbi.nlm.nih.gov/ pubmed/1587940.

[15] Rose BI. Approaches to oocyte retrieval for advanced reproductive technology cycles planning to utilize in vitro maturation: a review of the many choices to be made. J Assist Reprod Genet [Internet]. 2014 Nov [cited 2018 Nov 29];31(11):1409–19. Available from: http://www.ncbi. nlm.nih.gov/pubmed/25212532.

[16] Hashimoto S, Fukuda A, Murata Y, Kikkawa M, Oku H, Kanaya H, et al. Effect of aspiration vacuum on the developmental competence of immature human oocytes retrieved using a 20–gauge needle. Reprod Biomed Online [Internet]. 2007 Jan 1 [cited 2018 Nov 26];14(4):444–9. Available from: https://www.sciencedirect.com/science/article/pii/ S1472648310608917?vi a%3Dihub.

[17] Cohen J, Avery S, Campbell S, Mason BA, Riddle A, Sharma V. Follicular aspiration using a syringe suction system may damage the zona pellucida. J In Vitro Fert Embryo Transf [Internet]. 1986 Aug [cited 2018 Nov 30];3(4):224–6. Available from: http:// www.ncbi.nlm. nih.gov/pubmed/3760658.

[18] Mahvash M, Dupont PE. Fast needle insertion to minimize tissue deformation and damage. IEEE Int Conf Robot Autom ICRA [proceedings] IEEE Int Conf Robot Autom [Internet]. 2009 Jul 6 [cited 2018 Nov 29];2009:3097–3102. Available from: http:// www.ncbi.nlm.nih. gov/pubmed/21399738.

[19] Dahl SK, Cannon S, Aubuchon M, Williams DB, Robins JC, Thomas MA. Follicle curetting at the time of oocyte retrieval increases the oocyte yield. J Assist Reprod Genet [Internet]. 2009 Jun [cited 2018 Nov 29];26(6):335–9. Available from: http://www.ncbi. nlm.nih.gov/pubmed/19548079.

[20] Wittmaack FM, Kreger DO, Blasco L, Tureck RW, Mastroianni L, Lessey BA. Effect of follicular size on oocyte retrieval, fertilization, cleavage, and embryo quality in in vitro fertilization cycles: a 6–year data collection. Fertil Steril [Internet]. 1994 Dec 1 [cited 2018 Nov 29];62(6):1205–10. Available from: https:// www.sciencedirect.com/science/article/pii/S00150 28216571866?via%3Dihub.

[21] Bagtharia S, Haloob A. Is there a benefit from routine follicular flushing for oocyte retrieval? J Obstet Gynaecol (Lahore) [Internet]. 2005 May 2. [cited 2018 Nov 26];25(4):374–376. Available from: http://www.tandfonline.com/doi/ full/10.1080/01443610500118970.

[22] Horne R, Bishop CJ, Reeves G, Wood C, Kovacs GT. Aspiration of oocytes for in–vitro fertilization [Internet]. Vol. 2, Human reproduction update. 1996 [cited 2018 Nov 29]. Available from: https://pdfs. semanticscholar.org/cca0/988ca5db0b8487a22e3755a 9f21e3c1d524e.pdf.

[23] El–Shawarby SA, Margara RA, Trew GH, Lavery SA. A review of complications following transvaginal oocyte retrieval for in–vitro fertilization. Hum Fertil [Internet]. 2004 Jun 3 [cited 2018 Nov 30];7(2):127–33. Available from: http://www.tandfonline.com/doi/ full/10.1080/146 47270410001699081.

[24] Dessole S, Rubattu G, Ambrosini G, Miele M, Nardelli GB, Cherchi PL. Blood loss following noncomplicated transvaginal oocyte retrieval for in vitro fertilization. Fertil Steril [Internet]. 2001 Jul 1 [cited 2018 Nov 30];76(1):205–6. Available from: https://www.sciencedirect.com/science/article/pii/ S0015028201018581?via%3Dihub.

[25] Dicker D, Ashkenazi J, Feldberg D, Levy T, Dekel A, Ben–Rafael Z. Severe abdominal complications after transvaginal ultrasonographically guided retrieval of oocytes for in vitro fertilization and embryo transfer. Fertil Steril [Internet]. 1993 Jun [cited 2018 Nov 30];59(6):1313–5. Available from: http://www.ncbi. nlm.nih.gov/pubmed/8495784.

[26] Bennett SJ, Waterstone JJ, Cheng WC, Parsons J. Complications of transvaginal ultrasound–directed follicle aspiration: a review of 2670 consecutive procedures. J Assist Reprod Genet [Internet]. 1993 Jan [cited 2018 Nov 30];10(1):72–7. Available from: http://www.ncbi.nlm. nih.gov/pubmed/8499683.

[27] Bodri D, Guillén JJ, Polo A, Trullenque M, Esteve C. Complications related to ovarian stimulation and oocyte retrieval in 4052 oocyte donor cycles [Internet]. Vol. 17. 2008 [cited 2018 Dec 3]. Available from: www.rbmonline.com/Article/3310.

[28] Moini A, Riazi K, Amid V, Ashrafi M, Tehraninejad E, Madani T, et al. Endometriosis may contribute to oocyte retrieval–induced pelvic inflammatory disease: report of eight cases{1}. J Assist Reprod Genet [Internet]. 2005 Aug [cited 2018 Dec 3];22(7–8):307–9. Available from: http://link.springer.com/10.1007/s10815–005–6003–2.

[29] Benaglia L, Somigliana E, Iemmello R, Colpi E, Nicolosi AE, Ragni G. Endometrioma and oocyte retrieval–induced pelvic abscess: a clinical concern or an exceptional complication? Fertil Steril [Internet]. 2008 May 1 [cited 2018 Dec 3];89(5):1263–6. Available from: https://www.sciencedirect.com/science/article/pii/S0015028207001206X?via%3Dihub.

第 18 章 受精：常规 IVF 与 ICSI

Fertilization: Conventional IVF Versus ICSI

Karla Saner Amigh 著

金 丽 译

一、正常哺乳动物配子发生

男性与女性生殖细胞非常独特，因为它们是人体内仅有的单倍体细胞，也是唯一经历了减数分裂过程的细胞。男性和女性生殖细胞减数分裂的时间及间隔差别很大，仔细观察其中的一些差异可以提供一些见解，解释为什么生殖老化对卵母细胞以及随后的胚胎质量有如此不利的影响。

男性与女性生殖细胞起源于胚胎发育极早期的原始生殖细胞：女性原始生殖细胞发育为卵原细胞，男性原始生殖细胞则发育为精原细胞。女性尚处于其胎儿发育阶段时，卵原细胞有丝分裂产生大约 700 万个卵原细胞，达到了生殖细胞最大含量。这些卵原细胞中，有很大一部分会发生闭锁，而剩下的卵原细胞则被卵泡细胞包裹形成始基卵泡，并经历第一次减数分裂变成初级卵母细胞。出生时的女性胎儿体内存在 20 万～40 万个初级卵母细胞，它们正处于第 1 次减数分裂前期。这些初级卵母细胞在很长一段时间内将停滞于该阶段，直至女性青春期到来后性激素启动第 1 次减数分裂继续进行。每天约有 50 个始基卵泡被募集，募集的机制尚不明确。这些早期卵泡的最初发育长达数月之久，期间大多数卵泡将闭锁。通常，这些早期卵泡中有5～10 个将幸免于闭锁并继续发育。每一周期中，发育或被募集的始基卵泡数目都不相同，但是随着生育年龄的进展，发育或被募集的始基卵泡数目是随之而下降的。每一群幸免于闭锁的始基卵泡经历数年待青春期启动后，血液循环中 FSH 水平上升将启动卵母细胞减数分裂继续进行，同时也伴随着细胞核及细胞浆的进一步发育成熟。一些卵母细胞可能在减数分裂前期停滞长达 50 年之久。总的来说，每个女性的生育年龄期中，大约仅有 400 个卵母细胞完全发育成熟[1]。

男性精原细胞在发育早期就迁徙至胎儿睾丸。在青春期来临之前，精原细胞一直停留在曲细精管中。女性出生时就拥有了其一生中所有的卵母细胞，而男性精原细胞则采用了一种不同的方式产生配子。一个精原细胞将经历有丝分裂产生两个新的细胞：一个初级精母细胞和一个精原干细胞。精原干细胞使得男性在正常环境下可以在其大部分生命时光中继续产生精子。这些"永生的"干细胞可以解释经历了睾丸肿瘤或者化疗的男性是如何能够重获精子发生能力的，原因是只需要少量的干细胞就可以继续产生精子。

在有丝分裂过程中产生的另一个细胞，初级精母细胞，将经历第 1 次减数分裂产生两个单倍体次级精母细胞。这两个次级精母细胞接下来将各自经历第 2 次减数分裂，产生 4 个精细胞。不成熟的精细胞将经历一个被称为精子形成的成熟过程，在这个过程中，不成熟的精子沿男性生殖管道迁徙，同时发生形态学变化从而变为成熟精子。这样，每个精原细胞最终产生 4 个精细胞，使得男性睾丸在其一生中产生数十亿或上万亿的精子，而不像女性那样一生中仅有 400个成熟卵子。

二、卵细胞质内单精子注射（ICSI）的历史

20 世纪 70 年代后期体外受精技术（IVF）被成功报道后不久 [2-4]，人们发现很有必要扩展辅助生殖技术治疗的指征，因为最初辅助生殖技术仅用于输卵管性因素不孕症的女性，而精子在女性不孕症中的作用显然也很重要。随着 IVF 越来越广泛应用，男性因素被发现是引起女性不孕症的一个重要因素，因此人们开始聚焦于治疗精子问题。在整个 20 世纪 80 年代，男性因素不孕症成为研究的主要焦点，大量的关注点都放在了精细胞以及精卵对话方面。

最早因为精子质量差做 IVF 的适应证之一是精子密度低。起初，人们只是尝试浓缩精液标本，要么通过在受精皿中添加更多的精子，要么降低受精培养体系的容积，但这些措施都无效 [5]。于是人们将注意力转向了卵母细胞，希望有办法使卵母细胞更易于精子穿透。一些试验尝试操作透明带，包括使用酸性台式液作用于透明带，在透明带上打开一个孔，使精子易于穿透，还包括采用机械方法在透明带上打孔或者使透明带分裂。遗憾的是，这些试验中有的出现不受精，还有的出现多精受精 [6-8]。

最早成功避免完全受精失败的方法是将精子注射至透明带下进入卵母细胞的卵周间隙中，也就是透明带与卵母细胞本身之间的间隙中。该技术被称之为 SUZI [9, 10]。正当人们尝试改进和完善 SUZI 技术时，布鲁塞尔的研究者们无意中创造了一种新的技术，该技术带来了 ART 治疗的全面革新。这些研究者发现当他们尝试将精子注射至卵周间隙时，他们有时会无意间刺破

卵母细胞的细胞膜，从而将精子直接注射入卵母细胞胞浆中。他们记录了这些"偶然情况"的发生，并惊喜地发现这些意外被直接注射精子的卵母细胞的受精率近乎 100%，他们开始将这种技术称为卵细胞质内单精子注射（intracytoplasmic sperm injection，ICSI）。研究者们继续在患者中开展 SUZI 和 ICSI 技术，直至 ICSI 技术有了 4 例成功妊娠案例，之后他们于 1992 年首次发表了一系列 ICSI 技术成功妊娠案例 [11]。这些成功案例采用了精液参数差的射出精子受精，而之前曾使用传统受精方式和 SUZI 技术进行受精都以失败告终。在这个机缘巧合的发现之后，有研究者们做了进一步工作来改善 ICSI 技术。后来关于注射过程中卵母细胞定位的研究帮助创造了当今全球最为普遍采用的 IVF 操作流程之一 [12-14]。

接下来要处理的难题是射出精液中没有精子的男性。ICSI 已被成功应用于梗阻性及非梗阻性无精子症 [15]。对于生精功能正常的梗阻性无精子症患者，可以通过门诊手术获得来自附睾或者睾丸的精子。手术获取的精子可以在女方取卵手术当天新鲜使用，也可冷冻保存以供将来使用。通过显微外科附睾精子抽取术（microsurgical sperm aspiration，MESA）或经皮附睾精子抽吸术（percutaneous epididymal sperm aspiration，PESA）均可获得来自附睾的精子，附睾来源精子具有正常的活力。

非梗阻性无精子症的病因学导致了患有该症的患者处理起来更为棘手。它常常因为精子发生障碍引起。化疗或放疗可导致睾丸不能产生大量精子，同样的，甾体激素异常或遗传缺陷也可引起睾丸生精功能障碍。有时候，这种情况下可能在睾丸中能找到少量精子。采用细针穿刺行睾丸精子提取术（testicular sperm extraction，TESE）或者切开睾丸组织后在显微镜直视下解剖放大的输精管（显微 TESE）[16] 都可获取精子，这些手术方法得到的睾丸组织需交由实验室工作人员进一步解剖，以期寻找到存活的精子。自然正常情况下产生的精子会有一个经过附睾而发育成熟的过程，而通过手术直接取自于睾丸的精子并没有经历这个过程，因此它们通常没有活力或者活力差。采用这些无活力精子给实验室的胚胎学家带来了更多技术挑战，因为他们必须尽力分辨出一个不能活动的精子是否还真正存活着。尽管采用来自于睾丸的无活力精子成功率低下，ICSI 技术的问世还是给这些非梗阻性无精子症患者带来了一些方法，让他们有机会尝试获得与自己有遗传学关系的子代。

ICSI 绕开了自然生理受精过程，有效减少了对精子活力或者细胞表面精卵对话的要求。但 ICSI 也是有创的，因为它需要破坏卵母细胞的胞膜，并将整个精子注入卵母细胞胞浆中 [14]。由于这些固有的非生理性干预，研究者们自然而然开始谨慎地质疑 ICSI 的安全性问题。已有很多学者从各个方面探讨了 ICSI 的安全性问题，从流产率到微小以及重大出生缺陷等等。ICSI 本来就是一个通过医学干预为特殊人群助孕的技术，因此，不可能在衡量 ICSI 助孕效果时，不考虑不孕症本身对助孕结局的影响。尽管超过 25 年关于 ICSI 的数据中绝大部分提示该技术是安全的，ICSI 仍然存在一个问题。男性因素不孕症，尤其是 Y 染色体微缺失引起的不孕症患者 ICSI 助孕潜能是真正受限的。虽然不孕症夫妇知晓这种潜能缺陷可能导致他们的男性子代患有同样的疾病，他们一想到不借助于 ICSI 助孕则无法生育一个与他们有血缘关系的孩子，便毫不犹豫地选择接受这个风险。总的来说，普遍观点都认为 ICSI 是一种有效并且安全的治疗措施，尤其适用于男性因素不孕症[17]。

三、ICSI 的适应证

正如前面部分讲到的，ICSI 最初产生于 20 世纪 90 年代初期，适用于精液参数显著异常的患者或者前次采用常规受精方法完全失败的患者。自问世以来，ICSI 已被广泛应用于多种疾病，包括前述提及的男性因素不孕症，不明原因不孕症，胚胎植入前遗传学检测，配子冷冻，血清学不一致夫妇，高龄及低反应女性，等等。

（一）不明原因不孕症

在不孕症患者夫妇中，将近 20%～30% 被发现存在不明原因不孕症。在男女双方经过一整套的测试评估后，被诊断为"不明原因"不孕的夫妇得知这个结论时是感到沮丧的。这些患者通常更为年轻，也没有明显的原因能解释他们为何不孕，许多夫妇将开始采用侵入性较小的治疗方案，如宫腔内人工授精（IUI）。经历了数个周期失败的 IUI 后（花费数月时间），医生和患者可能决定开始改为 IVF 治疗。那么接下来需要决定的是采用常规受精方式还是 ICSI 受精。因为各种适应证进行 ICSI 治疗，使得 ICSI 使用率已从 1996 年的 36.4% 显著上升至 2012 年的 76.2%[18]。不过，是否应该在所有病例中使用 ICSI 治疗尚存在许多争议[19]。在没有明显病因学以及男性精液参数正常的病例中，至少考虑使用 half-ICSI 治疗方式是合理的，尤其对于那些既往曾经存在一个失败 IUI 病史的患者来说这种方式更有意义。每一组接受这种治疗方式的卵母细胞提供的数据资料对后续可能的治疗方式有指导意义。

（二）胚胎植入前遗传学检测

胚胎植入前遗传学检测（preimplantation genetic testing，PGT）是一个常用于排除移植胚胎的技术。通过二代测序技术对胚胎进行遗传学检测的结果可使临床医生发现那些可能异常的胚胎，并避免去移植这些胚胎。该技术需要胚胎学家从每个待检测胚胎中获取少量的滋养层细胞进行胚胎活检。这些细胞被送到一个专门的测序实验室进行检测及结果解释。在这个过程中，可能黏附于卵子透明带外侧的精子细胞会对检测结果造成潜在的污染，因此为了避免这种污染，PGT 的病例中通常采用 ICSI 受精。然而，并没有证据支持 PGT 病例必须使用 ICSI 受精。有几篇发表的文献比较了进行 PGT-A（检测非整倍体的技术）胚胎的受精方法，结果发现，采用 ICSI 受精和传统受精方式进行 PGT-A 的胚胎组别之间非整倍体胚胎发生率并无显著差异[20-23]。

（三）配子冷冻

由于人类冷冻匿名供精精子的精子膜和顶体的超微结构发生改变，再加上冷冻供精精子的精子数量通常较低，因此在使用冷冻精子进行 IVF 时，通常要改为进行 ICSI 受精。然而，在精子数量不是限制因素的病例中，冷冻精子用于宫腔内人工授精已有数十年的成功经验[24, 25]。冷冻供卵是一种较新的体外受精方案。使用冷冻而非新鲜供卵为受卵患者及供卵者提供了一些运筹优势。供卵者可以按照他们自身的时间安排完成他们的供卵过程，期间不需要考虑受卵患者的安排因素，也不需要与受卵患者的周期保持同步。冷冻供卵可以像冷冻供精一样，按照食品药品监督管理局规定的条例进行检疫，冷冻供卵可被送往全世界给予许多的受卵患者。基于目前已经发表的文献[26-28]，大多数商业卵子库确实都推荐 ICSI 作为冷冻卵母细胞的首选受精方法。

（四）血清学不一致夫妇

患有慢性病毒性疾病的育龄期患者往往渴望怀孕。然而，这些患者确实需要采取特别的措施，以避免潜在的病毒传播给他们的伴侣和（或）子代。最常见的情况是，人类免疫缺陷病毒（HIV）、乙型肝炎（HBV）或丙型肝炎（HCV）患者为了使相关各方（患者、伴侣和子代）取得成功的助孕结局，需要采取相关策略以降低感染风险。美国生殖医学协会（American Society for Reproductive Medicine，ASRM）和欧洲人类生殖及胚胎学会（European Society of Human Reproduction and Embryology，ESHRE）已出版了治疗合并有传染性疾病不孕症患者的指南[29, 30]。两个协会都建议应该选择在未受感染患者的样本不在实验室时，于专用的实验室空间内处理具有潜在感染性的样本，以避免潜在的交叉感染。对于许多 IVF 实验室来说，空间是非常宝贵的，能做到这些可能会有困难。良好的组织操作规范还要求将任何可能具有传染性的冷冻配子（包括未完成传染病筛查的任何样本）储存在单独的液氮罐中或储存在隔离区的气相罐中。

对于男性 HIV 感染而女性伴侣血清学检测阴性的夫妇，建议在男性该病病情保持稳定、血清中检测不到病毒载量的状态下持续至少 1 年以上，方可尝试怀孕。精液样本需要处理并采用多聚酶链式反应（PCR）检测病毒载量，因为血清样本和精液样本中的病毒载量可能存在差异。

无病毒载量的精液样本经过正确的洗涤后可以用于宫腔内人工授精（IUI）、IVF 或 IVF/ICSI [31]。至今，使用洗涤过的无病毒载量的精液进行的 IUI 已超过 8000 个周期，未有发表文章报道 HIV 感染了女性伴侣或者子代。同样地，对于自身 HBV 和 HCV 感染而女性伴侣血清学阴性的男性，有必要努力使病情稳定、希望降低病毒载量后再尝试生育。对患者来说，与传染病专家建立诊疗关系至关重要，该专家可以从他们的专业角度指导患者及其生育专家完成助孕过程。此外，女性伴侣应采取预防措施，并使用梯度洗涤精子进行受精。对于 HBV 或 HCV 阳性的男性，此时不建议对最终洗涤的样本进行 PCR 检测。

对于病毒阳性的女性，有必要进行正确的孕前咨询，这样患者可以认真思考妊娠期间病毒垂直传播给胎儿的风险、分娩过程中病毒垂直传播给新生儿的风险，或者两种风险兼而有之。医学治疗可以显著降低但不能完全消除这种风险。自身病毒阳性但男性伴侣未感染的女性患者在进行 IUI 治疗时，实验室无须考虑对精液标本做特殊处理。这类女性在接受 IVF 治疗时，推荐将其样本与其他患者样本分开。ICSI 也是最适合这类夫妇的受精方式。在吸出的卵泡液以及卵丘细胞中均检测到了病毒。因此，去除具有潜在感染性的卵丘细胞后洗涤卵母细胞，并将裸露的卵母细胞转移至新鲜培养液可以减少但不能完全消除子代被感染的风险。

四、卵巢储备功能减退（DOR）与高龄（ARA）

年龄是决定女性生育能力和良好妊娠结局的关键因素。随着越来越多的女性将她们的生育年龄推迟至 30 多岁至 40 多岁 [32]，通过 IVF 技术进行辅助生殖的需求也相应增加了。传统刺激方案起先是为正常水平到高水平卵巢储备的年轻女性创造并调整的。老化卵母细胞存在一些内在和外在的因素，因此需要 IVF 实验室给予特别的关注。许多生殖中心已经采用了"全部 ICSI"方案，因为这种工作模式是以相同的方式处理所有患者的所有样本，从而简化了 IVF 实验室和男科学实验室的工作流程。该方案的支持者阐述了一些证据，这些证据提示：与传统受精方式相比，ICSI 作为非男性因素不孕症患者的受精方式时并未显示出缺点 [33-35]。

具有老化卵母细胞的患者需要 IVF 实验室给予特别的关注。减数分裂纺锤体是由纺锤丝组成的一个重要细胞器，在细胞核分裂过程中，纺锤丝可以移动和分离染色体。而干扰减数分裂纺锤体会对胚胎发育的各个方面产生不利影响 [36-38]。通常用于 ICSI 的标准倒置显微镜不能观察到减数分裂纺锤体。无创偏振光显微镜（如波尔斯显微镜）可与标准 ICSI 显微镜联合应用以观察卵母细胞中的减数分裂纺锤体。使用波尔斯显微镜观察的研究已经发现：与年轻患者相比，高龄患者 [39] 和低反应患者 [40] 的卵母细胞受精率和总的成功率较低。然而，使用波尔斯显微镜需要裸露卵母细胞，因此仅对 ICSI 有指导意义。老化卵母细胞本身存在着不合格的减数分裂纺锤体，它可能会从常规受精方式中获益，而不需要冒着纺锤体被进一步破坏的风险选择做 ICSI。

同样地，卵母细胞细胞浆成熟的能力及卵母细胞退化也是需要考虑的因素。探讨 ICSI 技术与细胞浆成熟的研究表明，随着卵母细胞成熟，卵母细胞的细胞浆变得更加黏稠[41, 42]。黏稠的细胞浆使得卵母细胞胞膜被穿透后其细胞浆不会完全丢失，这将引起卵母细胞立即退化。尽管做 ICSI 期间卵母细胞总的退化率通常是低下的，由于卵巢储备功能减退和（或）高龄患者的卵母细胞是脆弱的，在没有男性因素问题的情况下，可能将从常规受精方式中获益，而非采用 ICSI 受精，其中部分原因是为了避免潜在的卵母细胞退化风险。

位于卵巢卵泡内的卵母细胞发育需要卵母细胞本身与围绕在其周围的卵丘细胞相互对话[43]。传统受精方法中保持卵丘复合物完整性的时间更为长久。一项同胞卵母细胞研究纳入了没有已知男性因素的不孕症患者，比较了 IVF 与 ICSI 的差异。结果显示：采用常规受精方式的卵母细胞组具有更多的可供移植或冷冻胚胎数目，并且该组的卵母细胞退化率更低[44]。一项更大的的回顾性研究纳入对象是年龄达到 40 岁及以上的女性，该研究也得出了类似的结论：IVF 受精组比 ICSI 受精组具有更多的可利用胚胎[21]。

可能由于来自患者的压力，传统受精方式在非男性因素不孕症中的应用越来越少。假如可以做 IVF，为何不做呢？对于面临这个问题的医生来说，简单的答案就是推进 ICSI。随着越来越多的患者同时出现卵巢储备功能减退和高龄，医生在 IVF 咨询中建立 "DOR/ARA 患者 ICSI 与传统受精方式选择" 模块可能是很有意义的一件事情。首先，传统受精方式中的卵丘复合物整夜保持完整，而非在取卵术后几小时就将卵丘细胞从卵母细胞剥离。让这些卵丘细胞与卵母细胞在一起可能促进更多的卵母细胞达到成熟，从而接下来也更易于受精，而非像 ICSI 的卵子那样被剥除卵丘细胞，如果发现卵子不成熟就会被丢弃。其次，ICSI 是一种侵入性的受精方法，不同的实验室操作人员之间存在细小微妙但又可能非常重要的差别。对于高龄患者而言，一些小细节可能就决定了一个胚胎存活与否，诸如吸入卵母细胞胞浆的量或者剥除卵丘细胞这个侵入性操作[45]。传统受精方式缺少 ICSI 过程中的粗暴操作，因而卵母细胞退化的概率也相应减少。

总的来说，卵巢储备功能减退和（或）高龄患者是微刺激方案的适应人群，但她们的治疗方案，尤其是在 IVF 实验室的方案需要仔细审核。有研究显示，得益于卵巢微刺激方案的患者可获得卵母细胞，而尽量减少实验室中的操作也可使这些卵母细胞获益[46]。对于没有明确男性因素不孕症的患者，快速而又仔细地操作她们脆弱敏感的卵母细胞，再结合标准的传统受精方式，可帮助这些患者实现建立家庭的长期目标。

五、结论

ICSI 技术的发展使体外受精的实践发生了革命性的变化。ICSI 是目前在全世界应用的治疗男性因素不孕症的金标准，可为这些患者带来良好的助孕结局。ICSI 技术的应用已经变得更加广泛，远不仅限于男性因素不孕症。然而，对于仅获得少量可能更脆弱卵母细胞的卵巢储备功能减退 / 高龄患者而言，在没有男性因素不孕的情况下，将传统的受精方式作为一线治疗是明智的选择。

参 考 文 献

[1] Yanagimachi R. Intracytoplasmic injection of spermatozoa and spermatogenic cells: its biology and applications in humans and animals. Reprod Biomed Online. 2005;10(2):247–88.

[2] Steptoe PC, Edwards RG. Birth after the reimplantation of a human embryo. Lancet. 1978;312(8085):366.

[3] Lopata A, et al. Pregnancy following intrauterine implantation of an embryo obtained by in vitro fertilization of a preovulatory egg. Fertil Steril. 1980;33(2):117–20.

[4] Jones HW, et al. Three years of in vitro fertilization at Norfolk. Fertil Steril. 1984;42(6):826–34.

[5] O'Neill CL, et al. Development of ICSI. Reproduction. 2018;156(1):F51–8.

[6] Kiessling AA, et al. Fertilization in trypsin–treated oocytes. Ann N Y Acad Sci. 1988;541(1):614–20.

[7] Gordon JW, et al. Fertilization of human oocytes by sperm from infertile males after zona pellucida drilling. Fertil Steril. 1988;50(1):68–73.

[8] Cohen J, et al. Treatment of male infertility by in vitro fertilization: factors affecting fertilization and pregnancy. Acta Eur Fertil. 1984;15(6):455–65.

[9] Fishel S, et al. Twin birth after subzonal insemination. Lancet. 1990;335(8691):722–3.

[10] Palermo G, et al. Induction of acrosome reaction in human spermatozoa used for subzonal insemination. Hum Reprod. 1992;7(2):248–54.

[11] Palermo G, et al. Pregnancies after intracytoplasmic injection of single spermatozoon into an oocyte.

Lancet. 1992;340(8810):17–8.

[12] Palermo GD, et al. Development and implementation of intracytoplasmic sperm injection (ICSI). Reprod Fertil Dev. 1995;7(2):211–7; discussion 217–8.

[13] Nagy ZP, et al. The influence of the site of sperm deposition and mode of oolemma breakage at intracytoplasmic sperm injection on fertilization and embryo development rates. Hum Reprod. 1995;10(12):3171–7.

[14] Simopoulou M, et al. Making ICSI safer and more effective: a review of the human oocyte and ICSI practice. In Vivo. 2016;30(4):387–400.

[15] Palermo GD, et al. Fertilization and pregnancy outcome with intracytoplasmic sperm injection for azoospermic men. Hum Reprod. 1999;14(3):741–8.

[16] Schlegel PN. Testicular sperm extraction: microdissection improves sperm yield with minimal tissue excision. Hum Reprod. 1999;14(1):131–5.

[17] Schlegel PN. Debate: is ICSI a genetic time bomb? No: ICSI is safe and effective. J Androl. 1999;20(1):18–22.

[18] Boulet SL, et al. Trends in use of and reproductive outcomes associated with intracytoplasmic sperm injection trends and outcomes of intracytoplasmic sperm injection trends and outcomes of intracytoplasmic sperm injection. JAMA. 2015;313(3):255–63.

[19] Orief Y, Dafopoulos K, Al–Hassani S. Should ICSI be used in non–male factor infertility? Reprod Biomed

Online. 2004;9(3):348–56.

[20] Feldman B, et al. Pre–implantation genetic diagnosis—should we use ICSI for all? J Assist Reprod Genet. 2017;34(9):1179–83.

[21] Tannus S, et al. The role of intracytoplasmic sperm injection in non–male factor infertility in advanced maternal age. Hum Reprod. 2017;32(1):119–24.

[22] Coates A, et al. Use of suboptimal sperm increases the risk of aneuploidy of the sex chromosomes in preimplantation blastocyst embryos. Fertil Steril. 2015;104(4):866–72.

[23] Palmerola KL, et al. Minimizing mosaicism: assessing the impact of fertilization method on rate of mosaicism after next–generation sequencing (NGS) preimplantation genetic testing for aneuploidy (PGT–A). J Assist Reprod Genet. 2019;36(1):153–7.

[24] Byrd W, et al. Intrauterine insemination with frozen donor sperm: a prospective randomized trial comparing three different sperm preparation techniques. Fertil Steril. 1994;62(4): 850–6.

[25] Ford WC, Mathur RS, Hull MG. Intrauterine insemination: is it an effective treatment for male factor infertility? Baillieres Clin Obstet Gynaecol. 1997;11(4):691–710.

[26] Kazem R, et al. Cryopreservation of human oocytes and fertilization by two techniques: in–vitro fertilization and intracytoplasmic sperm injection. Hum Reprod. 1995;10(10):2650–4.

[27] Gook DA, et al. Intracytoplasmic sperm injection and embryo development of human oocytes cryopreserved using 1,2–propanediol. Hum Reprod. 1995;10(10):2637–41.

[28] Li XH, et al. Cryopreserved oocytes of infertile couples undergoing assisted reproductive technology could be an important source of oocyte donation: a clinical report of successful pregnancies. Hum Reprod. 2005;20(12):3390–4.

[29] Ethics Committee of American Society for Reproductive Medicine. Human immunodeficiency virus (HIV) and infertility treatment: a committee opinion. Fertil Steril. 2015;104(1):e1–8.

[30] Shenfield F, et al. Taskforce 8: ethics of medically assisted fertility treatment for HIV positive men and women. Hum Reprod. 2004;19(11):2454–6.

[31] Zamora MJ, et al. Semen residual viral load and reproductive outcomes in HIV–infected men

undergoing ICSI after extended semen preparation. Reprod Biomed Online. 2016;32(6):584–90.

[32] Adamson GD, et al. International Committee for Monitoring Assisted Reproductive Technology: world report on assisted reproductive technology, 2011. Fertil Steril. 2018;110(6):1067–80.

[33] Aboulghar MA, et al. Intracytoplasmic sperm injection and conventional in vitro fertilization for sibling oocytes in cases of unexplained infertility and borderline semen. J Assist Reprod Genet. 1996;13(1):38–42.

[34] Fishel S, et al. Should ICSI be the treatment of choice for all cases of in–vitro conception? Hum Reprod. 2000;15(6):1278–83.

[35] Nyboe Andersen A, Carlsen E, Loft A. Trends in the use of intracytoplasmatic sperm injection marked variability between countries. Hum Reprod Update. 2008;14(6):593–604.

[36] Pickering SJ, et al. Cytoskeletal organization in fresh, aged and spontaneously activated human oocytes. Hum Reprod. 1988;3(8):978–89.

[37] Battaglia DE, Klein NA, Soules MR. Changes in centrosomal domains during meiotic maturation in the human oocyte. Mol Hum Reprod. 1996;2(11):845–51.

[38] Wang W–H, et al. The spindle observation and its relationship with fertilization after intracytoplasmic sperm injection in living human oocytes. Fertil Steril. 2001;75(2):348–53.

[39] De Santis L, et al. Polar body morphology and spindle imaging as predictors of oocyte quality. Reprod Biomed Online. 2005;11(1):36–42.

[40] Korkmaz C, et al. Effects of maternal ageing on ICSI outcomes and embryo development in relation to oocytes morphological characteristics of birefringent structures. Zygote. 2015;23(4):550–5.

[41] Palermo GD, et al. Oolemma characteristics in relation to survival and fertilization patterns of oocytes treated by intracytoplasmic sperm injection. Hum Reprod. 1996;11(1):172–6.

[42] Krause I, et al. Characterization of the injection funnel during intracytoplasmic sperm injection reflects cytoplasmic maturity of the oocyte. Fertil Steril. 2016;106(5):1101–6.

[43] Turchi D, et al. Oocyte maturation: gamete–somatic cells interactions, meiotic resumption, cytoskeletal dynamics and cytoplasmic reorganization. Hum

Reprod Update. 2015;21(4):427–54.

[44] Ming L, et al. Higher abnormal fertilization, higher cleavage rate, and higher arrested embryos rate were found in conventional IVF than in intracytoplasmic sperm injection. Clin Exp Obstet Gynecol. 2015;42(3):372–5.

[45] Sfontouris IA, et al. Live birth rates using conventional in vitro fertilization compared to intracytoplasmic sperm injection in Bologna poor responders with a single oocyte retrieved. J Assist Reprod Genet. 2015;32(5):691–7.

[46] Babayev SN, Park CW, Bukulmez O. Intracytoplasmic sperm injection indications: how rigorous? Semin Reprod Med. 2014;32(04):283–90.

卵巢储备功能减退与辅助生殖技术：研究现状与临床实践
Diminished Ovarian Reserve and Assisted Reproductive Technologies: Current Research and Clinical Management

186

第 19 章　胚胎培养：卵裂期与囊胚期

Embryo Culture: Cleavage Versus Blastocyst Stage

Zexu Jiao　著

马燕琳　李　崎　译

一、概述

胚胎体外培养的主要目的是为配子和胚胎提供一个最佳环境，以获得具有高植入潜能、高质量的健康胚胎，最终实现活产。为了提高胚胎着床率，从早期胚胎体外培养开始，采取了包括改善培养条件和选择不同发育时期的胚胎移植等多种方法。传统上，移植第 2 或第 3 天卵裂期胚胎，但在过去的十年中，移植第 5 或第 6 天囊胚呈增长趋势。本章我们将回顾胚胎培养系统在卵裂期和囊胚期移植的有效性，并讨论卵巢储备功能下降（diminished ovarian Reserve，DOR）患者最佳的胚胎培养和移植方案。

二、人类着床前胚胎的发育

人体内受精通常发生在输卵管的壶腹部——峡部。合子完成原核融合受精后，合子染色体为二倍体，并经历一系列的卵裂，在 4～8 细胞阶段引起主要的胚胎基因组激活（embryonic genome activation，EGA）。EGA 之后，约在受精后第 3 天，胚胎致密化形成桑葚胚，随后进入子宫。随后细胞继续分裂进一步发育成囊胚，囊胚由充满液体的囊胚腔和内细胞团（inner cell mass，ICM）组成，后者被滋养外胚层（trophectoderm，TE）细胞包围。ICM 产生胚胎组织，TE 最终形成胎盘和胚外组织。囊胚在子宫腔内停留 2～3 天，在此期间，囊胚从子宫腺分泌的营养物质中获得营养，体积略有增大。在受精后第 6 天，子宫分泌的酶溶解囊胚周围的透明带（zona pellucida，ZP），促使着床开始。妊娠的成功依赖于着床过程中时间和地点的精密协调（图 19-1）。

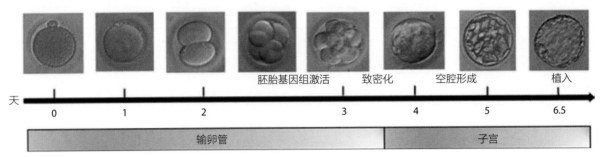

▲ 图 19-1　人类植入前胚胎的发育

三、胚胎培养

　　人胚胎培养是一门复杂的学科。在体外培养人胚胎时，需要考虑诸多变量。这些因素可能是环境因素（如实验室空气质量和温度）、物理因素（如使用的培养箱类型）或者化学因素（如使用的培养基类型）等（表 19-1）。为了使人胚胎在移植前达到最佳生长状态，所有这些因素都需要协调一致。

（一）空气质量

　　实验室空气质量欠佳是公认的人胚胎培养的不利因素。但对于造成这些不良影响的实际

表 19-1　实验室中影响人类胚胎体外发育的因素

空气质量（纯度，VOC 的存在）	培养基的渗透压
光（强度，波长）	油覆盖层
温度（培养箱，实验室）	使用的接触材料（毒性）
培养基的 pH 和 CO_2 浓度	胚胎密度（胚胎数 / 液滴，液滴体积）
O_2（低 O_2 和大气中的 O_2）	移液管（移液操作次数和速度）
使用的气体（混合气体，纯度）	显微操作（ICSI，活检，AH）
培养箱（类型，编号，管理）	胚胎学家（数量，技术水平）
培养基（类型，成分）	质量控制与质量保证
培养基中的白蛋白类型	

成分知之甚少，Cohen 等人假定有 4 种不同的污染物参与作用：挥发性有机化合物（volatile organic compound，VOC）；N_2O、SO_2 和 CO 等无机小分子；建筑材料来源物质（如黏合剂和地砖）及其他污染物（如农药和气溶胶）[1]。

为避免空气质量欠佳的不良影响，应慎重考虑 IVF 实验室的选址和建造位置。此外，合适的实验室设计也是必不可少的。建议所有建筑材料使用 VOC 排放量最低的产品。实验室内的正压气流，外加培养箱内空气净化系统和适当的内联过滤器，有助于将实验室内污染物水平降到最低，改善空气质量。此外，实验室人员也可能因使用香水和除臭剂而将 VOC 带入实验室内；因此，工作人员需谨慎[2]。最后，矿物油覆盖层可能是限制各种环境因素影响的有效方法。

（二）光

在 IVF 实验室，胚胎暴露在显微镜和环境的光线下。可见光对胚胎是一种额外应激，对哺乳动物配子和胚胎的体外发育产生不良影响[3]。谨慎的做法是在低照明下工作，尽量减少在显微镜下观察配子和胚胎的时间。光也会降低组织培养基的完整性，所以理想情况下培养基应该黑暗中保存。

（三）温度

温度是培养系统中另一个影响配子和胚胎各方面功能的可变因素，对减数分裂纺锤体的稳定性[4] 的影响最明显，可能影响胚胎代谢[5]。保持 37℃恒温对于卵母细胞很重要，其次是卵裂期胚胎，致密化后其耐热性提高[2]。大多数实验室将设备设置在 37℃条件下运行。使用具有严格温度控制和恢复的培养箱很重要。此外，避免过度使用培养箱是防止温度变化的关键。当胚胎在培养箱外面时，周围空气温度会影响胚胎温度的保持。显微镜载物台加热器和培养箱保持 37℃恒温的能力也有所不同。所以实验室应将室温设置在 21.7℃以上，并设置显微镜载物台表面恒温装置的温度为大于 37.5℃。

（四）pH 和 CO_2

在哺乳动物体内，输卵管内呈碱性环境 pH（7.60 ± 0.01），而在子宫内则转变成为酸性环境 pH（6.96 ± 0.01）[6]。尽管胚胎可以在一定 pH 范围内的胚胎培养基中生长，但在静态实验室环境内，pH 在 7.3 或接近 7.3 时，更适宜为胚胎生长提供充足的条件[7-9]。培养基的 pH 主要由培养基中碳酸氢盐浓度和培养箱中 CO_2 浓度所决定。因此，建议使用 6%～7% 的 CO_2 浓度以使培养基的 pH 约为 7.3。为了正确监测 CO_2 水平，数字 CO_2 分析装置比液基系统（如

Fyrite）效果更佳。pH 呈动态变化，并受特定培养基成分（如乳酸、丙酮酸和氨基酸）影响。因此，需谨慎评估实验室自身培养基的 pH，严格控制培养基质量。检测培养基 pH 的一种简单可靠的方法是使用比色标准，但这要求培养基中存在酚红。酸度计是评估 pH 更准确的方法，而血气分析仪或置于培养箱内的光学检测装置则是最佳的方法。

（五）O_2

尽管海平面以上的大气 O_2 浓度约为 20.9%，但生理状态中的 O_2 浓度较低；它们在生殖道的不同部位有所不同，通常为 2%～8% [10, 11]。人类胚胎培养时习惯使用的 O_2 浓度约 20%。最近，越来越多的证据表明，低浓度 O_2 的培养可促进植入前胚胎的发育和植入，并有利于提高妊娠率 [12, 13]。值得注意的是，目前胚胎低氧培养研究的 O_2 浓度大多集中在 5%。然而，人类胚胎发育的最佳 O_2 浓度尚未明确，而且是否存在阶段性差异也尚不清楚 [2]。

（六）培养箱

培养箱的选择和管理对 IVF 的成功至关重要。在选择培养箱的使用类型时，首要目的是尽量减少对胚胎环境和状态的影响，特别是减少对温度和 pH 的影响。目前已有多种类型的培养箱可用于人类 IVF 胚胎培养。箱式培养箱长期以来一直用于临床 IVF，经改造后体积更小。近年来，迷你桌面培养箱被开发出来。这种培养箱可在培养箱体和培养容器之间直接加热，并允许预混合气体的直接流动，最大限度地减少了温度和 pH 的变化。近期，这种培养箱被引入时差功能，有助于在不中断胚胎培养的情况下持续监测胚胎 [14]。目前，培养箱的使用和管理在很大程度上决定了其有效性和环境稳定性，但对于高质量的培养箱类型还未达成共识。这需要我们对实验室 IVF 培养箱进行严格的质量控制和适当的管理，以优化其功能并使其产生最优结果。

（七）培养基

用于培养人植入前胚胎的培养基是影响 IVF/ 胞浆内单精子注射（intracytoplasmic sperm injection，ICSI）成功率的重要因素。在人类 IVF 发展的第 1 个十年里，胚胎培养基从简单的盐溶液（如 Earle 液或 Tyrode 液）演变成复杂的组织培养基（如 HamF10），培养基中通常都添加不同来源的蛋白，主要是胎儿或母体血清。如今，随着工业的发展，出现了许多包含各种成分商业化的胚胎培养基，具体成分有：盐、能量基质、血清补充剂、氨基酸、缓冲液、抗生素、维生素、核苷酸及生长因子等。由于这种培养基有各种不同成分，既可以作为一种第 1～3 天和第 3～6 天的序贯培养系统，也可以作为一种单一的培养基，用于整个胚胎培养阶段 [15]。

随着时差显微镜的出现，现已证明为不间断胚胎培养所设计的专门培养基是有效的[16]。尽管胚胎培养基成分在不断改进，但其组成是否影响胚胎质量和着床率，以及哪种培养基能产生最佳的 IVF/ICSI 成功率目前仍是未知的[17]。随着技术的改进和各种用于评估胚胎代谢、形态动力学等新方法的出现，培养基的配方仍有可能进一步改进，以利于胚胎发育和临床结局的改善。

（八）胚胎密度

每滴培养液所培养的胚胎数量也是需要考虑的。在 IVF 过程中，可以将胚胎进行单独或群体培养。单独培养胚胎有利于追踪每个胚胎的培养过程。而群体培养的好处是胚胎能产生自分泌或旁分泌因子，促进自身和周围胚胎的发育。小体积的胚胎培养能使这些因子达到有效浓度从而发挥作用。一些研究表明，扩大胚胎群体培养可能有利于人类植入前胚胎的发育，且每滴培养液所含胚胎数和培养体积似乎是决定 IVF 结局的重要因素[18, 19]。

四、卵裂期与囊胚期

最初临床上 IVF 的成功受到次优培养条件的影响，这种培养条件导致胚胎发育障碍，常在 8 细胞期左右停止发育。因此，在第 1 天、第 2 天或第 3 天将人胚胎非同步移植到宫腔成为一种范式。事实上，有人认为，在尚未优化实验室条件的情况下，应尽快将胚胎移植回宫腔，以避免次优培养环境的影响。通过改进胚胎培养基配方以及提高整个培养系统的效率和安全性，可直接显著提高植入前胚胎（卵裂期和囊胚期移植）的发育和生存力。

在过去的十年中，行囊胚期胚胎移植呈增加趋势。首先，囊胚移植可能是有利的，因为胚胎暴露于子宫环境的时机更类似于自然妊娠周期。其次，将胚胎培养时间延长至囊胚期可允许在第 3 天成功启动 EGA 的胚胎进行自我选择[20, 21]。此外，对于需要进行遗传分析的患者来说，将胚胎培养发育至囊胚期是最合适的。

尽管延长培养时间存在上述的潜在优势，但理论上也存在着风险。首先，由于体外培养环境和子宫环境存在差异，因此某些胚胎在延长培养过程中有丢失的风险。这些胚胎可能无法在延长培养过程中存活下来，而如果在第 3 天进行移植，相反胚胎在体内则有存活的可能。这一损失会导致无可供移植或冷冻胚胎的可能性增加，因此需要再次辅助生殖周期[21, 22]。其次，人们担心其安全性，尤其是超出 EGA 的体外胚胎培养是否会对胚胎造成损害。此外，长期的体外胚胎孵育引发人们对胎儿安全的担忧，如早产和出生缺陷的增加[23, 24]。

目前，行囊胚期胚胎移植已成为全球大多数诊所的首要策略，其目的是实现健康的单胎活产，最大限度地减少多胎胎数量及其相关并发症，同时仍保持单次移植的妊娠率。该目的已经通过单囊胚移植实现，而并非是在卵裂期进行单胚移植所实现。然而，当在临床实践中考虑实行这一转变时，应权衡干预措施的任何潜在益处与可能更糟糕的新生儿结局及增加的成本。接下来的问题是，与卵裂期胚胎移植相比，囊胚期胚胎移植的利与弊是什么？

通过对这两个发育阶段的胚胎进行直接比较发现，在临床实践中，似乎更支持囊胚期胚胎移植。与接受新鲜卵裂期胚胎移植的妇女相比，接受新鲜囊胚移植的妇女能获得更高的活产率[25]。然而，有少数研究报道发现新鲜胚胎和冷冻胚胎移植的累积妊娠率没有显著性差异。卵裂期移植与增加的可冷冻胚胎数量有关，而囊胚移植与无可移植胚胎的周期数增加有关[26, 27]。美国生殖医学学会表示对于辅助生殖中囊胚移植的担忧。结论如下。

1. 证据支持给予"预后良好"的患者进行囊胚移植，鉴于这些患者发生多胎妊娠的风险较高，因此有必要考虑单胚移植。

2. 无选择或预后不良的患者可移植囊胚期或卵裂期的胚胎，因两者的妊娠率或活产率没有显著性差异；然而，在这些群体中，胚胎不能继续发育至囊胚期的风险较高，导致可供移植的胚胎较少甚至没有[28]。

产科结局方面，现有证据表明囊胚移植的围产期死亡率、早产以及分娩大于胎龄儿的风险增加，而分娩小于孕龄儿的风险降低[29]。然而，由于主要结局的证据来源质量较低，在得出可靠的结论之前，还需要进行其他精心设计的随机对照试验。需要进一步精心设计的研究来评估囊胚移植的结局，包括新鲜移植和冷冻移植后的累积活产率、围产期死亡率和严重的围产儿发病率以及对子代结局的长期随访。

五、卵巢储备功能下降患者的胚胎应培养到什么阶段进行移植

究竟何种患者会受益于囊胚培养和移植，一直以来倍受争议。囊胚移植在以下几类患者中可能是有益的：反复种植失败的患者；子宫异常为避免多胎妊娠，需要更谨慎地选择单胚移植的女性；怀疑卵母细胞质量缺陷的患者，需要对胚胎进行一个更长期的体外发育的评估；需要胚胎活检来进行遗传学选择的患者以及在囊胚期进行冷冻的多余胚胎再次移植的患者。目前，已有较多研究分析了预后良好的患者行囊胚移植的益处[30]。但这项技术是否会有利于卵巢储备功能下降（diminished ovarian reserve，DOR）患者，目前仍不清楚。

DOR 提示女性卵母细胞的数量和质量下降，尤其在育龄晚期，是限制不孕症治疗成功的重要因素。DOR 可能与年龄相关，如发生于育龄晚期女性，也可能因多种病因影响在年轻女性中

Hum Reprod Update. 1997;3(4):367–82.

[16] Hardarson T, Bungum M, Conaghan J, Meintjes M, Chantilis SJ, Molnar L, et al. Noninferiority, randomized, controlled trial comparing embryo development using media developed for sequential or undisturbed culture in a time-lapse setup. Fertil Steril. 2015;104(6):1452–9.e1–4.

[17] Mantikou E, Youssef MA, van Wely M, van der Veen F, Al-Inany HG, Repping S, et al. Embryo culture media and IVF/ICSI success rates: a systematic review. Hum Reprod Update. 2013;19(3):210–20.

[18] Rebollar-Lazaro I, Matson P. The culture of human cleavage stage embryos alone or in groups: effect upon blastocyst utilization rates and implantation. Reprod Biol. 2010;10(3):227–34.

[19] Spyropoulou I, Karamalegos C, Bolton VN. A prospective randomized study comparing the outcome of in-vitro fertilization and embryo transfer following culture of human embryos individually or in groups before embryo transfer on day 2. Hum Reprod. 1999;14(1):76–9.

[20] Oatway C, Gunby J, Daya S. Day three versus day two embryo transfer following in vitro fertilization or intracytoplasmic sperm injection. Cochrane Database Syst Rev. 2004;2:CD004378.

[21] Glujovsky D, Blake D, Farquhar C, Bardach A. Cleavage stage versus blastocyst stage embryo transfer in assisted reproductive technology. Cochrane Database Syst Rev. 2012;7:CD002118.

[22] Racowsky C, Jackson KV, Cekleniak NA, Fox JH, Hornstein MD, Ginsburg ES. The number of eight-cell embryos is a key determinant for selecting day 3 or day 5 transfer. Fertil Steril. 2000;73(3):558–64.

[23] Braakhekke M, Kamphuis EI, Mol F, Norman RJ, Bhattacharya S, van der Veen F, et al. Effectiveness and safety as outcome measures in reproductive medicine. Hum Reprod. 2015;30(10):2249–51.

[24] Maheshwari A, Kalampokas T, Davidson J, Bhattacharya S. Obstetric and perinatal outcomes in singleton pregnancies resulting from the transfer of blastocyst-stage versus cleavage-stage embryos generated through in vitro fertilization treatment: a systematic review and meta-analysis. Fertil Steril. 2013;100(6):1615–21.e1–10.

[25] Glujovsky D, Farquhar C, Quinteiro Retamar AM, Alvarez Sedo CR, Blake D. Cleavage stage versus blastocyst stage embryo transfer in assisted reproductive technology. Cochrane Database Syst Rev. 2016;6:CD002118.

[26] Glujovsky D, Farquhar C. Cleavage-stage or blastocyst transfer: what are the benefits and harms? Fertil Steril. 2016;106(2):244–50.

[27] Martins WP, Nastri CO, Rienzi L, van der Poel SZ, Gracia C, Racowsky C. Blastocyst vs cleavage-stage embryo transfer: systematic review and meta-analysis of reproductive outcomes. Ultrasound Obstet Gynecol. 2017;49(5):583–91.

[28] Practice Committees of the American Society for Reproductive Medicine, the Society for Assisted Reproductive Technology. Blastocyst culture and transfer in clinical-assisted reproduction: a committee opinion. Fertil Steril. 2013;99(3):667–72.

[29] Martins WP, Nastri CO, Rienzi L, van der Poel SZ, Gracia CR, Racowsky C. Obstetrical and perinatal outcomes following blastocyst transfer compared to cleavage transfer: a systematic review and meta-analysis. Hum Reprod. 2016;31(11):2561–9.

[30] Holden EC, Kashani BN, Morelli SS, Alderson D, Jindal SK, Ohman-Strickland PA, et al. Improved outcomes after blastocyst-stage frozen-thawed embryo transfers compared with cleavage stage: a Society for Assisted Reproductive Technologies Clinical Outcomes Reporting System study. Fertil Steril. 2018;110(1):89–94.e2.

[31] Van der Auwera I, Debrock S, Spiessens C, Afschrift H, Bakelants E, Meuleman C, et al. A prospective randomized study: day 2 versus day 5 embryo transfer. Hum Reprod. 2002;17(6):1507–12.

[32] Papanikolaou EG, D'Haeseleer E, Verheyen G, Van de Velde H, Camus M, Van Steirteghem A, et al. Live birth rate is significantly higher after blastocyst transfer than after cleavage-stage embryo transfer when at least four embryos are available on day 3 of embryo culture. A randomized prospective study. Hum Reprod. 2005;20(11):3198–203.

[33] Emiliani S, Delbaere A, Vannin AS, Biramane J, Verdoodt M, Englert Y, et al. Similar delivery rates in a selected group of patients, for day 2 and day 5 embryos both cultured in sequential medium: a randomized study. Hum Reprod. 2003;18(10):2145–50.

[34] Kuang Y, Chen Q, Fu Y, Wang Y, Hong Q, Lyu Q,

et al. Medroxyprogesterone acetate is an effective oral alternative for preventing premature luteinizing hormone surges in women undergoing controlled ovarian hyperstimulation for in vitro fertilization. Fertil Steril. 2015;104(1):62–70. e3.

[35] Kuang Y, Chen Q, Hong Q, Lyu Q, Ai A, Fu Y, et al. Double stimulations during the follicular and luteal phases of poor responders in IVF/ICSI programmes (Shanghai protocol). Reprod Biomed Online. 2014;29(6):684–91.

[36] Shapiro BS, Richter KS, Harris DC, Daneshmand ST. Influence of patient age on the growth and transfer of blastocyst–stage embryos. Fertil Steril. 2002;77(4):700–5.

[37] Meldrum DR, Casper RF, Diez–Juan A, Simon C, Domar AD, Frydman R. Aging and the environment affect gamete and embryo potential: can we intervene? Fertil Steril. 2016;105(3):548–59.

[38] Morin SJ, Patounakis G, Juneau CR, Neal SA, Scott RT Jr, Seli E. Diminished ovarian reserve and poor response to stimulation in patients <38 years old: a quantitative but not qualitative reduction in performance. Hum Reprod. 2018;33:1489.

[39] Fasouliotis SJ, Simon A, Laufer N. Evaluation and treatment of low responders in assisted reproductive technology: a challenge to meet. J Assist Reprod Genet. 2000;17(7):357–73.

第 20 章　微刺激方案中子宫内膜的注意事项

Endometrial Considerations for Minimal Stimulation

John Wu　著

马燕琳　译

一、概述

大多数情况下，在进行 IVF 时人们关注的是胚胎，但常忽视另一个重要因素——子宫内膜。1907 年，Hitchmann 和 Adler 对子宫内膜组织学变化进行了初步观察，随后，Frankel 和 Meyer 指出子宫内膜的周期性变化与排卵前后的卵泡变化有关，1950 年 Noyes 利用组织学建立了子宫内膜变化的模型。然而，这些年来有关子宫内膜的研究对临床实践几乎没有影响。就种植率和妊娠率而言，子宫内膜的厚度和形态仍然是两个最重要的因素。2014 年的一项系统评价和对 22 项研究的 Meta 分析发现，当子宫内膜厚度≤ 7mm 时将会导致临床妊娠率显著下降，即从 48.1% 下降至 23.3%[1]。同样的，均匀的高回声子宫内膜形态与较低的种植率和妊娠率有关[2, 3]。本章，我们将探讨微刺激方案对子宫内膜的影响。

二、子宫内膜的解剖结构

子宫内膜可分为功能层和基底层，表面的为功能层，靠近子宫肌层的为基底层。功能层是胚胎植入的部位，呈周期性增殖、分泌和脱落性变化。基底层在月经期间不会脱落，而是利用子宫内膜干细胞提供再生的子宫内膜。经阴道超声检查是测量子宫内膜的金标准。子宫内膜在增殖后期表现出明显的多层形态，通常称其为"三线征"。这种独特的模式是由子宫内膜层的前后基底层（高回声）、前后层的功能层（低回声）以及在中央空腔处形成的中央高回声线形成的。

三、正常的月经周期

要了解微刺激方案对子宫内膜的影响，首先需要了解正常月经周期时子宫内膜的变化情况。在正常月经周期，子宫内膜经历增生期和分泌期两个阶段。增生期与处于卵泡期的卵泡生长和雌激素水平升高有关，子宫内膜的单层厚度从约 0.5mm 增长到 5.0mm，这种增长是通过腺体的增生，离子、水和氨基酸的流入及基质的再扩张来实现，在这一时期，基底层的表层致密上皮细胞和海绵体的中间层发生再生，子宫内膜腺体在雌激素的作用下开始增生，在初期腺体狭窄呈管状，内衬低柱状上皮细胞。

随着排卵的进行，将会出现腺体核内胞质糖原液泡。在分泌期所观察到子宫内膜的变化是受黄体产生的大量孕酮的影响。值得注意的是，尽管雌激素持续分泌，子宫内膜的总厚度仍处于排卵前的水平，这很可能是由于子宫内膜中 17β- 羟类固醇脱氢酶活性增加，从而将生物活性较高的雌二醇转化为效力较低的雌酮的结果[4]，使得狭窄管状的腺体变得弯曲并分泌激素。在孕酮的作用下，子宫动脉紧密缠绕，间质变得水肿，这些变化在排卵后约第 7 天达到峰值，在排卵后约 7～10 天，出现分泌期植入窗[5]。

四、控制性促排卵对子宫内膜的影响

控制性促排卵（controlled ovarian stimulation，COS）方案由于涉及非生理剂量的外源性促性腺激素和超生理剂量的激素水平诱导多个优势卵泡发育，即多个卵母细胞成熟，以增加妊娠的概率，人们很难在多卵泡、卵巢过度刺激及超剂量激素对子宫内膜的不良影响之间找到平衡，因此，每个刺激周期应当获得的最佳卵母细胞数一直有激烈的争论。有证据表明，COS 会导致子宫内膜提前发育，从而导致植入窗的改变，影响妊娠率[6]。目前有许多研究表明，排卵日血清高孕酮（> 1.5ng/ml）与妊娠率降低有关（分别为 31% 和 19%）[7]。有人认为，由于过度刺激会对子宫内膜产生不利影响，选择温和的刺激方案可能会更自然，对子宫内膜的影响也较小。

五、枸橼酸氯米芬

枸橼酸氯米芬是一种选择性雌激素受体调节剂，对富含雌激素受体的组织（包括下丘脑、垂体、卵巢和子宫）具有不同的激动 / 拮抗作用。作为促排卵药，通过竞争性占据下丘脑中的雌激素受体，干扰雌激素正常的负反馈调节机制，促使垂体前叶释放促卵泡激素，刺激卵泡生长。但是，枸橼酸氯米芬还可以结合其他组织（如子宫内膜）中的雌激素受体，在子宫内膜上枸橼酸氯米芬作为竞争性拮抗药，对子宫内膜的厚度和形态产生不利影响[8]。进一步的研究表明，枸橼酸氯米芬通过抑制类固醇受体共激活因子 –1 的募集，从而抑制人子宫内膜上皮细胞的 ER-α 反式激活[9]。还有研究表明，枸橼酸氯米芬诱导 Ishikawa 细胞中 ER-α 的泛素化和降解[10]。

（一）枸橼酸氯米芬对子宫内膜厚度的影响

大多数文献提及枸橼酸氯米芬对子宫内膜厚度的副作用，依据是枸橼酸氯米芬用于宫腔内受精的诱导排卵周期。在用于宫腔内受精的诱导排卵周期的情况下，枸橼酸氯米芬的使用期限为 5 天，因此其影响很小。但采用微刺激方案时，每天要使用大剂量的枸橼酸氯米芬（100mg）直至扳机日，作用的时间和剂量明显增加。在对 230 个周期的回顾性分析中发现，在微刺激方案的作用下，子宫内膜厚度显著变薄（7.3mm vs. 12.9mm），尽管雌激素的水平高于生理水平，但依然无法避免子宫内膜变薄的结局。将微刺激方案下的子宫内膜厚度与随后的冷冻胚胎移植下的子宫内膜厚度（endometrial thickness，EMT）进行比较，结果发现尽管在移植周期中雌二醇水平较低，但内膜厚度较好（7.62mm vs. 10.3mm），这无疑很好地说明枸橼酸氯米芬的负面影响[11]（图 20–1），这一结果表明这些患者的子宫内膜本来可以变得更厚，但受枸橼酸氯米芬影响抑制了子宫内膜的增厚。

（二）枸橼酸氯米芬对子宫内膜组织形态学的影响

枸橼酸氯米芬对子宫内膜厚度的潜在影响是其在细胞水平上对子宫内膜分化的影响。通过对微刺激与常规刺激的患者取卵时的子宫内膜样本的对比，发现两者具有明显的差异。在微刺激后未分化的小腺体散布在多边形间质细胞池中，如在子宫内膜的增生早中期一样，腺体保持狭窄和管状。相反，在常规刺激后子宫内膜的主要成分是分泌上皮的大而弯曲的腺体（图20–2）。此外，组织形态学分析显示，每个横截面的腺体数量增加伴随着腺体直径和上皮高度降低，提示微刺激时分泌腺分化减少（表 20–1）。

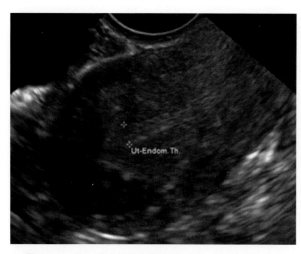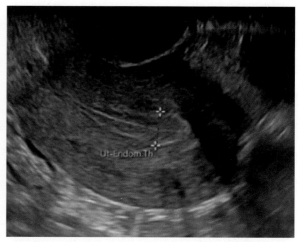

▲ 图 20-1　同一患者行微刺激方案（左：E₂ 781pg/ml；EMT 4.0mm）和冷冻胚胎移植（右：E₂ 296pg/ml；EMT 8.8mm）后 EMT 值的比较

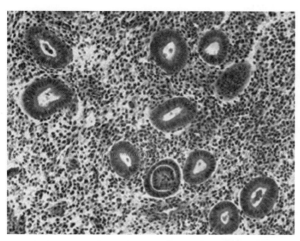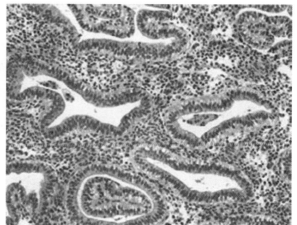

▲ 图 20-2　枸橼酸氯米芬微刺激（左）与常规刺激（右）的子宫内膜活检样本的 HE 染色（此图彩色版本见书末彩插）

表 20-1　子宫内膜活检样本的形态分析

	微刺激	常规刺激	*P* 值
腺体数量 /mm²	68 ± 21.2	33 ± 5.1	0.003
腺体体积分数（%）	19.9 ± 2.4	41.5 ± 6.4	＜ 0.0001
平均最大腺体直径（µm）	64.7 ± 5.9	159.5 ± 25.2	0.001
平均腺体高度（µm）	17.2 ± 1.9	21.2 ± 1.4	0.002

（三）枸橼酸氯米芬对基因表达的影响

我们还观察到将枸橼酸氯米芬微刺激方案与常规刺激方案比较，两者造成子宫内膜基因表达存在差异。具体而言，3.4%（723/20 764）的基因存在显著性差异表达，但意外的是，RNA 测序结果显示雌激素受体或其共调节因子、子宫内膜中经典的增殖相关基因（如 *cyclinA* 和 *cMyc*）或抗增殖基因（如 *p27Kip1*）的表达并未发生显著性改变。WNT/β–catenin 信号通路可能是子宫内膜中最令人感兴趣的差异表达信号通路之一，该通路与子宫内膜增生有关。WNT7A 在管腔上皮中表达，是触发细胞增殖的扩散因子[12]，WNT7A 作用于间质，与受体卷曲蛋白（frizzled）结合，使胞浆内蛋白蓬乱蛋白（dishevelled）磷酸化。蓬乱蛋白被磷酸化后使糖原合酶激酶 β（glycogen synthase kinase β）失活，通过泛素化切断 β–catenin 的降解途径。β–catenin 的积累诱导子宫内膜增生相关的细胞增殖。

与常规刺激治疗周期的子宫内膜样本相比，多种 WNT 抑制基因在微刺激下差异表达，包括 *NOTUM*、*WISE/SOST*、*WIF-1*、*SFRP1* 和 *SFRP4*。分泌的卷曲蛋白相关蛋白（frizzled–related proteins，sFRP）在受体水平上拮抗 WNT 信号通路。sFRP4 的过表达和 sFRP4 重组蛋白的处理抑制了子宫内膜癌细胞的体外生长[13]。在微刺激治疗周期中获得的子宫内膜样本中，间质来源的 sFRP1 和 sFRP4 显著增加。免疫荧光实验显示 sFRP 定位于子宫内膜间质中，在腺体下方有明显的聚集，这可能预示着间质和腺体之间存在旁分泌信号（图 20–3）。上皮增殖需要雌激素诱导的间质因子，这与目前的认识一致。与间质细胞共培养时，雌二醇会增加上皮细胞的增殖，但在缺乏间质细胞共培养的情况下，上皮细胞的增殖未见增加。

雌激素通过间质信号通路诱导子宫内膜增生的确切机制尚未完全阐明。研究表明，E_2 诱导的 IGF–1 会导致上皮细胞增殖，RNA 测序结果显示微刺激与常规刺激方案中的子宫内膜的 IGF–1 基因的 mRNA 表达未有任何差异。但枸橼酸氯米芬刺激后，结合蛋白 IGFBP4 和

◀ 图 20–3 枸橼酸氯米芬微刺激子宫内膜活检样本中抗 –SFRP4 的免疫荧光染色图（×40 倍）（此图彩色版本见书末彩插）

IGFBP5 显著增加，这可能表明枸橼酸氯米芬诱导结合蛋白以阻止腺上皮的 IGF-1 发挥作用。尽管确切的机制尚未明确，但枸橼酸氯米芬不仅可能直接拮抗上皮细胞的生长，而且可能会改变旁分泌信号中支持子宫内膜腺体增殖所必需的间质因子。

六、结论

由于胚胎 – 内膜去同步化，常规 IVF 中有行冷冻胚胎移植的增长趋势，但很少有证据表明使用枸橼酸氯米芬对胚胎刺激非常小。有人可能认为，在宫腔内人工授精的促排卵周期中，枸橼酸氯米芬对妊娠率的影响很小，然而，在长时间微刺激作用下，很难推断其对子宫内膜的影响。枸橼酸氯米芬半衰期为 5 天，在此期间即使已停止使用枸橼酸氯米芬，其作用仍会持续，因此，在植入窗期间，枸橼酸氯米芬可能会持续影响子宫内膜。了解子宫内膜在使用微刺激 IVF 期间受到的影响，对解释既往研究中采用新鲜胚胎移植微刺激方案非常重要 [14]。子宫内膜厚度、组织形态学和基因表达的有关证据表明，子宫内膜腺体成熟具有严重的延迟。常规刺激由于子宫内膜的提前发育导致胚胎 – 子宫内膜去同步化，而微刺激则导致子宫内膜严重的延迟。因此，建议微刺激后先将胚胎冷冻，在子宫内膜能充分达到最大妊娠率的时候再行胚胎移植。

参 考 文 献

[1] Kasius A, Smit JG, Torrance HL, Eijkemans MJC, Mol BW, Opmeer BC, et al. Endometrial thickness and pregnancy rates after IVF: a systematic review and meta–analysis. Hum Reprod Update [Internet]. 2014 [cited 2018 Aug 27];20(4):530–41. Available from: http://www.ncbi.nlm.nih.gov/pubmed/24664156.

[2] Coulam CB, Bustillo M, Soenksen DM, Britten S. Ultrasonographic predictors of implantation after assisted reproduction. Fertil Steril [Internet]. 1994 [cited 2019 Mar 8];62(5):1004–10. Available from: https://www.sciencedirect.com/science/article/pii/S0015028216570654?via%3Dihub.

[3] Potlog–Nahari C, Catherino WH, McKeeby JL, Wesley R, Segars JH. A suboptimal endometrial pattern is associated with a reduced likelihood of pregnancy after a day 5 embryo transfer. Fertil Steril [Internet]. 2005 [cited 2019 Mar 8];83(1):235–7. Available from: https://www.sciencedirect.com/science/article/pii/S0015028204024501?via%3Dihub.

[4] Gurpide E, Gusberg SB, Tseng L. Estradiol binding and metabolism in human endometrial hyperplasia and adenocarcinoma. J Steroid Biochem [Internet]. 1976 [cited 2019 Mar 8];7(11–12):891–6. Available from: http://www.ncbi.nlm.nih.gov/pubmed/1025366.

[5] Wilcox AJ, Baird DD, Weinberg CR. Time of implantation of the conceptus and loss of pregnancy. N Engl J Med [Internet]. 1999 [cited 2019 Mar 8];340(23):1796–9. Available from: http://www.ncbi.nlm.nih.gov/pubmed/10362823.

[6] Kolb BA, Najmabadi S, Paulson RJ. Ultrastructural

characteristics of the luteal phase endometrium in patients undergoing controlled ovarian hyperstimulation. Fertil Steril [Internet]. 1997 [cited 2019 Mar 8];67(4):625–30. Available from: https://www.sciencedirect.com/science/article/pii/S0015028297813568?via%3Dihub.

[7] Bosch E, Labarta E, Crespo J, Simón C, Remohí J, Jenkins J, et al. Circulating progesterone levels and ongoing pregnancy rates in controlled ovarian stimulation cycles for in vitro fertilization: analysis of over 4000 cycles. Hum Reprod [Internet]. 2010 [cited 2019 Mar 8];25(8):2092–100. Available from: http://www.ncbi.nlm.nih.gov/pubmed/20539042.

[8] Nakamura Y, Ono M, Yoshida Y, Sugino N, Ueda K, Kato H. Effects of clomiphene citrate on the endometrial thickness and echogenic pattern of the endometrium. Fertil Steril [Internet]. 1997 [cited 2018 Aug 27];67(2):256–60. Available from: http://www.ncbi.nlm.nih.gov/pubmed/9022599.

[9] Amita M, Takahashi T, Tsutsumi S, Ohta T, Takata K, Henmi N, et al. Molecular mechanism of the inhibition of estradiol–induced endometrial epithelial cell proliferation by clomiphene citrate. Endocrinology [Internet]. 2010 [cited 2018 Aug 27];151(1):394–405. Available from: http://www.ncbi.nlm.nih.gov/pubmed/19934375.

[10] Amita M, Takahashi T, Igarashi H, Nagase S. Clomiphene citrate down–regulates estrogen receptor–α through the ubiquitin–proteasome pathway in a human endometrial cancer cell line. Mol Cell Endocrinol [Internet]. 2016 [cited 2017 Aug 29];428:142–7. Available from: http://www.ncbi.nlm.nih.gov/pubmed/27033325.

[11] Reed BG, Wu JL, Nemer LB, Carr BR, Bukulmez O. Use of clomiphene citrate in minimal stimulation in vitro fertilization negatively impacts endometrial thickness: an argument for a freeze–all approach. JBRA Assist Reprod [Internet]. 2018 [cited 2019 Mar 8];22(4):355–62. Available from: http://www.ncbi.nlm.nih.gov/pubmed/30264948.

[12] Tulac S, Nayak NR, Kao LC, Van Waes M, Huang J, Lobo S, et al. Identification, characterization, and regulation of the canonical Wnt signaling pathway in human endometrium. J Clin Endocrinol Metab [Internet]. 2003 [cited 2018 Aug 29];88(8):3860–6. Available from: https://academic.oup.com/jcem/article-lookup/doi/10.1210/jc.2003–030494.

[13] Carmon KS, Loose DS. Secreted frizzled–related protein 4 regulates two Wnt7a signaling pathways and inhibits proliferation in endometrial cancer cells. Mol Cancer Res [Internet]. 2008 [cited 2017 Sep 8];6(6):1017–28. Available from: http://www.ncbi.nlm.nih.gov/pubmed/18567805.

[14] Zhang J, Chang L, Sone Y, Silber S. Minimal ovarian stimulation (mini–IVF) for IVF utilizing vitrification and cryopreserved embryo transfer. Reprod Biomed Online [Internet]. 2010 [cited 2019 Mar 19];21(4):485–95. Available from: https://www.sciencedirect.com/science/article/pii/S1472648310004426?via%3Dihub.

第 21 章　冷冻胚胎移植准备
Frozen Embryo Transfer Preparation

David Prokai　Orhan Bukulmez　著

刘睿智　张馨月　译

一、冷冻胚胎移植（FET）周期

在过去的几年中，胚胎冷冻保存和冷冻胚胎移植（frozen embryo transfer，FET）技术发展迅速。2006—2012 年，美国辅助生殖技术协会（society for assisted reproductive technology，SART）数据显示 FET 周期增加了 82.5%，新鲜周期仅增加了 3.1%[1]。许多因素导致胚胎的冷冻保存周期数增加。其中冷冻保存技术的进步，降低了胚胎冷冻损伤，从而提高解冻后的存活率尤为重要[2]。许多专业组织，如美国生殖医学协会（American society for reproductive medicine，ASRM）提倡增加使用选择性单胚胎移植（elective single-embryo transfers，eSET）来减少多胎妊娠的发生率[3]。在某些国家 / 地区，政府对要移植的胚胎数量有严格的限制。对高反应者使用 GnRH 激动药 "扳机" 预防卵巢过度刺激综合征（ovarian hyperstimulation syndrome，OHSS）同样也增加了冷冻周期数。有一些证据表明，与传统的人绒毛膜促性腺激素（human chorionic gonadotropin，hCG）扳机相比，GnRH 扳机后的新鲜移植种植率较低[1]。此外，对于需要植入前遗传学检测（preimplantation genetic testing，PGT）的患者，胚胎冷冻成为等待活检结果的必要条件[4]。同时，一些新的证据表明，冷冻胚胎可能改善产科结局，一些医生和诊所已开始使用 "全胚胎冷冻" 方法，取消全部新鲜周期移植[1]。另外，还有一些超促排卵周期中的因素与新鲜移植周期中妊娠率降低有关：如扳机前孕酮过早升高、子宫腔积液与子宫内膜发育不良[5]。任何一个或多个因素组合在一起，可能会导致医生放弃新鲜周期移植，选择胚胎冷冻保存，然后再进行 FET。

对于微刺激方案，采用胚胎冷冻保存策略是必需的。如本书所述，由于引起子宫内膜发育不良，使用枸橼酸氯米芬或来曲唑连续 5 天以上的刺激方案可能需要 "全胚冷冻" 和 FET。对于卵巢储备功能下降（diminished ovarian reserve，DOR）的女性，每个周期可能只获得 1~2

个胚胎，多个周期的胚胎总数可能低于 5～10 个。考虑到患者对这些胚胎大量时间、情感和财力的投入，并且每个胚胎都是"珍贵的"，医生在 FET 周期中对细节的关注一般会超过卵巢刺激周期。如果因为子宫内膜的发育或激素水平的影响未妊娠，要再进行另一个刺激周期是昂贵且费时的。

文献中对子宫内膜准备的最有效方法仍有争论。2017 年最新的 Cochrane 数据库系统回顾中，未找到足够的证据推荐一种方案明显优于其他[6]。各个中心也在使用不同的方案。在本章中，我们将回顾各种方案的现有数据和每种方案的利弊。此外，我们将回顾我中心的临床方案以及针对子宫内膜准备和移植策略的基本原理。

二、人工周期（AC）FET

首先我们讨论使用外源雌激素促进子宫内膜生长，再添加黄体酮以支持黄体期的方案。这种方案可以使雌二醇（E_2）朝着理想的浓度上升，并可以预测胚胎解冻时间，是许多中心的首选治疗方案。对卵母细胞捐赠周期，本方案可以使捐赠者和接受者子宫内膜同步，是首选的子宫内膜准备的方案[7]。

（一）补充雌激素

人工周期中子宫内膜生长的基本原理是依靠外源性 E_2，使子宫内膜生长至可以接受孕激素后进行胚胎移植。在补充雌激素方面，必须考虑一些关键事项，如给药时间、给药途径、剂量及固定剂量方案与递增剂量方案。

E_2 的给药最佳持续时间没有一致的说法。尽管如此，由 Borini 等进行的一项研究说明了一些关键点[8]。这项研究将卵母细胞接受者随机分组，递增剂量口服 E_2（每天 2～6mg），持续 5～76 天。患者根据治疗持续时间分为 5 组（＜ 10 天，11～20 天，21～30 天，31～40 天和＞ 40 天）。值得注意的是，各组之间的妊娠率和着床率没有显著性差异。但是，给予 E_2 ＜ 10 天组流产率更高（41%）$P ＜ 0.05$，均高于接受 E_2 治疗时间更长的 11～20 天组和＞ 40 天组，其流产率分别为 15% 和 1%。这项研究表明延长 E_2 治疗的时间没有改变子宫内膜对胚胎的容受性，但补充时间短（＜ 10 天）与较高的流产率相关。然而，这项研究存在几个局限性。其中最重要的是实验为回顾性研究，所有周期均为卵母细胞捐赠周期，因此，不能推断该研究适用于使用自己的卵母细胞的患者，因为这些卵母细胞质量可能与来自年轻捐赠者的卵母细胞不同。

后来一项队列观察研究回答了这个问题，这项研究纳入了使用自己胚胎的患者，他们还发现 GnRH 激动药的降调作用可能与补充 E_2 的时间和临床结局有关。研究显示，与补充 $E_2 > 20$ 天组相比，没有激动药降调作用且补充 E_2 少于 20 天组临床妊娠率（clinical pregnancy rate，CPR）最高（25.6% vs. 16.7%；$P = 0.037$），并且有趣的是，在不使用激动药的情况下，CPR 与补充 E_2 持续 < 20 天和 > 20 天组没有差异（32.6% vs. 31.9%，$P = 0.825$）[9]。另一项大型回顾性研究发现，即使子宫内膜达到最佳厚度，在 E_2 使用 9 天之前添加孕激素导致妊娠率降低[10]。这些研究提示，在孕酮开始之前"补充"12～16 天 E_2 会有良好的结局。众所周知，在卵泡期 E_2 水平升高会引起子宫内膜组织学和形态学改变，同时促使子宫内膜孕激素受体的形成[11, 12]。因此，子宫内膜需要一定的 E_2 持续时间以充分诱导孕激素受体产生，以保证内膜对胚胎良好的容受性。

关于 E_2 的给药途径（口服片剂，透皮贴剂，阴道制剂和肌内注射），我们尚未发现任何研究直接比较这些方法在子宫内膜厚度和持续妊娠率方面的差异。尽管如此，通过对几项研究比较发现，口服和经皮给药方式，在开始使用孕酮当天 E_2 峰值水平和子宫内膜厚度相一致[13-16]。因此，在没有进行对照试验的情况下，现有证据表明在人工周期中，E_2 的给药方式对持续妊娠率没有影响。给药途径的选择取决于医生和患者的偏好。不过，如果通过口服途径用药，有一个要考虑的重要因素是 E_2 的代谢[17]。选择经皮、肌肉内或阴道途径可以避免肝脏的首过代谢[17, 18]。这可能对服用增强雌二醇代谢的药物（最主要的是抗癫痫药物）的患者特别有益[19]。另外，一些研究表明经皮途径会提供最稳定的 E_2 剂量，这可能是子宫内膜接受 E_2 的首选方法，因为此途径稳定并且 E_2 剂量与生理剂量相似[18]。最后，有人推荐逐渐增加 E_2 剂量的方案，以模仿自然周期中优势卵泡产生的 E_2 升高的过程。迄今为止最大的回顾性研究，发现恒定的 E_2 剂量与增加的 E_2 剂量方案之间的活产率没有明显差异[14]。

添加 E_2 过程中的监测

在 E_2 添加过程中的一个关键问题是：是否使用 GnRH 激动药来预防卵泡募集或隐匿的 LH 峰/排卵。GnRH 激动药的降调作用最大限度地控制胚胎移植的时机，并且将提前排卵的风险降到最低，正如几项研究报道的，添加激动药可以使周期排卵率降低到 2%～4%[20, 21]。两项试验研究了使用和不使用 GnRH 激动药周期，发现两种治疗方法之间具有相似的结果[20, 22]。但这些试验仅包括预后良好的患者，并且没有任何高龄（advanced reproductive age，ARA）的患者。因此，尽管缺乏明显获益的证据，我们中心仍在 DOR 和 ARA 患者的 AC-FET 中使用 GnRH 激动药。我们认为 DOR 患者不变的较高状态促性腺激素水平和卵巢反馈机制受损，使这些患者在外源 E_2 给药期间更易于募集卵泡和排卵。如果不使用 GnRH 激动药，则应该在月经后尽早使用 E_2（至少在周期第 4 天之前），以防止卵泡募集[23]。

我们中心使用 AC-FET 的方法如下：如果患者没有口服避孕药（oral contraceptive pills，OCP）禁忌证，从月经开始，连续口服炔雌醇，至少 30μg/d。在这段使用 OCP 的时间中，如果患者没有接受盐水输注超声检查和（或）模拟胚胎移植，月经在出血减少后就会很快结束。至少使用 7 天的 OCP 后，患者开始每天接受醋酸亮丙瑞林（Lupron®，TAP Pharmaceuticals，North Chicago，IL，美国）1.0mg（20U）治疗。OCP 和醋酸亮丙瑞林重叠使用约 7 天，预防 GnRH 激动药 "flare up" 效应。然后停止 OCP，患者在月经来潮的第一天致电中心。通常，患者是在单独使用醋酸亮丙瑞林 1.0 mg 的第 4~5 天打来电话。Lupron® 也可以在黄体期启动以避免 OCP 应用。超声检查子宫内膜厚度（< 4mm）和卵巢中没有优势的卵泡，同时检查 E_2 和 LH 水平以确保下丘脑被充分抑制。我们定义下丘脑被抑制为 $E_2 <$ 50pg/ml 和 LH < 2.5mU/ml。确认后，开始递增或连续的 E_2 方案。E_2 开始使用后，醋酸亮丙瑞林剂量减少至 0.25mg/d。典型的起始剂量是口服微粉化 E_2 2mg（17β – 雌二醇，Estrace®，Teva 制药，Sellersville，PA）共 4 天，然后 4mg × 4 天，再之后 6mg × 4 天。如果使用雌二醇贴剂，典型方案是 1 个贴剂（100μg，Minivelle）隔天 1 次（qod）× 2 天，然后 2 贴剂 qod × 4 天，然后 3 贴剂 qod × 4 天，最后 4 贴剂 qod × 4 天。在每次 E_2 加药时，检查血清 E_2 和 LH 水平以确保下丘脑被持续抑制并且 E_2 水平上升。特别需要注意 E_2 水平的稳步上升，E_2 水平波动、下降或不稳定可能取消周期，因为会损害正在发育的子宫内膜的微结构。使用 12~14 天的 E_2 后，进行超声检查评估子宫内膜厚度。厚度 > 7mm 并且为 "三线征" 被认为是最佳的子宫内膜情况（请参阅以下有关子宫内膜的部分）。我们还要监测子宫内膜是否存在强烈收缩。轻度收缩通常在 E_2 使用阶段被观察到。

如果内膜发育良好，则开始使用注射的油性黄体酮或阴道中微粉化的孕酮胶囊。在开始使用孕酮当天，停用 GnRH 激动药。E_2 剂量也将逐步降低（即 6mg → 4mg 或 4mg → 2mg）。每 2 天或以上检测血清 E_2 和孕激素水平，在胚胎解冻和移植前可以调整 E_2 和孕酮用量。然后根据冷冻胚胎的阶段选择移植时机。移植当天，再次检查血清 E_2 和孕酮水平以确保达到适当的水平。根据不同的方法，阴道与肌内注射（intramuscular，IM）孕酮所需的血清水平会有所不同。使用 IM 孕酮，最佳的目标水平为 12~15ng/ml，阴道黄体酮的目标水平是 8~10ng/ml。有时 IM 血清中孕激素水平不足，会添加阴道黄体酮。E_2 和孕激素一直持续给药到第一次人绒毛膜促性腺激素（human chorionic gonadotropin，hCG）检测。囊胚和卵裂期第 3 天的胚胎通常分别在 FET 后 9 天或 11 天检测血清 hCG 水平。每 48 小时至少进行 1~2 次 hCG 检测，以监测是否翻倍良好。如果 hCG 水平翻倍良好，我们安排患者预约孕 6 周的超声检查。E_2 和孕激素继续补充直到妊娠第 10 周（图 21-1）。

如果 Lupron 抑制作用不完全或无效，我们中心将选择另一种方法，即在月经来潮时连续使用 GnRH 拮抗药。在患者月经来潮第一天给予全剂量拮抗药（250mg/d）。使用前需要进行超声检查以确保子宫内膜薄且无卵泡生长。E_2 开始使用后，GnRH 拮抗药的剂量减半，雌激素的剂量同上所述。继续半量的 GnRH 拮抗药直到 E_2 水平 > 150pg/ml 为止，此时不可能发生卵泡募集。FET 方案的其余部分与上述黄体 /OCP/ 醋酸亮丙瑞林 FET 方案相同（图 21-2 ）。

（二）子宫内膜的监测

FET 周期中，除仔细监测 E_2 水平在治疗过程中的逐渐升高的情况，开始使用孕酮之前最重要的检查是使用超声对子宫内膜类型和厚度的评估。通常，在冷冻 - 解冻胚胎移植周期中，子宫内膜薄定义为 < 7mm 和 < 8mm [24-29]。据报道，辅助生殖技术（assisted reproductive technology，ART）周期中的子宫内膜薄的发生率为 1.5%～9.1% [24, 26-29]。关于子宫内膜薄引

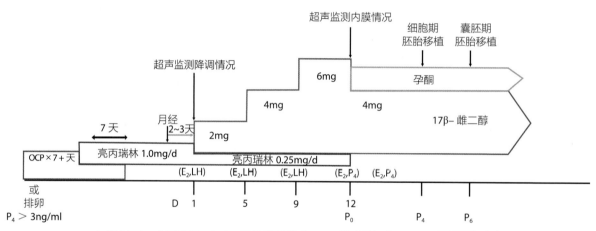

▲ 图 21-1　人工周期 -FET、黄体期孕酮（GnRH 激动药）和 OCP → 孕酮添加方案

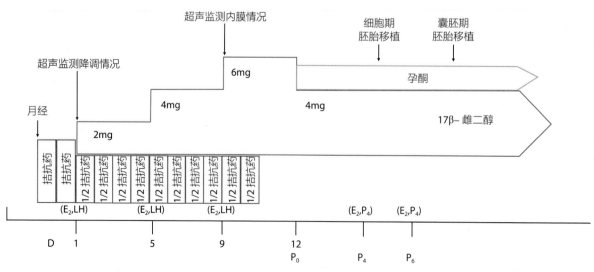

▲ 图 21-2　人工周期 - FET、GnRH 拮抗药周期方案

起 ART 结果不良的理论基础包括：子宫内膜腺上皮生长不良；血管内皮生长因子（vascular endothelial growth factor，VEGF）水平降低；血管发育不良；子宫血流阻力升高及血液供应不足引起的氧化反应[30]。

一些研究专门探讨了子宫内膜厚度对于 FET 结局的影响。一项研究结果发现，妊娠率低与子宫内膜厚度 < 7mm 和 > 14mm 相关，子宫内膜厚度在 9～14mm 范围内可提高临床妊娠率和活产率[25]。迄今为止，规模最大的一项研究是探讨子宫内膜厚度每下降 1mm 是否会导致妊娠率和活产率下降。从 2013 年 1 月 1 日到 2015 年 12 月 31 日期间，加拿大大型 ART 注册中心（CARTR-BORN 数据库）进行了总共包括 20 114 个冻融的胚胎移植周期的研究[31]。结果表明，在 FET 周期中，当子宫内膜厚度低于 7mm 时，子宫内膜厚度每下降 1mm，临床妊娠和活产率均下降，但流产率均无显著差异。在该分析中，最有趣的结果是即使子宫内膜厚度极低，妊娠率却没有明显降低。该研究发现子宫内膜厚度 ≥ 8mm、7～7.9mm、6～6.9mm、5～5.9mm 和 4～4.9mm 时，活产率分别为 28.4%、27.4%、23.7%、15% 和 21%～2%[31]。4～4.9mm 组活产儿数的轻度增加可能是统计学上的假象，这是由于该组中的移植次数很少，但这个结果的确说明了即使子宫内膜厚度下降到 < 5mm，怀孕仍然是可能的。对于坚持自体移植的子宫内膜持续较薄的患者，该研究可作为有价值的参考。

因此，根据现有数据可以推断，理想内膜厚度是 > 8mm，但内膜厚度 > 7mm 也是可以接受的。对于卵巢刺激期间内膜形态和厚度的回顾研究，表明获得满意的内膜需要超生理水平的 E_2；因此可以增加 E_2 的剂量促进内膜生长达到足够的厚度。但是，必须注意的是显著升高的 E_2 水平（E_2 水平 > 700pg/ml）与活产率降低有关[32]。尽管有足够的 E_2 水平和足够的 E_2 作用时间，子宫内膜厚度持续 < 7mm 的情况也会存在，并且这在临床上是极具挑战的。这些患者可能会选择所谓的"实验性"辅助治疗。如子宫内输注粒细胞刺激因子（G-CSF）与西地那非（Viagra™，辉瑞）和自体富血小板血浆的输注，以用于治疗难治性薄型子宫内膜[33-37]。甚至有使用骨髓源性干细胞（bone marrow-derived stem cell，BMDSC）的尝试性研究报道，试图改善难治性子宫内膜薄患者的子宫内膜厚度[38]。但这些方法尚未在大型的设计良好的研究中得到验证。

对于子宫内膜持续较薄的患者，如先前的手术等问题引起 Asherman 综合征或慢性子宫内膜炎的病史，需要排除和纠正这些疾病潜在的病因和相关的因素。特别对于慢性子宫内膜炎的患者，已有报道反复种植失败的患者在治疗子宫内膜炎后，胚胎种植率得到改善[39]。如果怀疑存在宫腔粘连，可以用宫腔镜进行检查和分离子宫内膜粘连。

除子宫内膜的厚度外，内膜形态特征也需要密切关注。各种出版物以不同的方式定义了子宫内膜的各个时期。在本章中，将使用以下术语：1 型增生晚期（高回声子宫内膜 < 50% 内膜

厚度，并可见低回声的子宫内膜功能层和基底膜）、2 型分泌早期（高回声基底层和功能层超过子宫内膜厚度的 50%，但未延伸至全部子宫内膜）和 3 型分泌中晚期（内膜均质高回声从基底层一直延伸到功能层）[40]。1 型子宫内膜表现为特征性的"三线征"，是增生成熟的子宫内膜的标志。总体而言，1 型子宫内膜模式（"三线征"）与妊娠率升高有关[41-44]。以上所有这些研究都使用胚胎形态学作为选择胚胎的标准。最近的一个研究中，使用植入前遗传学检测进行非整倍性（preimplantation genetic testing for aneuploidy，PGT-A）的检测证实了整倍体胚胎（理论上从胚胎中去除了一定程度的染色体因素），发现 1 型和 2 型子宫内膜的种植率在统计学上没有显著差异，但 3 型子宫内膜的种植率降低[45]。因此，我们的临床目标是创建厚度至少为 7mm 的 1 型子宫内膜。

最后，在孕激素给药之前子宫内膜的评估，还应特别注意子宫内膜本身的动态特性。应注意 2D 超声下是否存在子宫内膜收缩及程度。子宫收缩是月经周期的一种正常现象，在卵泡期 / 排卵期后期达到顶峰，黄体期明显减少[46]。不同的研究评估了子宫周期中各个点的子宫收缩情况：新鲜胚胎移植周期扳机日[47]，胚胎移植之前[48、49] 和胚胎移植时[50,51]。研究结果显示子宫内膜收缩与临床结局之间无相关性[49]，另一些结果则显示宫缩水平最高时的妊娠率降低[48,50,51]。在我们的实践中，黄体酮给药后未进行超声检查。如果在内膜评估时看到严重的子宫内膜收缩（收缩特征类似于小肠的蠕动）建议取消本周期。值得注意的是，明显的收缩发生在子宫内膜准备阶段 E_2 水平明显波动的患者，尤其是血清 E_2 水平急剧下降的患者。如果出现这种情况，则需在随后的周期中寻找替代方案，使 E_2 水平的变化最小化。

（三）孕酮补充 / 黄体支持

与补充 E_2 相似，在 FET 周期中黄体支持最佳的黄体酮补充剂型尚未达成共识。目前已经应用的各种剂型，都有各自的特点和潜在的缺点。此外，由于 FET 方案之间的异质性，可能很难从一项研究推测到另一项研究。此外，IVF 周期中的黄体期支持数据不能直接用于人工 FET 周期，因为人工周期没有黄体形成或黄体功能的产生；因此，所有子宫内膜的改变和早期妊娠维持所需的孕酮均来自外源。

目前，很少有报道直接研究 AC-FET 中的黄体支持方案。两项小规模前瞻性试验结果显示，在供卵接受者中，比较阴道黄体酮和 IM 黄体酮组，持续妊娠率没有差异[52,53]。此外，一项回顾性研究中，对供卵接受者[54] 和自体冷冻囊胚的移植[55] 进行研究，没有发现胚胎种植率、临床妊娠率或活产率方面的差异。相比之下，另外两个研究显示接受阴道黄体酮的患者活产率下降（22.8% vs. 34.5%）[56] 和（24.4% vs. 39.1%）[57]。因此，目前可用的研究数据尚不完全清楚哪种剂型更好。

　　IM 黄体酮有其利和弊。如前所述，雌激素会增加子宫收缩，而孕激素拮抗这一作用，从而降低了子宫内膜收缩活动的程度。阴道黄体酮比 IM 黄体酮使子宫内膜局部孕酮浓度达到较高的水平，血清水平较低 [58]。阴道黄体酮可以使子宫内膜成熟比 IM 孕酮的更快，但阴道黄体酮的半衰期短，需要频繁地给药。油性 IM 黄体酮半衰期长，能够维持子宫静息状态，促进更均匀"松弛的"子宫环境，可能会导致着床率升高。IM 黄体酮半衰期长，并且不会出现长时间的间隔，而阴道黄体酮存在晚上和早上给药之间的过夜间隙较长的问题。在评估降低子宫内膜下收缩的能力时，一项小的随机试验（$n = 34$）显示在减少 ET 时子宫内膜的收缩方面，阴道黄体酮和 IM 黄体酮之间无差异，但是这个问题目前仍然存在争议 [51]。2010 年 Cochrane 报道，共有四个良好的纳入标准的实验显示，阴道黄体酮和 IM 黄体酮之间的活产率、临床妊娠率或流产率无统计学差异 [59]。作者认为，关于最佳黄体酮用药方案的研究仍需继续。一项近期关于单独使用阴道黄体酮（Endometrin 200mg，每天 2 次；Ferring 药品）、阴道黄体酮（Endometrin）和 IM 黄体酮组合以及单纯用 IM 黄体酮研究的中期分析得出的结论是：相对于 IM 黄体酮和阴道 IM 组合黄体酮，单独使用阴道黄体酮组流产率增加因而持续妊娠率下降 [60]。此研究最大的收获是黄体酮联合疗法的等效结果，可能会减少阴道和 IM 黄体酮的副作用。但仍然需要进一步研究验证。

　　IM 和阴道黄体酮在患者的感受和满意度方面都各有其缺点。IM 黄体酮可能会很痛苦，特别是长时间注射，会导致无菌性肌内脓肿。阴道黄体酮可能对某些女性产生阴道刺激。这些缺点促使一些人开始探索口服黄体酮，以期待其达到与其他方法相同的 ART 成功率，同时减少副作用 [61–63]。目前，具有良好口服生物利用度的地屈孕酮（Dydrogesterone）[64]，在用于新鲜周期 IVF 黄体期支持的研究显示出肌内注射等效结果，但在美国尚未用于临床 [65-69]。迄今为止，针对 FET 周期研究的数据十分有限。两项小型研究显示，FET 周期中单独口服地屈孕酮与使用阴道黄体酮的结局相似 [70]，而另一项研究则报道了单独口服地屈孕酮妊娠率降低 [71]。由于冻胚周期还涉及很多其他的问题，单纯应用口服地屈孕酮作为黄体支持的可行性，还有待进一步研究。

三、自然周期

　　下面介绍"自然周期"冻胚移植周期方案。与微 / 温和卵巢刺激方案一样，目前"自然周期"的定义尚未统一。国际辅助生殖温和刺激方案组织（international society for mild approaches in assisted reproduction，ISMAAR）提出 IVF 周期中自然周期的定义为：卵巢不受激素刺激的周期；此外，改良自然周期定义为"半自然"周期，控制性自然周期定义为仅使用 hCG 和 FSH 或 HMG 的 IVF 周期[72]。这些定义也可以应用到冻胚移植周期中。因此，自然周期 FET(natural cycle FET，NC-FET）为未使用任何外源性药物促进子宫内膜生长，并且黄体是孕激素的唯一来源的周期。其中，改良自然周期（modified natural cycle，mNC-FET）为可添加雌激素，孕激素或 hCG 以支持自然的生理过程的周期。

自然／改良自然周期 FET 有很多优点。包括利用生理周期激素升高促进子宫内膜生长，过程中不需要使用药物从而降低了药物成本。此外，不使用 OCP 和 GnRH 激动药也可以减少用药成本和副作用，缩短 FET 周期时间。最后，自然周期 FET 可以减少一些患者对阴道和肌注黄体酮给药的不适，提高患者满意度并降低成本。但是，自然／改良自然周期冻胚移植不适用于月经周期不规律的患者。对于 ARA 和（或）DOR 也不适用，因为卵巢储备下降影响患者的月经周期，影响包括卵泡期短、不稳定的卵泡发育（伴有 E_2 水平不稳定）、黄体发育和黄体期功能不全。为了避免这种情况发生，需要每天进行实验室检查，尤其在排卵期前后需要监测血清激素水平，对于不能随诊或不愿意接受严格监测的患者，这种方法不是理想的选择。自然周期也增加生殖中心的工作量和负担。不可预测的周期开始时间和移植时间对工作计划和人员配置产生很大压力。

一项随机对照非干预性试验（ANTARCTICA 试验）比较了人工周期和改良自然周期方案。该研究对 2009 年 2 月至 2014 年 4 月期间共 959（$n = 959$）个周期进行了研究，其中包括 495 个改良自然周期和 464 个人工周期。以活产率为主要研究结果，结果显示改良自然周期与人工周期活产率相似［mNC-FET 为 11.5%，AC-FET 为 8.8%；2.7% 支持 mNC-FET（95%CI 0.065～0.012；$P = 0.171$）］[23]。同样，临床妊娠率和持续妊娠率也无明显差异。有趣的是，AC-FET 的周期取消率明显高于 mNC-FET 周期（26.7% vs. 20.4%，OR =1.4，95% CI 1.1～1.9；$P = 0.02$）。

临床实践中还会遇到的一个问题是卵巢刺激周期和 FET 之间是否需要间隔一段时间。一些回顾性试验研究了这个问题，结果表明卵巢刺激周期后间隔一段时间和卵巢刺激周期后立即进行 FET，其结局无明显差异[73-76]；因此，FET 及准备工作可以在取卵后第一个月经周期进行。

（一）自然周期的监测

NC-FET 中对激素和超声的监测是成功的关键。虽然自然周期因每个患者而不同，但在我们中心，对于自然周期的监测有一些我们自己的指导原则。

月经周期规律的患者在月经开始的时候与中心取得联系。这一天被认为是月经周期的第 1 天（CD1）。患者在月经周期的第 10 天复诊，监测血清雌二醇（E_2），黄体生成激素（LH）和孕激素（P_4）的水平。根据检测数值，患者在之后的每天或间隔一天复诊监测血清激素值，直到她们的 E_2 水平达到 200pg/ml。此时，超声检查评估优势卵泡大小和子宫内膜厚度。直到内膜厚度到达 7mm，且具有"三线征"。如果内膜厚度未达到 7mm，只要 E_2 水平仍在上升并且 P_4 < 1ng/ml，患者可以第 2 天再次复诊。患者子宫内膜厚度达到 7mm 后，需要每日复诊进行日常血液检查以找到排卵时机（LH 峰 > 15U/l，E_2 浓度下降，血清孕酮水平升高）。一些中心通过超声监测优势卵泡排出来确认时间，但在我们通常不这样做，除非患者激素水平异常。随着 P_4 > 1.5ng/ml，开始给予 1ml IM 黄体酮（PIO 50mg/ml）注射。同时使用雌二醇微粉 2mg（Estrace®，Teva Pharmaceuticals，宾夕法尼亚州塞勒斯维（Sellersville，PA）。这两种药物"模拟"潜在的生理过程。在雌激素和孕激素开始使用的同时，辅助药物如抗生素和皮质类固醇也开始使用。密切观察 LH 水平，直到胚胎移植日为止，我们可以看到 LH 出现峰值的日期，由此计算理论上的取卵日期（theoretical oocyte retrieval/pick up，tOPU）。然后，根据患者的冷冻胚胎时期，选择适当的时机进行卵裂期或囊胚期的胚胎进行移植。

（二）改良自然周期

对于自然周期中的某些不可预测性，或为提高或弥补自然周期中激素分泌不足，一些中心添加各种药物以支持 NC–FET 周期的顺利完成。这些方案称为改良自然周期（modified natural cycles，mNC–FET）。其中一种方案是使用 hCG 扳机，而不依靠自发排卵。支持这种方法的人列举该方案的一些益处。首先，可以在一定程度上灵活的控制排卵时间，有利于安排胚胎复苏和移植的时间。其次，可以减少患者进行超声 / 实验室检查的次数 [77, 78]。最后，添加 hCG 可能对黄体产生"支持"作用，使一些存在潜在的黄体功能障碍的患者受益 [79]。副作用包括药物治疗费用增加以及与注射相关的不适或不便和对子宫内膜潜在的负面影响 [80, 81]。

从 2010 年开始的一项早期前瞻性随机对照试验比较了自发排卵和通过 hCG 扳机诱发排卵的 FET 周期结局。研究中没有给予黄体支持，并且 hCG 扳机时 LH 是否升高未作为排除标准。以上因素导致了这项研究的过早停止，因为研究人员注意到研究过程中，hCG 组持续妊娠率明显降低（14.3% vs. 31.3%；P = 0.025）[80]。Montagut 等的另一项研究发现，自然周期中添加 hCG 诱发排卵会降低妊娠率 [81]。这些研究的作者认为，外源性 hCG 会对子宫内膜产生负面影响，因为外源性 hCG 引起内源性 LH 作用，从而改变黄体生成素 / 人绒毛膜促性腺激素受体（luteinizing hormone/choriogonadotropin receptor，LhCGR）的分布 [80, 81]。

与上述实验不同，Weissman 等的两项研究比较了 NC–FET 与添加 hCG 扳机周期的临床结局。研究中严格限制 hCG 的使用，方法如下：①通过阴道超声检查，至少可见一个平均直径为 17mm 的优势卵泡；②血清孕激素 < 1ng/ml；③血清 E_2 > 150pg/ml，且在子宫内膜厚度达到 7mm 后进行胚胎移植，并给予黄体支持。两项研究均显示，单次移植的种植率、临床妊娠率和活产率均无统计学差异。hCG 扳机组的监测次数明显减少，结果存在统计学差异 [77, 78]。

使用 hCG 扳机还有一个重要问题是，使用 hCG 中断了发育中的卵泡、垂体和发育中的子宫内膜之间的精确的反馈。如前所述 [82]，排卵不是发生在固定的优势卵泡大小或 E_2 水平。自身生理性反馈和作用决定最佳排卵时间，可以使子宫内膜发育得最充分，会增加子宫内膜容受性。

最后，在 NC–FET 周期中是否需要黄体期支持（luteal phase support，LPS）的问题一直存在争议。Kyrou 等的回顾性研究表明，mNC–FET 周期进行 LPS 并没有获益。Bjuresten 的研究则显示，在自然周期中加入 LPS 可以获得较高的活产率 [83, 84]。另有报道，在 NC–FET 周期中添加 LPS 无明显获益 [85]。此外，LPS 的给药途径和剂量尚未统一，这也增加了对这方面问题研究的难度。鉴于在 NC–FET 中是否进行黄体期支持缺乏证据，因此是否给予黄体支持主要取决于医生或各个中心的选择。我们中心的标准做法是在确认排卵后，尤其是对于自然周期 DOR 和 ARA 的患者添加低剂量的雌激素和孕酮。

四、其他药物

这个部分将主要讨论在 FET 周期中可能会使用的一些其他药物。并将重点叙述我们中心 FET 周期中使用的药物的情况。

在胚胎移植（embryo transfer，ET）时，需要将移植管通过宫颈送入宫腔。从理论上讲，生殖道微生物可能通过导管从阴道进入到宫腔内，因此在 ET 之前使用抗生素可能会改善妊娠率。Cochrane 数据库分析发现，ET 前使用阿莫西林和克拉维酸可减少上生殖道微生物污染，但不改变临床妊娠率 [86]。另一项研究也有同样的发现 [87]，因此，大多数资料结果未表明在 ET 之前需常规使用抗生素 [86, 88]。我中心的做法是，在新鲜和冷冻周期开始使用孕激素时，所有患者（新鲜和冷冻）给药 3 天抗生素治疗（阿奇霉素 250mg/d，共 3 天）。

阿司匹林是另一种 ART 周期常用的辅助用药物。阿司匹林在 FET 周期中的作用主要是可能增加子宫血流灌注，从而增加子宫内膜容受性 [89, 90]。在新鲜周期中使用阿司匹林的研究结果存在争议 [90-93]。但仅研究冻胚周期结果的数据十分有限。一项早期研究发现，使用高剂量阿司匹林 150～300mg/d 可以提高妊娠率 [94]，但后来的一项小型研究未发现使用阿司匹林组妊娠率有所提高 [95]。最近的一项大型的随机双盲安慰剂对照试验显示，每日低剂量阿司匹林（81mg）对种植率、临床妊娠率以及活产率均有显著改善 [96]。我们中心的做法是所有的冻融周期（自然周期和用药周期）中均添加阿司匹林。并且继续使用 81mg 的阿司匹林直到第一次妊娠试验和随后的超声检查。如果发生任何早孕期出血，则停止使用阿司匹林。

最后，我们来探讨胚胎移植前皮质类固醇激素的使用。用药的理论基础是，类固醇能够调节子宫自然杀伤（natural killer，NK）细胞、改善子宫内膜的细胞因子 / 生长因子环境、抑制子宫内膜炎症、改善子宫内膜容受性 [97, 98]。最新 Cochrane 综述中的 14 项试验发现，皮质类固醇的普遍使用对 IVF/ICSI 新鲜移植人群的临床妊娠率或活产率没有影响 [97]。但两项非随机试验显示，皮质类固醇的使用改善复发流产患者临床结局 [99-100]。目前尚缺乏一项大型随机对照试验，针对在冷冻移植周期中单独使用皮质类固醇或与阿司匹林联用的结局的比较。此外，还需要进行试验，研究在高龄和卵巢储备减少（反映出我们的患者人数）的患者中，使用皮质类固醇对分裂期胚胎移植患者的作用。我们中心的做法是从使用孕激素开始起服用 16mg 甲泼尼龙，共 3 天。

五、辅助操作

对于内膜良好的"三线征"并且移植优质胚胎仍未怀孕的情况，有人提出一种假设：子宫内膜和胚胎之间的同步异常导致胚胎种植的失败。胚胎移植失败的夫妇可能会询问可以使用的其他干预措施，以增加后续周期中的妊娠率。目前，最常使用的辅助方法是子宫内膜容受性测试和子宫内膜搔刮。

在月经周期中，有人认为只有在"种植窗"时，子宫内膜才可以接受胚胎种植 [79]。"高质量"胚胎未植入成功是因为子宫内膜的"接受时间"和胚胎的"种植时间"不匹配。通过模拟周期并取内膜活检，子宫内膜容受性测试（endometrial receptivity array，ERA）可以指导医生随后周期的胚胎移植。我们中心尚未在患者中采用此方法。ERA 的主要假设是，通过重复相同的药物治疗方案，在重复周期中，子宫内膜发育和活检结果应始终相同。因此，移植日期应由先前的模拟周期中确定的 ERA 测试结果决定。但是，在密切观察药物治疗周期后，我们观察到血清 E_2 水平存在很大的波动，并且与剂型无关（我们实验室反复测试）。如同卵巢反应在每个周期不同，子宫内膜也有周期性的不同。

通过对反复种植失败患者（recurrent implantation failure，RIF）的治疗研究发现，局部子宫内膜损伤导致炎症反应，有利于胚胎植入，改善临床结局。但目前为止，针对这方面的研究均为较小的研究。因此，如果患者强烈要求，我们会执行此操作（通常是在 FET 周期之前进行宫腔评估时）。此外，通过子宫内膜活检器将内膜组织样品送病理检查，明确患者是否存在慢性子宫内膜炎。在 RIF 患者中子宫内膜炎普遍存在。最新的一项大型设计良好的随机对照试验的结果显示此方法对临床结局无明显改善，这项技术的应用可能会逐渐减少。Pipelle for Pregnancy（PIP）试验针对子宫内膜活检和子宫内膜搔刮是否会增加活产率进行了研究。结果发现，子宫内膜搔刮未增加初次移植或移植失败患者的活产率[101]。这项研究没有发现植入失败者的获益，而此前的实验表明这些人群是从子宫内膜搔刮中受益最大的确定人群。

我们所有的胚胎移植都是在超声引导下，通过华莱士 ®Sure-Pro® 胚胎移植管（Cooper Surgical，Trumbull，CT）进行。首先，用 10ml 无菌培养基轻轻冲洗宫颈，以最大限度减少宫颈管内的黏液和细胞碎片。随后，将外导管缓慢通过宫颈放入宫腔内，进入宫腔后通知胚胎实验室人员。之后，装有胚胎的内导管放入外导管内，内导管在超声引导下向子宫底推进。宫底和内导管末端之间的距离在 1.5～2cm 时，内导管停止前进。然后推动胚胎移植注射器以完成胚胎移植。移植后，可以在宫腔远端观察到气泡回声。移植后立即将内导管轻轻抽出，同时仍然按住注射器，同时按轴线抽出内导管。当内导管达到外部导管的齐平时，两个导管从子宫颈中同时取出并返还给胚胎实验室人员。胚胎学家告知不存在任何残留的胚胎，医生移开窥器。尽管研究表明胚胎移植后长时间休息不增加妊娠率[102-106]，但我们在回顾移植后的建议后，还是让患者躺在轻度的头低足高位 10min，然后起床，走到洗手间排空膀胱并换衣服。我们最近在 FET 之前停止使用口服抗焦虑药（5mg 地西泮片剂）。因此，患者可以自己走出诊所并进行日常活动。

六、结论

越来越多的证据表明，在高反应人群和 PCOS 患者中[107]，与新鲜周期移植相比，FET 周期的临床妊娠率显著升高[1, 108-110]，FET 在正常反应人群中与新鲜周期移植妊娠率无明显差异。选择 FET 周期方案时，必须考虑患者因素，如依从性、并发症和病史、实验室检查次数及应遵循的药物和方案有关的临床因素。尽管有时会增加临床工作量，但自然周期胚胎移植对于希望减少干预措施、对更"自然"的方案感兴趣并希望降低药物成本、避免药物副作用的患者而言是一种优先的选择方案。另外，对于那些月经周期不规律或无法预测的周期以及需要大量时间才能确定解冻和移植时机的病例，药物周期可能是更好的选择。我们认为，对患者保持与卵巢刺激阶段一致的关注度是保证冻融周期高妊娠率的关键。对于 ARA 和 DOR 的女性来说，密切的观察可能更为重要，因为很小的失误可能就会影响患者的临床结局，并且这些患者获得 FET 成功的过程，要比卵巢储备正常的患者难得多。

参 考 文 献

[1] Shapiro BS, Daneshmand ST, Garner FC, Aguirre M, Hudson C. Clinical rationale for cryopreservation of entire embryo cohorts in lieu of fresh transfer. Fertil Steril. 2014;102(1):3–9.

[2] Rezazadeh Valojerdi M, Eftekhari–Yazdi P, Karimian L, Hassani F, Movaghar B. Vitrification versus slow freezing gives excellent survival, post warming embryo morphology and pregnancy outcomes for human cleaved embryos. J Assist Reprod Genet. 2009; 26(6):347–54.

[3] Practice Committee of the American Society for Reproductive Medicine. Electronic address ASRM@ asrm.org. Practice Committee of the Society for Assisted Reproductive Technology. Penzias A, Bendikson K, Butts S, Coutifaris C, Fossum G, Falcone T, et al. Guidance on the limits to the number of embryos to transfer: a committee opinion. Fertil Steril. 2017;107(4):901–3.

[4] Maxwell SM, Grifo JA. Should every embryo undergo preimplantation genetic testing for aneuploidy? A review of the modern approach to in vitro fertilization. Best Pract Res Clin Obstet Gynaecol. 2018;53:38–47.

[5] Healy M, Patounakis G, Zanelotti A, Devine K, DeCherney A, Levy M, et al. Does premature elevated progesterone on the day of trigger increase spontaneous abortion rates in fresh and subsequent frozen embryo transfers? Gynecol Endocrinol. 2017;33(6):472–5.

[6] Ghobara T, Gelbaya TA, Ayeleke RO. Cycle regimens for frozen–thawed embryo transfer. Cochrane Database Syst Rev. 2017;(7):CD003414.

[7] Wallach EE, Younis JS, Simon A, Laufer N. Endometrial preparation: lessons from oocyte donation. Fertil Steril. 1996;66(6):873–84.

[8] Borini A, Prato LD, Bianchi L, Violini F, Cattoli M, Flamigni C. CLINICAL ASSISTED REPRODUCTION: effect of duration of estradiol replacement on the outcome of oocyte donation. J Assist Reprod Genet. 2001;18(4):187–92.

[9] Sunkara SK, Seshadri S, El–Toukhy T. The impact of the duration of estrogen supplementation on the outcome of medicated frozen–thawed embryo transfer (FET) cycles. Fertil Steril. 2011;96(3):S43.

[10] Dougherty MP, Morin SJ, Juneau CR, Neal SA, Scott RT. Fewer than 9 days of estrogen exposure prior to progesterone initiation results in lower pregnancy rates in programmed frozen embryo transfer cycles. Fertil Steril. 2017;107(3):e11–2.

[11] Fraser HM, Kelly RW, Jabbour HN, Critchley HOD. Endocrine regulation of menstruation. Endocr Rev. 2006;27(1):17–46.

[12] Fauser BCJM, Macklon NS, Stouffer RL, Giudice LC. The science behind 25 years of ovarian stimulation for in vitro fertilization. Endocr Rev. 2006;27(2): 170–207.

[13] Davar R, Janati S, Mohseni F, Khabazkhoob M, Asgari S. A comparison of the effects of transdermal estradiol and estradiol valerate on endometrial receptivity in frozen–thawed embryo transfer cycles: a randomized clinical trial. J Reprod Infertil. 2016; 17(2):97–103.

[14] Rodriguez A, Madero S, Vernaeve V, Vassena R. Endometrial preparation: effect of estrogen dose and administration route on reproductive outcomes in oocyte donation cycles with fresh embryo transfer. Hum Reprod. 2016;31(8):1755–64.

[15] Kawamura T, Motoyama H, Yanaihara A, Yorimitsu T, Arichi A, Karasawa Y, et al. Clinical outcomes of two different endometrial preparation methods for cryopreserved–thawed embryo transfer in patients with a normal menstrual cycle. Reprod Med Biol. 2007;6(1):53–7.

[16] Tomás C, Alsbjerg B, Martikainen H, Humaidan P. Pregnancy loss after frozen–embryo transfer— a comparison of three protocols. Fertil Steril. 2012;98(5):1165–9.

[17] Kuhl H. Pharmacokinetics of oestrogens and progestogens. Maturitas. 1990;12(3):171–97.

[18] Krasnow JS, Lessey BA, Naus G, Hall L–LH, Guzick DS, Berga SL. Comparison of transdermal versus oral estradiol on endometrial receptivity. Fertil Steril. 1996;65(2):332–6.

[19] Harden CL, Pennell PB. Neuroendocrine considerations in the treatment of men and women with epilepsy. Lancet Neurol. 2013;12(1):72–83.

[20] Prato LD, Borini A, Cattoli M, Bonu MA, Sciajno R, Flamigni C. Endometrial preparation for frozen-thawed embryo transfer with or without pretreatment with gonadotropin–releasing hormone agonist. Fertil Steril. 2002;77(5):956–60.

[21] Seltman HJ, Queenan JT, Jr, Ramey JW, Eure L, Veeck LL, Muasher SJ. Transfer of cryopreserved-thawed pre–embryos in a cycle using exogenous steroids without prior gonadotrophin–releasing hormone agonist suppression yields favourable pregnancy results. Hum Reprod. 1997;12(6):1176–80.

[22] Hurwitz A, Simon A, Zentner BS, Laufer N, Bdolah Y. Transfer of frozen–thawed embryos in artificially prepared cycles with and without prior gonadotrophin–releasing hormone agonist suppression: a prospective randomized study. Hum Reprod. 1998;13(10):2712–7.

[23] Groenewoud ER, Cohlen BJ, Al–Oraiby A, Brinkhuis EA, Broekmans FJM, de Bruin JP et al. A randomized controlled, non–inferiority trial of modified natural versus artificial cycle for cryo–thawed embryo transfer. Hum Reprod. 2016;31(7):1483–92.

[24] Al–Ghamdi A, Coskun S, Al–Hassan S, Al–Rejjal R, Awartani K. The correlation between endometrial thickness and outcome of in vitro fertilization and embryo transfer (IVF–ET) outcome. Reprod Biol Endocrinol. 2008;6:37.

[25] El–Toukhy T, Coomarasamy A, Khairy M, Sunkara K, Seed P, Khalaf Y, et al. The relationship between endometrial thickness and outcome of medicated frozen embryo replacement cycles. Fertil Steril. 2008;89(4):832–9.

[26] Shufaro Y, Simon A, Laufer N, Fatum M. Thin unresponsive endometrium––a possible complication of surgical curettage compromising ART outcome. J Assist Reprod Genet. 2008;25(8):421–5.

[27] Aydin T, Kara M, Nurettin T. Relationship between endometrial thickness and in vitro fertilization-intracytoplasmic sperm injection outcome. Int J Fertil Steril. 2013;7(1):29–34.

[28] Wu Y, Gao X, Lu X, Xi J, Jiang S, Sun Y, et al. Endometrial thickness affects the outcome of in vitro fertilization and embryo transfer in normal responders after GnRH antagonist administration. Reprod Biol Endocrinol. 2014;12:96.

[29] Bu Z, Sun Y. The impact of endometrial thickness on the day of human chorionic gonadotrophin (hCG) administration on ongoing pregnancy rate in patients with different ovarian response. PLoS One. 2015;10(12):e0145703.

[30] Mahajan N, Sharma S. The endometrium in assisted reproductive technology: how thin is thin? J Hum Reprod Sci. 2016;9(1):3–8.

[31] Liu KE, Hartman M, Hartman A, Luo ZC, Mahutte N. The impact of a thin endometrial lining on fresh and frozen–thaw IVF outcomes: an analysis of over 40 000 embryo transfers. Hum Reprod. 2018;33(10):1883–8.

[32] Fritz R, Jindal S, Feil H, Buyuk E. Elevated serum estradiol levels in artificial autologous frozen embryo transfer cycles negatively impact ongoing pregnancy and live birth rates. J Assist Reprod Genet. 2017;34(12):1633–8.

[33] Li Y, Pan P, Chen X, Li L, Li Y, Yang D. Granulocyte colony–stimulating factor administration for infertile women with thin endometrium in frozen embryo transfer program. Reprod Sci. 2014;21(3):381–5.

[34] Kunicki M, Łukaszuk K, Woclawek–Potocka I, Liss J, Kulwikowska P, Szczyptańska J. Evaluation of granulocyte colony–stimulating factor effects on treatment–resistant thin endometrium in women undergoing in vitro fertilization. Biomed Res Int. 2014;2014:913235.

[35] Kim A, Shohat–Tal A, Barad DH, Lazzaroni E, Lee H–J, Michaeli T, et al. A pilot cohort study of granulocyte colony–stimulating factor in the treatment of unresponsive thin endometrium resistant to standard therapies. Hum Reprod. 2012;28(1):172–7.

[36] Lebovitz O, Orvieto R. Treating patients with "thin" endometrium – an ongoing challenge. Gynecol Endocrinol. 2014;30(6):409–14.

[37] Kim H, Shin JE, Koo HS, Kwon H, Choi DH, Kim JH. Effect of autologous platelet–rich plasma treatment on refractory thin endometrium during the frozen embryo transfer cycle: a pilot study. Front Endocrinol. 2019;10:61.

[38] Santamaria X, Mas A, Simon C, Cervelló I, Taylor H. Uterine stem cells: from basic research to advanced cell therapies. Hum Reprod Update. 2018;24(6):673–93.

[39] Vitagliano A, Saccardi C, Noventa M, Di Spiezio Sardo A, Saccone G, Cicinelli E, et al. Effects of

chronic endometritis therapy on in vitro fertilization outcome in women with repeated implantation failure: a systematic review and meta–analysis. Fertil Steril. 2018;110(1):103–112.e1.

[40] Grunfeld L, Walker B, Bergh PA, Sandler B, Hofmann G, Navot D. High–resolution endovaginal ultrasonography of the endometrium: a noninvasive test for endometrial adequacy. Obstet Gynecol. 1991;78(2):200.

[41] Järvelä IY, Sladkevicius P, Kelly S, Ojha K, Campbell S, Nargund G. Evaluation of endometrial receptivity during in–vitro fertilization using three–dimensional power Doppler ultrasound. Ultrasound Obstet Gynecol. 2005;26(7):765–9.

[42] Zhao J, Zhang Q, Wang Y, Li Y. Endometrial pattern, thickness and growth in predicting pregnancy outcome following 3319 IVF cycle. Reprod Biomed Online. 2014;29(3):291–8.

[43] Hock DL, Bohrer MK, Ananth CV, Kemmann E. Sonographic assessment of endometrial pattern and thickness in patients treated with clomiphene citrate, human menopausal gonadotropins, and intrauterine insemination. Fertil Steril. 1997;68(2):242–5.

[44] Bohrer MK, Hock DL, Rhoads GG, Kemmann E. Sonographic assessment of endometrial pattern and thickness in patients treated with human menopausal gonadotropins**Presented in part in the 25th Annual Meeting of the American Society for Reproductive Medicine, San Antonio, Texas, November 5 to 10, 1994. Fertil Steril. 1996;66(2):244–7.

[45] Gingold JA, Lee JA, Rodriguez–Purata J, Whitehouse MC, Sandler B, Grunfeld L, et al. Endometrial pattern, but not endometrial thickness, affects implantation rates in euploid embryo transfers. Fertil Steril. 2015;104(3):620–8.e5.

[46] Bulletti C, de Ziegler D, Polli V, Diotallevi L, Ferro ED, Flamigni C. Uterine contractility during the menstrual cycle. Hum Reprod. 2000;15(suppl_1):81–9.

[47] Vlaisavljevic V, Reljic M, Gavric–Lovrec V, Kovacic B . Subendometrial contractility is not predictive for in vitro fertilization (IVF) outcome. Ultrasound Obstet Gynecol. 2001;17(3):239–44.

[48] Righini C, Olivennes F, Ayoubi J–M, Schönauer LM, Fanchin R, Frydman R. Uterine contractility decreases at the time of blastocyst transfers. Hum Reprod.

2001;16(6):1115–9.

[49] Samara N, Casper RF, Bassil R, Shere M, Barzilay E, Orvieto R, et al. Sub–endometrial contractility or computer–enhanced 3–D modeling scoring of the endometrium before embryo transfer: are they better than measuring endometrial thickness? J Assist Reprod Genet. 2019;36(1):139–43.

[50] Fanchin R, Righini C, Ayoubi JM, Olivennes F, de Ziegler D, Frydman R. Uterine contractions at the time of embryo transfer: a hindrance to implantation? Contracept Fertil Sex. 1998;26(7–8):498–505.

[51] Hershko Klement A, Samara N, Weintraub A, Mitri F, Bentov Y, Chang P, et al. Intramuscular versus vaginal progesterone administration in medicated frozen embryo transfer cycles: a randomized clinical trial assessing sub–endometrial contractions. Gynecol Obstet Invest. 2018;83(1):40–4.

[52] Gibbons WE, Toner JP, Hamacher P, Kolm P. Experience with a novel vaginal progesterone preparation in a donor oocyte program. Fertil Steril. 1998;69(1):96–101.

[53] Jobanputra K, Toner JP, Denoncourt R, Gibbons WE. Crinone 8% (90 mg)**Crinone 8%, Serono Laboratories, Inc., Norwell, MA. given once daily for progesterone replacement therapy in donor egg cycles. Sponsored by Columbia Research Laboratories, Inc., Rockville Centre, New York. Fertil Steril. 1999;72(6):980–4.

[54] Berger BM, Phillips JA. Pregnancy outcomes in oocyte donation recipients: vaginal gel versus intramuscular injection progesterone replacement. J Assist Reprod Genet. 2012;29(3): 237–42.

[55] Shapiro DB, Pappadakis JA, Ellsworth NM, Hait HI, Nagy ZP. Progesterone replacement with vaginal gel versus i.m. injection: cycle and pregnancy outcomes in IVF patients receiving vitrified blastocysts. Hum Reprod. 2014;29(8):1706–11.

[56] Haddad G, Saguan DA, Maxwell R, Thomas MA. Intramuscular route of progesterone administration increases pregnancy rates during non–downregulated frozen embryo transfer cycles. J Assist Reprod Genet. 2007;24(10):467–70.

[57] Kaser DJ, Ginsburg ES, Missmer SA, Correia KF, Racowsky C. Intramuscular progesterone versus 8% Crinone vaginal gel for luteal phase support for day 3 cryopreserved embryo transfer. Fertil Steril.

2012;98(6):1464–9.

[58] Cicinelli E, De Ziegler D, Bulletti C, Matteo MG, Schonauer LM, Galantino P. Direct transport of progesterone from vagina to uterus. Obstet Gynecol. 2000;95(3):403–6.

[59] Glujovsky D, Pesce R, Fiszbajn G, Sueldo C, Hart RJ, Ciapponi A. Endometrial preparation for women undergoing embryo transfer with frozen embryos or embryos derived from donor oocytes. Cochrane Database Syst Rev. 2010;(1):CD006359.

[60] Devine K, Richter KS, Widra EA, McKeeby JL. Vitrified blastocyst transfer cycles with the use of only vaginal progesterone replacement with Endometrin have inferior ongoing pregnancy rates: results from the planned interim analysis of a three–arm randomized controlled noninferiority trial. Fertil Steril. 2018;109(2):266–75.

[61] Nahoul K, Dehennin L, Jondet M, Roger M. Profiles of plasma estrogens, progesterone and their metabolites after oral or vaginal administration of estradiol or progesterone. Maturitas. 1993;16(3): 185–202.

[62] Licciardi FL, Kwiatkowski A, Noyes NL, Berkeley AS, Krey LL, Grifo JA. Oral versus intramuscular progesterone for in vitro fertilization: a prospective randomized study. Fertil Steril. 1999;71(4):614–8.

[63] Simon JA, Robinson DE, Andrews MC, Hildebrand JR, Rocci ML, Blake RE, et al. The absorption of oral micronized progesterone: the effect of food, dose proportionality, and comparison with intramuscular progesterone*†*Supported in part by a grant from Besins–Iscovesco, Paris, France.†Presented in part at the 35th Annual Meeting of the Society for Gynecologic Investigation, Baltimore, Maryland, March 17 to 20, 1988. Fertil Steril. 1993;60(1):26–33.

[64] Griesinger G, Tournaye H, Macklon N, Petraglia F, Arck P, Blockeel C, et al. Dydrogesterone: pharmacological profile and mechanism of action as luteal phase support in assisted reproduction. Reprod Biomed Online. 2019;38(2):249–59.

[65] Ganesh A, Chakravorty N, Mukherjee R, Goswami S, Chaudhury K, Chakravarty B. Comparison of oral dydrogestrone with progesterone gel and micronized progesterone for luteal support in 1,373 women undergoing in vitro fertilization: a randomized clinical study. Fertil Steril. 2011;95(6):1961–5.

[66] Tomic V, Tomic J, Klaic DZ, Kasum M, Kuna K. Oral dydrogesterone versus vaginal progesterone gel in the luteal phase support: randomized controlled trial. Eur J Obstet Gynecol Reprod Biol. 2015;186:49–53.

[67] Barbosa MWP, Silva LR, Navarro PA, Ferriani RA, Nastri CO, Martins WP. Dydrogesterone vs progesterone for luteal–phase support: systematic review and meta–analysis of randomized controlled trials. Ultrasound Obstet Gynecol. 2016;48(2): 161–70.

[68] Saharkhiz N, Zamaniyan M, Salehpour S, Zadehmodarres S, Hoseini S, Cheraghi L, et al. A comparative study of dydrogesterone and micronized progesterone for luteal phase support during in vitro fertilization (IVF) cycles. Gynecol Endocrinol. 2016;32(3):213–7.

[69] Griesinger G, Blockeel C, Sukhikh GT, Patki A, Dhorepatil B, Yang D–Z, et al. Oral dydrogesterone versus intravaginal micronized progesterone gel for luteal phase support in IVF: a randomized clinical trial. Hum Reprod. 2018;33(12):2212–21.

[70] Rashidi BH, Ghazizadeh M, Tehrani Nejad ES, Bagheri M, Gorginzadeh M. Oral dydrogesterone for luteal support in frozen–thawed embryo transfer artificial cycles: a pilot randomized controlled trial. Asian Pac J Reprod. 2016;5(6):490–4.

[71] Zarei A, Sohail P, Parsanezhad ME, Alborzi S, Samsami A, Azizi M. Comparison of four protocols for luteal phase support in frozen–thawed Embryo transfer cycles: a randomized clinical trial. Arch Gynecol Obstet. 2017;295(1):239–46.

[72] Nargund G. ISMAAR: The International Society for mild approaches in Assisted Reproduction. Facts Views Vis Obgyn. 2011;3(1):5–7.

[73] Santos–Ribeiro S, Siffain J, Polyzos NP, van de Vijver A, van Landuyt L, Stoop D, et al. To delay or not to delay a frozen embryo transfer after a failed fresh embryo transfer attempt? Fertil Steril. 2016;105(5):1202–1207.e1.

[74] Tournaye H, Siffain J, Van Landuyt L, Mackens S, Santos–Ribeiro S, Polyzos NP, et al. The effect of an immediate frozen embryo transfer following a freeze–all protocol: a retrospective analysis from two centres. Hum Reprod. 2016;31(11):2541–8.

[75] Maas KH, Baker VL, Westphal LM, Lathi RB. Optimal timing of frozen embryo transfer after failed

IVF attempt. Fertil Steril. 2008;90:S285.

[76] Lattes K, Checa MA, Vassena R, Brassesco M, Vernaeve V. There is no evidence that the time from egg retrieval to embryo transfer affects live birth rates in a freeze–all strategy. Hum Reprod. 2017;32(2):368–74.

[77] Weissman A, Horowitz E, Ravhon A, Steinfeld Z, Mutzafi R, Golan A, et al. Spontaneous ovulation versus hCG triggering for timing natural–cycle frozen–thawed embryo transfer: a randomized study. Reprod Biomed Online. 2011;23(4):484–9.

[78] Weissman A, Levin D, Ravhon A, Eran H, Golan A, Levran D. What is the preferred method for timing natural cycle frozen–thawed embryo transfer? Reprod Biomed Online. 2009;19(1):66–71.

[79] Casper RF, Yanushpolsky EH. Optimal endometrial preparation for frozen embryo transfer cycles. window of implantation and progesterone support. Fertil Steril. 2016;105(4):867–72.

[80] Fatemi HM, Kyrou D, Bourgain C, Van den Abbeel E, Griesinger G, Devroey P. Cryopreserved–thawed human embryo transfer: spontaneous natural cycle is superior to human chorionic gonadotropin–induced natural cycle. Fertil Steril. 2010;94(6):2054–8.

[81] Montagut M, van de Vijver A, Verheyen G, Tournaye H, van Landuyt L, De Vos M, et al. Frozen–thawed embryo transfers in natural cycles with spontaneous or induced ovulation: the search for the best protocol continues. Hum Reprod. 2016;31(12):2803–10.

[82] Hackelöer BJ, Fleming R, Robinson HP, Adam AH, Coutts JR. Correlation of ultrasonic and endocrinologic assessment of human follicular development. Am J Obstet Gynecol. 1979;135(1):122–8.

[83] Kyrou D, Fatemi HM, Popovic–Todorovic B, Van den Abbeel E, Camus M, Devroey P. Vaginal progesterone supplementation has no effect on ongoing pregnancy rate in hCG–induced natural frozen–thawed embryo transfer cycles. Eur J Obstet Gynecol Reprod Biol. 2010;150(2):175–9.

[84] Bjuresten K, Landgren B–M, Hovatta O, Stavreus–Evers A. Luteal phase progesterone increases live birth rate after frozen embryo transfer. Fertil Steril. 2011;95(2):534–7.

[85] Lee VCY, Li RHW, Ng EHY, Yeung WSB, Ho PC. Luteal phase support does not improve the clinical pregnancy rate of natural cycle frozen–thawed embryo transfer: a retrospective analysis. Eur J Obstet Gynecol Reprod Biol. 2013;169(1):50–3.

[86] Kroon B, Hart RJ, Wong BMS, Ford E, Yazdani A. Antibiotics prior to embryo transfer in ART. Cochrane Database of Syst Rev. 2012;(3):CD008995.

[87] Coomarasamy A, Brook N, Khalaf Y, Braude P, Edgeworth J. A randomized controlled trial of prophylactic antibiotics (co–amoxiclav) prior to embryo transfer. Hum Reprod. 2006;21(11):2911–5.

[88] Pereira N, Hutchinson AP, Lekovich JP, Hobeika E, Elias RT. Antibiotic prophylaxis for gynecologic procedures prior to and during the utilization of assisted reproductive technologies: a systematic review. J Pathog. 2016;2016:4698314.

[89] Merien A, Gerris J, Galajdova L, Dhont M, Cabri P, De Sutter P, et al. Docs low–dose aspirin improve pregnancy rate in IVF/ICSI? A randomized double–blind placebo controlled trial. Hum Reprod. 2009;24(4):856–60.

[90] Dentali F, Ageno W, Rezoagli E, Rancan E, Squizzato A, Middeldorp S, et al. Low–dose aspirin for in vitro fertilization or intracytoplasmic sperm injection: a systematic review and a meta–analysis of the literature. J Thromb Haemost. 2012;10(10):2075–85.

[91] Siristatidis CS, Basios G, Pergialiotis V, Vogiatzi P. Aspirin for in vitro fertilisation. Cochrane Database Syst Rev. 2016;(11):CD004832.

[92] Ruopp MD, Collins TC, Whitcomb BW, Schisterman EF. Evidence of absence or absence of evidence? A reanalysis of the effects of low–dose aspirin in in vitro fertilization. Fertil Steril. 2008;90(1):71–6.

[93] Gelbaya TA, Kyrgiou M, Li TC, Stern C, Nardo LG. Low–dose aspirin for in vitro fertilization: a systematic review and meta–analysis. Hum Reprod Update. 2007;13(4):357–64.

[94] Wada I, Hsu CC, Williams G, Macnamee MC, Brinsden PR. Pregnancy: the benefits of low–dose aspirin therapy in women with impaired uterine perfusion during assisted conception. Hum Reprod. 1994;9(10):1954–7.

[95] Check JH, Dietterich C, Lurie D, Nazari A, Chuong J. A matched study to determine whether low–dose aspirin without heparin improves pregnancy rates following frozen embryo transfer and/or affects endometrial sonographic parameters. J Assist Reprod

Genet. 1998;15(10):579–82.

[96] Madani T, Ahmadi F, Jahangiri N, Bahmanabadi A, Bagheri Lankarani N. Does low–dose aspirin improve pregnancy rate in women undergoing frozen–thawed embryo transfer cycle? A pilot double–blind, randomized placebo–controlled trial. J Obstet Gynaecol Res. 2019;45(1):156–63.

[97] Boomsma CM, Keay SD, Macklon NS. Peri–implantation glucocorticoid administration for assisted reproductive technology cycles. Cochrane Database Syst Rev. 2012;(6):CD005996.

[98] Datta AK, Campbell S, Deval B, Nargund G. Add–ons in IVF programme – Hype or Hope? Facts Views Vis Obgyn. 2015;7(4):241–50.

[99] Siristatidis C, Chrelias C, Creatsa M, Varounis C, Vrachnis N, Iliodromiti Z, et al. Addition of prednisolone and heparin in patients with failed IVF/ICSI cycles: a preliminary report of a clinical trial. Hum Fertil. 2013;16(3):207–10.

[100] Fawzy M, El–Refaeey AA. Does combined prednisolone and low molecular weight heparin have a role in unexplained implantation failure? Arch Gynecol Obstet. 2014;289(3):677–80.

[101] Lensen S, Osavlyuk D, Armstrong S, Stadelmann C, Hennes A, Napier E, et al. A randomized trial of endometrial scratching before in vitro fertilization. N Engl J Med. 2019;380(4):325–34.

[102] Gaikwad S, Garrido N, Cobo A, Pellicer A, Remohi J. Bed rest after embryo transfer negatively affects in vitro fertilization: a randomized controlled clinical trial. Fertil Steril. 2013;100(3):729–735.e2.

[103] Lambers MJ, Lambalk CB, Schats R, Hompes PGA. Ultrasonographic evidence that bedrest after embryo transfer is useless. Gynecol Obstet Invest. 2009;68(2):122–6.

[104] Sharif K, Afnan M, Lashen H, Elgendy M, Morgan C, Sinclair L. Is bed rest following embryo transfer necessary? Fertil Steril. 1998;69(3):478–81.

[105] Purcell KJ, Schembri M, Telles TL, Fujimoto VY, Cedars MI. Bed rest after embryo transfer: a randomized controlled trial. Fertil Steril. 2007;87(6):1322–6.

[106] Practice Committee of the American Society for Reproductive Medicine. Electronic address: ASRM@asrm.org, Practice Committee of the American Society for Reproductive Medicine. Performing the embryo transfer: a guideline. Fertil Steril. 2017;107(4):882–96.

[107] Chen Z–J, Shi Y, Sun Y, Zhang B, Liang X, Cao Y, et al. Fresh versus frozen embryos for infertility in the polycystic ovary syndrome. N Engl J Med. 2016;375(6):523–33.

[108] Shapiro BS, Daneshmand ST, Garner FC, Aguirre M, Hudson C, Thomas S. Evidence of impaired endometrial receptivity after ovarian stimulation for in vitro fertilization: a prospective randomized trial comparing fresh and frozen–thawed embryo transfer in normal responders. Fertil Steril. 2011;96(2):344–8.

[109] Shapiro BS, Daneshmand ST, Restrepo H, Garner FC, Aguirre M, Hudson C. Matched–cohort comparison of single–embryo transfers in fresh and frozen–thawed embryo transfer cycles. Fertil Steril. 2013;99(2):389–92.

[110] Ozgur K, Berkkanoglu M, Bulut H, Humaidan P, Coetzee K. Perinatal outcomes after fresh versus vitrified–warmed blastocyst transfer: retrospective analysis. Fertil Steril. 2015;104(4):899–907.e3.

第22章 微刺激和温和刺激 IVF 结果

Minimal and Mild Stimulation IVF Results

David Prokai　John Wu　Orhan Bukulmez **著**

邢　琼 **译**

一、概述

我们对数据库进行了两个时间段的病例资料分析。初始阶段是在 2012—2015 年，主要包括一些不同的辅助生殖技术实验室团队的早期方案。经过这一阶段后，我们有了一个不同的、更成熟的 ART 实验室团队，患者人群也是表现出更复杂的卵巢低反应（poor ovarian response，POR）和卵巢储备功能减退（diminished ovarian reserve，DOR）特征，同时加强了方案监测。正如本书中所讨论的，微刺激及温和刺激方案仅适用于 DOR 和（或）高龄（advanced reproductive age，ARA）及 POR 女性。

二、结果

（一）微刺激和（或）温和刺激周期结局

2012—2015 年数据显示，89 名妇女经历了微刺激或温和刺激周期，共启动刺激周期 206 个，其中有 37 个周期（17.9%）由于各种因素取消。在 169 个取卵周期中，有 10 个周期（5.9%）没有获卵。在 159 个获卵周期中，有 66 个周期（41.5%）没有获得冻胚。89 名妇女中有 22 名（24.7%）没有冷冻胚胎。

2016—2018 年的数据显示，102 名妇女使用了微刺激或温和刺激周期，共启动刺激周期 305 个，其中有 58 个周期（19%）因各种原因（包括用药错误、并发疾病和低反应）被取消，而因低反应取消的周期数有 50 个（86.2%）。在 247 个取卵周期中，12 个周期（4.8%）未获卵。

在 235 个获卵周期中，有 111 个周期（47.2%）没有获得冷冻胚胎。102 名妇女中有 17 名（16.6%）没有获得冷冻胚胎。从第 16 章节中提供的数据中也至少可以看出接受微刺激和（或）温和刺激的这些患者的年龄和周期特征。

总而言之，这些数据可用于向打算采用此类方案的 DOR 和（或）ARA 或 POR 妇女提供咨询。

（二）冻融胚胎移植周期结局

接受冻融胚胎移植（frozen-thawed embryo transfer，FET）妇女的年龄分布（图 22-1）。按预计结果，大多数为年龄＞ 35 岁的 ARA 患者，超过 2/3 的妇女年龄超过 38 岁。表 22-1 显示的是 154 个 FET 周期的特征。我们使用的是持续妊娠率（ongoing pregnancy rate），因为 2018 个周期中活产率没有完全完成。一项基于多中心试管婴儿的大型研究数据表明，10 周后的持续妊娠率可能与活产率相关性的平均比率为 92%[1]。

每 FET 周期的持续妊娠率为 46.8%。同时有数据证实，从开始微刺激 / 温和刺激周期的过程，到 FET，再到怀孕的整个过程所需要的时间，从 93 天到 877 天不等。因此，这一过程需要 POR、DOR 和（或）ARA 患者的知情同意。在给予患者咨询中，我们建议这类患者大约平均需要三个微刺激和（或）温和刺激周期来积累冷冻胚胎（表 22-1）。每名妇女的刺激周期范围很广，为 1-11。我们限制了任何年龄组的移植胚胎数。最近，我们对任何年龄段均避免移植两个以上的胚胎。整个双胎持续妊娠率也是低至 8.4%（13/154）。每个年龄组的妊娠结局数据

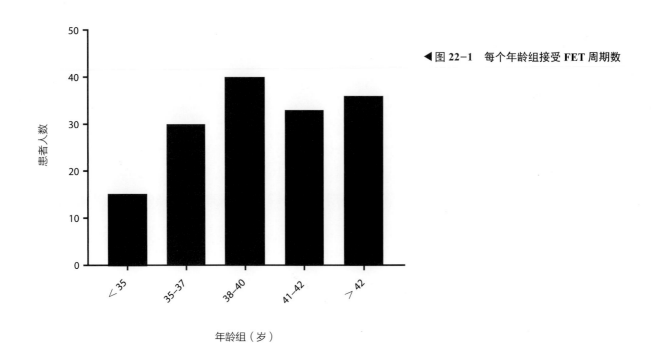

◀ 图 22-1 每个年龄组接受 FET 周期数

年龄组（岁）

分别见表 22-2 和图 22-2。同时，年轻的 DOR 患者的持续怀孕率比高龄患者明显升高。因此，年轻 DOR 妇女在每 FET 周期中仍然表现出比老年妇女更高的怀孕机会。

表 22-1　154 个 FET 的一般情况

因　素	均数 ± SD
年龄（岁）（范围）	39.47±3.6（29～46）
前常规周期数（范围）	0.81±0.97（0～5）
每个患者微刺激 / 温和刺激启动周期数，包括取消周期数（范围）	3.21±1.94（1～11）
每个患者累积冷冻胚胎数	3.72±2.29（1～13）
每个患者 FET 周期数（范围）	1.37±0.67（1～4）
AMH（ng/ml）（范围）	0.99±0.86（0.07～4.0）
每个 FET 周期 D3 胚胎移植数	1.7±0.53
每个 FET 周期 D5 胚胎移植数	1.6±0.63
从第一个微刺激 / 温和刺激周期到怀孕的天数（范围）	324±176（93～877）
每个 FET 周期持续妊娠率	46.8%（72/154）
每个 FET 周期持续双胎妊娠率	8.4%（13/154）

SD. 标准差

表 22-2　每年龄组接受微刺激 / 温和刺激的妇女 FET 周期妊娠结局

		年龄组（岁）				
		＜ 35	35～37	38～40	41～42	＞ 42
		例数	例数	例数	例数	例数
结果	未孕	3	9	18	16	20
	生化 /SAB 妊娠	2	3	3	2	6
	持续妊娠	10（66%）	18（60%）	19（47.5%）	15（45.5%）	10（27.8%）

括号内为持续妊娠率（%）
SAB. 自然流产率

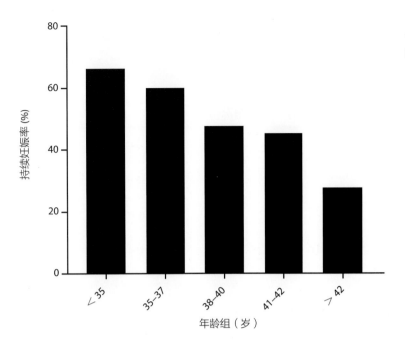

◀ 图 22-2　不同年龄组每个 FET 周期持续妊娠率

三、结论

我们的简单数据统计表明，预期 POR［如 DOR 和（或）ARA］的妇女，一旦接受 FET，就可能会获得有临床意义的持续妊娠率。然而，在微刺激和温和刺激周期中，会有 16.6%～24.7% 的妇女不能获得冷冻胚胎用来 FET。我们认为，经过仔细的沟通咨询及告知的可能预期结果，这些妇女可能会认为这样的概率是可以接受的，特别是因为许多这样的妇女可能在多数其他的只采用常规的体外受精刺激方案提供供卵 / 供胚治疗。微刺激 / 温和刺激方案联合胚胎冻存（胚胎库）为这些特殊有需要的人群提供了最好的自体怀孕机会，因此值得将来进一步研究和验证。

参 考 文 献

[1] The European and Israeli Study Group on Highly Purified Menotropin versus Recombinant Follicle-Stimulating Hormone. Efficacy and safety of highly purified menotropin versus recombinant follicle-stimulating hormone in in vitro fertilization/intracytoplasmic sperm injection cycles: a randomized, comparative trial. Fertil Steril. 2002;78(3):520–8.

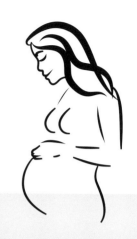

第三篇

现代技术在卵巢储备功能减退患者中的应用

Utilization of Contemporary Technologies in Diminished Ovarian Reserve Patients

第 23 章　新鲜或冷冻胚胎移植

Fresh Versus Frozen Embryo Transfer

Zexu Jiao　著

邢　琼　译

一、概述

自 1978 年成功引进体外受精 – 胚胎移植（in vitro fertilization–embryo transfer，IVF–ET）技术以来，一直传统地进行着新鲜胚胎移植。至今，全世界已有约 500 万名新鲜胚胎移植试管婴儿出生。然而，尽管卵巢刺激方案不断优化，胚胎质量评估技术不断提高，但新鲜周期移植成功率并不理想。随着试管婴儿技术的改进，如果新鲜周期移植不成功，可以进行胚胎冷冻为了下一周期的移植。1983 年，Trounson 等报道了人类第一例冻融胚胎移植成功妊娠[1]。自此之后的几十年，胚胎冷冻保存的临床价值稳步增长。

二、人类胚胎的冷冻保存

低温保存包括一系列细胞与周围培养液之间温度和水传输的复杂而动态的物理化学过程。冷冻保存的基本目标是实现细胞内玻璃化，同时避免细胞内冰晶的形成及对细胞膜和细胞器的损伤[2, 3]。人类胚胎冷冻保存主要采用两种方法：慢速冷冻和玻璃化冷冻。

（一）慢速冷冻

慢速冷冻主要是维持冷冻保护剂和胚胎之间的平衡，胚胎在相对较低浓度（1.0～1.5mol/L）的冷冻保护剂中以非常缓慢的速度冷却，从而减少了细胞毒性和渗透损伤。在该方案中，细胞的脱水过程和冷冻保护剂向细胞中的扩散过程均非常缓慢，需要很长一段时间。最后，这个过程还需要细胞外液和细胞内液之间的平衡[4]。

如果我们需要在特定情况下进行慢速冷冻，得克萨斯大学西南医学中心 IVF 实验室使用的是商品化的 VitroLife 公司的 G-Freeze KitBlast 冷冻液，其中包含以下几种。

- 囊胚冷冻液 1（BFS1）：含有 100mmol/L 的蔗糖和 5% 甘油。
- 囊胚冷冻液 2（BFS2）：含有 200mmol/L 的蔗糖和 10% 甘油。
- 囊胚解冻液 1（BTS1）：含有 200mmol/L 的蔗糖和 10% 甘油。
- 囊胚解冻液 2（BTS2）：含有 100mmol/L 的蔗糖和 5% 甘油。
- 囊胚解冻液 3（BTS3）：含有 100mmol/L 的蔗糖。
- 囊胚培养液（BIM）不含蔗糖或甘油。

1. 胚胎慢速冷冻方案

(1) 准备：基础 BIM，BFS1 和 BFS2，20%SSS（合成血清替代物）。

(2) 从孵箱中取出胚胎，放入 BIM+20%SSS 液中冲洗。

(3) 将胚胎转移到 BFS1+20%SSS 液中，放置 10min。

(4) 将胚胎转移到 BFS2+20%SSS 液中，放置 7min。

(5) 把胚胎放入冷冻管上。在 BFS2+20%SSS 液中，放置不超过 15min。

(6) 以 2℃/min 的速度冷却到 –7℃，并保持在此温度，以便在植冰前保持热平衡。

(7) 植冰后，随着冰晶的形成和生长，以 –0.3℃/min 缓慢的速度冷却至 –30℃。

(8) 再迅速冷却到液氮温度，然后浸入液氮中储存。

2. 慢速冷冻胚胎解冻方案

(1) 准备：基础 BTS1、BTS2、BTS3、BIM、20%SSS（合成血清替代物）。

(2) 将冷冻管在空气中放置 1min。

(3) 拧紧冷冻管顶部，将冷冻管浸入 30℃水浴中 3min。

(4) 将含有胚胎的冷冻管转移到 Nunc 皿中寻找胚胎，并注意观察胚胎的外观和等级。

(5) 将胚胎转移到 BTS1+20%SSS 液中，放置 1min。

(6) 将胚胎转移到 BTS2+20%SSS 液中，放置 5min。

(7) 将胚胎转移到 BTS3+20%SSS 液中，放置 5min。

(8) 将胚胎转移到 BIM+20%SSS 液中，放置 5min。

(9) 将胚胎转移到预平衡培养液中。

(10) 评估解冻后胚胎和记录存活情况。

（二）玻璃化冷冻

玻璃化冷冻过程就是胚胎暴露于高浓度的低温冷冻保护剂中超速冷却以将细胞凝固成玻璃

样状态而不形成冰晶的过程。这项技术需要严格控制过程。所有样品必须精确处理和移动，不允许有任何更改/波动。

两种不同类型的载体，开放式或封闭式系统，开放式就是由于其与液氮直接接触而命名，封闭式就是不直接接触液氮而命名。得克萨斯大学西南医学中心 IVF 实验室目前使用来自 Origio 公司的 VitriGuard 封闭式系统。

大多数生成培养液的公司都提供成品的玻璃化冷冻液和复苏液。各公司的方法和方案上会略有不同，需要遵循制造商的指示说明进行。得克萨斯大学西南医学中心 IVF 实验室目前使用来自欧文科学（Irvine Scientific）公司的玻璃化冷冻和复苏液。

1. 胚胎玻璃化冷冻方案

所有程序均在室温下进行（22～27℃）。

(1) 准备一个四孔皿，在每个孔里分别加入 1.0ml 平衡液（equilibration solution，ES）和 1.0ml 玻璃化冷冻液（vitrification solution，VS）。

(2) 将胚胎转移到 ES 液中，放置 6～10min。

(3) 将胚胎转移到 VS 液中，放置 1min。

(4) 将胚胎加载到 VitriGuard 上，胚胎液滴尽可能小，胚胎暴露在 VS 中的时间应控制在 80s 以内，最多不超过 110s。

(5) 将 VitriGuard 载杆迅速放入液氮中。

(6) 将载杆转移到液氮罐中长期储存。

2. 胚胎解冻方案

(1) 确定要解冻的胚胎。

(2) 将 VitriGuard 载杆从液氮中取出，在 37℃下将胚胎迅速转移到复苏液（thawing solution，TS）中，放置 1min。

(3) 将胚胎转移到 1.0ml DS 液（dilution solution，DS）中，室温下放置 4min。

(4) 将胚胎转移到 1.0ml WS1 液（washing solution，WS）中，室温下放置 4min，再放入 WS2 液中 4min。

(5) 将复苏后的胚胎转移到预平衡培养液中。

(6) 评估解冻后胚胎情况，并记录复苏情况和胚胎评级。

(7) 冷冻保存的应用

在过去的 20 年里，慢速冷冻一直是胚胎的主要冷冻方法。然而，这一冷冻方法的最大缺点在于，无法完全避免细胞外液体结晶和细胞内冰晶的形成。细胞内冰晶的形成是导致大部分胚胎在慢速冷冻后观察到部分卵裂球损伤的原因之一。众所周知，冻融后胚胎部分裂解会导致

可能的植入失败 [5]。

　　与慢速冷冻相比，玻璃化冷冻有一个非常快的冷却速率使其快速通过 +15℃和 –5℃的危险温度带，显著降低了对胚胎的冷冻损伤 [6]。由于玻璃化冷冻无冰晶形成，因此 95% 都可获得完整的胚胎，这是一个极高的比例 [7]，这也解释了多项研究表明的结果，玻璃化冷冻冻融后胚胎存活率和临床妊娠率均高于慢速冷冻 [8-10]。因此，目前玻璃化冷冻已成为 IVF 中心广泛应用的胚胎冷冻方法（图 23-1 至图 23-3）。

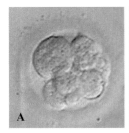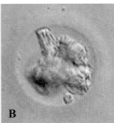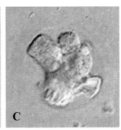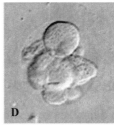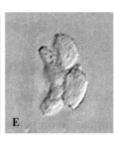

▲ 图 23-1　胚胎在玻璃化冷冻过程中的形态变化

A. 玻璃化冷冻前的第 3 天胚胎；B. 放置入平衡液后迅速脱水；C. 冷冻保护剂部分进入胚胎；D. 胚胎在冷冻保护剂完全进入后恢复原始状态；E. 胚胎在玻璃化溶液中进一步脱水

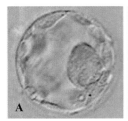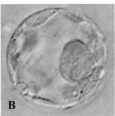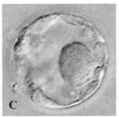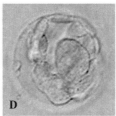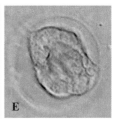

▲ 图 23-2　囊胚的人工皱缩

A. 在人工皱缩前囊胚；B. 在远离内细胞团的两个外滋养层细胞之间的交界处给予一个激光脉冲；C. 激光后 10s 囊胚开始皱缩；D. 激光后 30s 囊胚部分皱缩；E. 囊胚完全皱缩，为玻璃化做准备

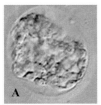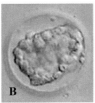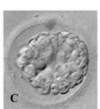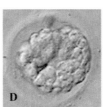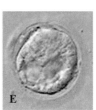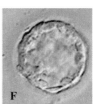

▲ 图 23-3　人类囊胚复苏过程中的形态变化

A. 复苏液中的囊胚；B. 稀释液中的囊胚；C. 洗涤液 1（WS1）中的囊胚；D. 洗涤液 2（WS2）中的囊胚；E. 复苏的囊胚在培养液中孵箱孵育 1h 开始扩张；F. 体外孵育 2h 后复苏囊胚已扩张 90%

三、IVF 中的全胚胎冷冻

胚胎玻璃化冷冻的可行性使得 IVF 的全胚胎冷冻成为可能，在近期也得到了广泛的关注 [11]。有了这一方案，在体外受精后冷冻所有可用胚胎，并在随后的一个或几个周期中行冻融胚胎移植 [12]。这一假设的理由是，冻融胚胎移植使得胚胎处于更符合"生理环境"的状态，不仅会获得更高的妊娠率，而且与新鲜胚胎移植相比，可能会降低产妇和围产期并发症 [13, 14]。

（一）全胚胎冷冻适应证

冷冻保存和延迟胚胎移植最常见的原因是：存在卵巢过度刺激综合征（ovarian hyperstimulation syndrome，OHSS）的危险因素，需要行植入前遗传学诊断或非整倍体筛查（pre-implantation genetic diagnosis or testing for aneuploidy，PGD/PGT-A），或存在胚胎 / 子宫内膜不同步。其他适应证包括移植时内分泌的变化和心血管相关问题（如孕激素升高、高血压等）、不合适的宫腔条件（如宫腔积液），以及卵巢低反应、卵巢储备下降（DOR）或育龄妇女需要积累冷冻卵母细胞或胚胎。我们仍然需要证据来证实全胚胎冷冻方案的常规应用 [15]。当然，对各类患者进行冻融胚胎移植已经变得越来越普遍，同时目前有加速的趋势 [16, 17]。

（二）围产期和产科结局

首先，有大量证据表明，在新鲜 IVF 周期中冷冻所有胚胎，随后进行冻融周期胚胎移植（frozen embryo transfer，FET）可能会提高临床和持续妊娠率 [14, 18]。一项人群研究表明，IVF 或 ICSI 后，在妊娠早期会增加胚胎出生缺陷的特定发生风险，运用冻融胚胎移植，可能会降低这种风险 [19]。其次，大型回顾性队列研究 [20, 21] 表明，与新鲜刺激周期胚胎移植相比，无论是卵裂期还是囊胚期冻融胚胎移植，都能显著降低异位妊娠的发生率。最后，最近的一项系统性回顾和 Meta 分析表明，冻融胚胎移植后妊娠期并发症减少（如较低的产前出血率），新生儿结局更好，包括较高的出生体重和较低的围产期死亡风险 [18, 22-24]。这些发现会让很多人提出应在 IVF 中常规应用全胚胎冷冻策略。然而，应该谨慎对待这些证据，因为现有的这些研究可能还存在设计上的严重缺陷。因此，需要更多的研究来证明"全胚胎冷冻"方案的有效性。

四、卵巢储备功能减退患者的最佳胚胎移植策略

考虑到现有的证据，支持全胚胎冷冻策略对辅助生殖技术（assisted reproductive technology，ART）的进步具有重大意义。新鲜移植周期和冷冻周期之间的比较主要基于包括高反应人群[15, 18, 25, 26]在内的研究。因此，将这些数据扩展到 DOR 人群中仍需要进一步观察。

最近的几项研究旨在分析不同获卵数的患者队列中新鲜移植周期与 FET 周期的成功率。Dieamant 等根据获卵数进行分析，结果发现全胚胎冷冻方案对于获卵数多的情况下是有益的，但当获卵平均数＜ 15 个时，全胚胎冷冻方案并没有表现优势[27]。Roque 等另外对 4～9 个获卵组分析时发现，这两组之间的妊娠率并无统计学差异[28]。最近，在 2018 年发表的一项回顾性研究中，Xue 等选择了 559 名符合博洛利亚诊断标准的卵巢低反应患者，其中新鲜胚胎移植组256 名，全胚胎冷冻组 303 名[29]。他们的结果显示，两组之间的每个周期 / 每移植周期的活产率相似。他们还发现，取卵时母亲的年龄和移植的优质胚胎数与活产率显著相关。另一项回顾性队列研究选择了 433 名卵巢低反应患者，其中新鲜移植组 277 名，全胚胎冷冻组 156 名。他们发现卵巢低反应患者，与新鲜 ET 组相比，全胚胎冷冻组的 IVF 结局没有影响。母体年龄和胚胎移植数量是与持续妊娠率相关的唯一自变量[30]。

胚胎的成功植入不仅取决于胚胎质量，而且还取决于子宫内膜容受性和围着床阶段的宫腔内母胎界面信号传导微环境。选择全胚胎冷冻方案考虑的主要病理生理机制似乎是控制性卵巢刺激和随后的子宫内膜容受性受损[31, 32]。我们回顾性分析了 119 例卵巢低反应患者的 230 个周期，IVF 周期分为三组，即微刺激方案周期组、温和刺激方案周期组、常规高剂量促性腺激素释放激素（GnRH）拮抗药方案周期组。微刺激方案组，33 例患者，41 个 FET 周期，我们发现，微刺激组的子宫内膜厚度明显薄于温和刺激组和常规刺激组。接受微刺激 IVF 患者，在随后的FET 周期中，子宫内膜厚度相较于之前的微刺激周期明显增加。我们的结论是，在微刺激方案中子宫内膜厚度会受到影响。由于在患者随后的 FET 周期中没有观察到对子宫内膜厚度的负面影响，因此在微刺激方案 IVF 周期中，可以采用全胚胎冷冻方案来减少枸橼酸氯米芬对子宫内膜的不良影响[33]。

此外，DOR 人群全胚胎冷冻方案的应用，只有在实验室具有最佳的玻璃化冷冻体系后才可以实施。然而，目前在这方面尚未达成共识，因此，ART 中心是根据自己中心的经验和选择来制定自己的冷冻方案，正因为这个问题，限制了我们有效比较 DOR 人群全胚胎冷冻方案可行性的能力[34]。此外，还需要对新鲜和冷冻胚胎移植进行成本效益分析和累积妊娠率比较，以

评估全胚胎冷冻方案对围产期结局的潜在影响能否证明选择性胚胎冷冻保存的额外成本和额外工作量是合理的 [35]。

五、结论

综上所述，这几项研究提供了可靠的证据，证明在常规卵巢刺激周期中的异常激素环境和不同步的子宫内膜可能是新鲜胚胎移植的主要危险因素。FET 周期中，处于生理状态下的宫腔环境不仅对子宫内膜容受性有积极影响，而且对早期胚胎种植也有积极影响。虽然有必要通过精心设计的临床试验来确认全胚胎冷冻方案的临床益处，但全胚胎冷冻方案明确适用于接受微刺激和温和刺激方案的 DOR 患者，详见本书其他章节。在某些情况下，当不具备进行新鲜周期移植的条件时医生可能就会建议实施全胚胎冷冻方案，同时需要与患者沟通讨论实施该方案相关成本、延迟治疗时间及潜在风险。

参 考 文 献

[1] Trounson A, Mohr L. Human pregnancy following cryopreservation, thawing and transfer of an eight–cell embryo. Nature. 1983;305(5936):707–9.

[2] Mazur P, Leibo SP, Chu EH. A two–factor hypothesis of freezing injury. Evidence from Chinese hamster tissue–culture cells. Exp Cell Res. 1972;71(2):345–55.

[3] Ghetler Y, Yavin S, Shalgi R, Arav A. The effect of chilling on membrane lipid phase transition in human oocytes and zygotes. Hum Reprod. 2005;20(12): 3385–9.

[4] Schneider U. Cryobiological principles of embryo freezing. J In Vitro Fert Embryo Transf. 1986;3(1):3–9.

[5] El–Toukhy T, Khalaf Y, Al–Darazi K, Andritsos V, Taylor A, Braude P. Effect of blastomere loss on the outcome of frozen embryo replacement cycles. Fertil Steril. 2003;79(5):1106–11.

[6] Rall WF, Fahy GM. Ice–free cryopreservation of mouse embryos at −196 degrees C by vitrification. Nature. 1985;313(6003):573–5.

[7] Cobo A, de los Santos MJ, Castello D, Gamiz P, Campos P, Remohi J. Outcomes of vitrified early cleavage–stage and blastocyst–stage embryos in a cryopreservation program: evaluation of 3,150 warming cycles. Fertil Steril. 2012;98(5):1138–46.e1.

[8] AbdelHafez FF, Desai N, Abou–Setta AM, Falcone T, Goldfarb J. Slow freezing, vitrification and ultra–rapid freezing of human embryos: a systematic review and meta–analysis. Reprod Biomed Online. 2010;20(2):209–22.

[9] Loutradi KE, Kolibianakis EM, Venetis CA, Papanikolaou EG, Pados G, Bontis I, et al. Cryopreservation of human embryos by vitrification or slow freezing: a systematic review and meta–analysis. Fertil Steril. 2008;90(1): 186–93.

[10] Vajta G, Nagy ZP. Are programmable freezers still needed in the embryo laboratory? Review on vitrification. Reprod Biomed Online. 2006;12(6): 779–96.

[11] Doody KJ. Cryopreservation and delayed embryo transfer–assisted reproductive technology registry and reporting implications. Fertil Steril. 2014;102(1): 27–31.

[12] Devroey P, Polyzos NP, Blockeel C. An OHSS-Free Clinic by segmentation of IVF treatment. Hum Reprod. 2011;26(10):2593–7.

[13] Melo MA, Meseguer M, Garrido N, Bosch E, Pellicer A, Remohi J. The significance of premature luteinization in an oocyte-donation programme. Hum Reprod. 2006;21(6):1503–7.

[14] Roque M, Lattes K, Serra S, Sola I, Geber S, Carreras R, et al. Fresh embryo transfer versus frozen embryo transfer in in vitro fertilization cycles: a systematic review and meta-analysis. Fertil Steril. 2013;99(1):156–62.

[15] Basile N, Garcia-Velasco JA. The state of "freeze-for-all" in human ARTs. J Assist Reprod Genet. 2016;33(12):1543–50.

[16] Weinerman R, Mainigi M. Why we should transfer frozen instead of fresh embryos: the translational rationale. Fertil Steril. 2014;102(1):10–8.

[17] Roque M, Valle M, Kostolias A, Sampaio M, Geber S. Freeze-all cycle in reproductive medicine: current perspectives. JBRA Assist Reprod. 2017;21(1):49–53.

[18] Chen ZJ, Shi Y, Sun Y, Zhang B, Liang X, Cao Y, et al. Fresh versus frozen embryos for infertility in the polycystic ovary syndrome. N Engl J Med. 2016;375(6):523–33.

[19] Halliday JL, Ukoumunne OC, Baker HW, Breheny S, Jaques AM, Garrett C, et al. Increased risk of blastogenesis birth defects, arising in the first 4 weeks of pregnancy, after assisted reproductive technologies. Hum Reprod. 2010;25(1):59–65.

[20] Huang B, Hu D, Qian K, Ai J, Li Y, Jin L, et al. Is frozen embryo transfer cycle associated with a significantly lower incidence of ectopic pregnancy? An analysis of more than 30,000 cycles. Fertil Steril. 2014;102(5):1345–9.

[21] Londra L, Moreau C, Strobino D, Garcia J, Zacur H, Zhao Y. Ectopic pregnancy after in vitro fertilization: differences between fresh and frozen-thawed cycles. Fertil Steril. 2015;104(1):110–8.

[22] Maheshwari A, Pandey S, Shetty A, Hamilton M, Bhattacharya S. Obstetric and perinatal outcomes in singleton pregnancies resulting from the transfer of frozen thawed versus fresh embryos generated through in vitro fertilization treatment: a systematic review and meta-analysis. Fertil Steril. 2012;98(2):368–77.e1–9.

[23] Roy TK, Bradley CK, Bowman MC, McArthur SJ. Single-embryo transfer of vitrified-warmed blastocysts yields equivalent live-birth rates and improved neonatal outcomes compared with fresh transfers. Fertil Steril. 2014;101(5):1294–301.

[24] Zhu Q, Chen Q, Wang L, Lu X, Lyu Q, Wang Y, et al. Live birth rates in the first complete IVF cycle among 20 687 women using a freeze-all strategy. Hum Reprod. 2018;33(5):924–9.

[25] Shi Y, Sun Y, Hao C, Zhang H, Wei D, Zhang Y, et al. Transfer of fresh versus frozen embryos in ovulatory women. N Engl J Med. 2018;378(2):126–36.

[26] Wang A, Santistevan A, Hunter Cohn K, Copperman A, Nulsen J, Miller BT, et al. Freeze-only versus fresh embryo transfer in a multicenter matched cohort study: contribution of progesterone and maternal age to success rates. Fertil Steril. 2017;108(2):254–61.e4.

[27] Dieamant FC, Petersen CG, Mauri AL, Comar V, Mattila M, Vagnini LD, et al. Fresh embryos versus freeze-all embryos-transfer strategies: nuances of a meta-analysis. JBRA Assist Reprod. 2017;21(3):260–72.

[28] Roque M, Valle M, Guimaraes F, Sampaio M, Geber S. Freeze-all cycle for all normal responders? J Assist Reprod Genet. 2017;34(2):179–85.

[29] Xue Y, Tong X, Zhu H, Li K, Zhang S. Freeze-all embryo strategy in poor ovarian responders undergoing ovarian stimulation for in vitro fertilization. Gynecol Endocrinol. 2018;34(8):680–3.

[30] Roque M, Valle M, Sampaio M, Geber S. Does freeze-all policy affect IVF outcome in poor ovarian responders? Ultrasound Obstet Gynecol. 2018;52(4):530–4.

[31] Shapiro BS, Daneshmand ST, Garner FC, Aguirre M, Hudson C, Thomas S. Evidence of impaired endometrial receptivity after ovarian stimulation for in vitro fertilization: a prospective randomized trial comparing fresh and frozen-thawed embryo transfer in normal responders. Fertil Steril. 2011;96(2):344–8.

[32] Venetis CA, Kolibianakis EM, Bosdou JK, Tarlatzis BC. Progesterone elevation and probability of pregnancy after IVF: a systematic review and meta-analysis of over 60 000 cycles. Hum Reprod Update. 2013;19(5):433–57.

[33] Reed BG, Wu JL, Nemer LB, Carr BR, Bukulmez O. Use of Clomiphene Citrate in minimal stimulation

in vitro fertilization negatively impacts endometrial thickness: an argument for a freeze–all approach. JBRA Assist Reprod. 2018;22:355–62.

[34] Groenewoud ER, Cantineau AE, Kollen BJ, Macklon NS, Cohlen BJ. What is the optimal means of preparing the endometrium in frozen–thawed embryo transfer cycles? A systematic review and meta–analysis. Hum Reprod Update. 2013;19(5):458–70.

[35] Blockeel C, Drakopoulos P, Santos–Ribeiro S, Polyzos NP, Tournaye H. A fresh look at the freeze–all protocol: a SWOT analysis. Hum Reprod. 2016;31(3):491–7.

第 24 章　卵巢储备功能减退患者的染色体综合分析

Comprehensive Chromosome Analysis in Diminished Ovarian Reserve Patients

Zexu Jiao　Orhan Bukulmez　著

纪冬梅　译

一、概述

染色体非整倍体是人类最为常见的遗传学异常，也是胚胎种植失败、流产和先天畸形的主要原因。出生时的染色体非整倍体发生率低于 0.3%。胚胎植入前非整倍体遗传检测（PGT-A）的过程包括体外受精、胚胎活检，遗传学检测和选择染色体数目未见异常的胚胎进行移植，以提高每个移植胚胎的活产率并避免异常妊娠。

最初，胚胎植入前遗传学诊断（PGD）主要用于通过分子诊断技术进行单基因病的胚胎遗传学检测。1990 年第一例 PGD 是针对 X 连锁的遗传病 [1]。后来该技术不断应用推广，适用的单基因遗传病的范围越来越广 [2]，迄今为止，PGD 技术已经应用于近 400 多种不同疾病的诊断，包括晚发性疾病、线粒体疾病、部分罕见疾病和 HLA 分型等，并通过该技术诞生了数千名健康儿童 [3]。

近年来，PGD 应用范围扩展到对染色体非整倍体的检测。从 20 世纪 90 年代到 2010 年前后，胚胎染色体非整倍体筛查主要是采用荧光原位杂交（FISH）技术，但该项技术由于无法同时评估 24 条染色体，其应用范围受到限制 [4]，因此，从 2000 年早期开始，人们就开始进行新技术的研发，重点针对 24 条染色体的非整倍体检测，并包含染色体结构畸形 [5]。随着全基因组扩增（WGA）、阵列比较基因组杂交（aCGH）[6] 和单核苷酸多态性（SNP）阵列等技术的不断更新，定量实时（RT）聚合酶链反应（qPCR）的推出和高通量测序技术（NGS）发展（图 24-1），染色体非整倍体检测技术不断提高。

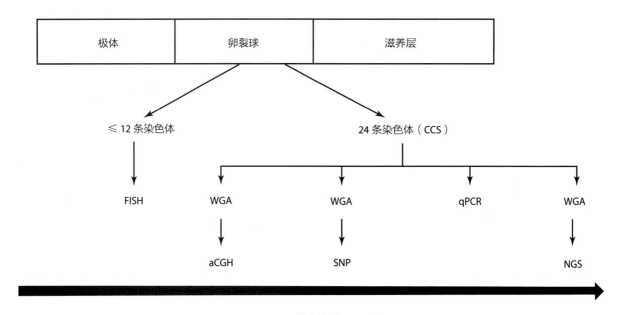

技术演变

▲ 图 24-1　植入前诊断技术演变历程

目前，全球范围内 PGD 周期大多数是 PGT-A，据估计，在过去的 23 年里，全世界大约开展了 100 000 次 PGD 周期，其中近 80% 是 PGT-A[7]。尽管 PGT-A 的适用人群、使用哪种细胞类型进行活检等方面仍存在争议，毋庸置疑的是，非整倍体筛选技术的发展为胚胎遗传学检测提供了更可靠、迅速的结果。

二、胚胎活检

（一）样本来源

目前胚胎活检主要有 3 种类型的细胞来源。第一是极体（PB），从卵母细胞和受精卵中获得的，但仅限于对来源于母亲的染色体异常进行检测。第二是卵裂球，是指从第 3 天的胚胎中取出的单个细胞，这种方法可以判断来源于母亲和父亲双方的异常，完成检测后的第 2 天即可进行移植，即移植第 5 天的胚胎，然而，这种方法不能检测到嵌合体现象，且可能会损害胚胎的发育潜能。

第三是滋养层细胞。囊胚培养条件的改善及玻璃化冷冻技术的发展为滋养层（TE）细胞活检奠定了基础。在囊胚期，胚胎经历了第一次细胞分化，形成了两种细胞系：内细胞团（ICM）和 TE 细胞。TE 活检在胚胎培养的第 5 天、第 6 天有时也可在第 7 天进行。TE 细胞活检对胚胎发育无直接不良影响。通过 TE 活检，一次性可获取多个细胞，提高了遗传学诊断的准确性。目前大多数 PGT-A 的研究集中在基于 TE 活检的全基因组非整倍体筛选，这也许更能代表胚胎的最终遗传组成。最近，有研究还提出了一些新的检材，如囊胚穿刺液或废弃的胚培养基等，但还需进一步研究认证其结果的可靠性 [8, 9]。

（二）取样方法

胚胎活检前都须进行透明带（ZP）打孔，打孔方法有微量吸管机械切割、弱酸溶液（酸性酪氨酸）化学溶解或激光打孔等。激光法最常用，它更快，更安全，更具可重复性。

关于 TE 活检，目前有两种方法。第一种方法是先在第 3 胚胎的透明带上打孔，然后继续培养到囊胚期 [10]，这样滋养层细胞容易孵出使活检相对容易，但过早孵化对胚胎发育存在风险。第二种方法不提前打孔，待胚胎发育到囊胚期后，进行 ZP 钻孔和 TE 活检 [11]。这样操作的优点是胚胎在卵裂期没有额外干扰，同时，也不需要额外的操作（图 24-2）。得克萨斯大学西南医学中心使用的就是第二种方法。

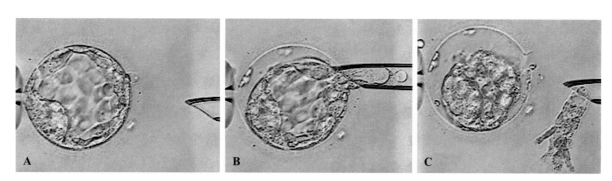

▲ 图 24-2　通过透明带切割进行囊胚活检和滋养层活检

A. 激光辅助孵化第 5 天的胚泡；B. 5～10 个滋养层细胞被吸进活检吸管，然后用脉冲激光进行靶向切割；C. 在激光照射过程中，通过轻轻地抽吸从囊胚中分离出滋养层细胞

三、诊断技术

（一）FISH

FISH 使用染色体特异性 DNA 探针间期核与中期染色体，并通过探针发出的荧光信号检测固定在载玻片上的极体、卵裂球或 TE 细胞等细胞是否携带有染色体异常。但该项技术由于探针可使用离散颜色相对较少而限制了其使用的范围，目前 FISH 最多可同时检测 5 条染色体，通过对细胞核的重新杂交再检测可以将其检测能力提高到 12 条染色体。此外，FISH 对操作人

员技术水平有一定的要求，对 FISH 信号的判断存在一定的主观性，可能误诊。

（二）aCGH

利用 aCGH 技术使人们可以第一次对 24 条染色体拷贝数进行可靠、准确、相对快速的分析。在这种方法中，首先利用全基因组扩增技术（WGA）扩增细胞内基因组，并将扩增后的细胞 DNA 样品和对照组 DNA 样本分别标记不同的荧光信号后进行杂交。杂交后每个位点由于二者 DNA 量的不同而呈现不同的颜色，利用激光扫描仪和数据处理软件检测荧光强度，从而判断待检样本中染色体每个位点的是否存在丢失或增加的现象，从而推断出样品染色体是否存在非整倍体和亚染色体结构失衡，目前，aCGH 技术已经得到广泛的推广应用，但存在测试成本较高的问题 [12]。

（三）SNP 阵列

单核苷酸多态性（SNP）是存在于基因组中的一系列 DNA 序列多态，可遗传，存在群体特异性。由于每个亲本染色体都有独特的 SNP 等位基因组合，人们可利用 SNP 阵列可以对胚胎的基因组进行家系连锁分析，判断样本之间的亲缘关系，并判断胚胎样本中是否存在特定染色体。SNP 阵列分析的过程包括全基因组扩增技术（WGA）、荧光标记、确定 SNP 基因型并将胚胎的结果与从父母那里获得的数据进行比较，推断出单体型，判断每个胚胎染色体的倍性状态。SNP 阵列分析的显著优势是，由于 SNP 数量多并散布于整个基因组中，可以为每个被测胚胎勾画出独特的 DNA 指纹，不仅可以判断胎儿染色体的倍性状况，还可以进行胎儿亲缘分析，减少了实验室错误的发生率。SNP 阵列的缺点是价格测试比 aCGH 或 qPCR 昂贵，检测分析时间长 [13]。

（四）qPCR

运用 qPCR 技术进行染色体综合筛选是一种稳定、快速、准确、经济的方法。简而言之，通过对 96 个位点的多重预扩增，在 384 孔板上采用 TaqMan 的方法进行靶位点基因拷贝数的定量分析，测定全染色体非整倍体。整个过程持续约 4h，也可与突变检测相结合。采用这种方法的优势在于直接采用样本进行 PCR，不需要 WGA。主要缺点是无法检测到片段异常，同时检测嵌合体的能力方面还需要进一步验证 [7, 14]。

（五）NGS

二代测序（NGS）由于其测序深度和对全基因组的覆盖能力，已经作为一种更有效和更经济的技术，应用于 PGT-A。NGS 是在完成 WGA 之后，进行序列标记，以便后期特异性序列的识别，再将扩增产物分解成小的序列准备片段并对这些片段进行大规模平行测序，按照一定的覆盖率进行非整倍体筛选。每条染色体的读取次数（"binning"）与染色体的拷贝数成正比，并以此作为评估非整倍体的基础[15]。NGS 主要优点是，能同时评估样本是否存在非整倍体、易位、单基因紊乱、小拷贝数变异和低水平嵌合（< 25%）等多种变异[16]。另外，NGS 可同时测试大量样本，从而降低成本和工作量。

四、PGT-A 的临床疗效

通过 Meta 分析和系统评价等多项研究表明，使用 PGT-A 进行胚胎筛查，可提高胚胎的着床率、临床妊娠率、持续妊娠率和活产率，同时降低流产率和多胎妊娠率[17, 18]。1 项运用 aCGH 进行 PGT-A 的随机对照试验（RCT）的数据显示，在囊胚期单胚胎新鲜移植预后良好的患者中，PGT-A 组的临床妊娠率显著提高（70.9% vs. 45.8%），流产率低于对照组[19]。1 项汇集了 3 项随机对照试验和 16 项观察研究的 Meta 分析表明，在不同年龄段无论是年轻还是高龄的产妇群体中，采用 PGT-A 进行胚胎选择与传统基于形态学的方法相比，可提高每个移植胚胎的分娩率[20]，需要指出的是，在这一分析中，AMA 患者、复发性流产和植入失败的数据来自配对队列研究，这限制了其做出决定性结论的有效性。同样，在 1 项汇集了 4 个 RCT 和 7 个队列研究的 Meta 分析中，评估了 PGT-A 相对于传统形态学方法的有效性，并得出通过 PGT-A 筛选出整倍体胚胎进行移植可以提高胚胎整体着床率[21]。

五、卵巢储备功能减退患者的实施困境

尽管目前越来越多的证据和研究支持 PGT-A，但一些临床医生仍对该技术的临床应用持保留态度，特别是对卵巢储备低下（DOR）患者[22]。

其主要原因是 DOR 患者可能无法产生足够数量的卵母细胞和胚胎供 PGT-A 进行筛选。事实上，许多接受 IVF-PGT-A 治疗的 DOR 患者由于获得的囊胚期胚胎数少，同时非整倍体胚胎率高而无法进行胚胎移植。Shahine 等发现在 IVF-PGT-A 周期中，正常卵巢储备组和 DOR 组没有可供移植的整倍体囊胚的风险分别为 13% 和 25%；如果将在 8 名无法逆转的 DOR 患者计算在内，DOR 患者组无可移植胚胎的风险至少为 37%[23]。值得注意的是，纳入本研究的

患者平均获卵数为 8，平均活检囊胚数为 3.6，这是进行 IVF-PGT-A 的合理数目。一些重度 DOR 患者的卵母细胞和囊胚甚至更少，无囊胚形成的可能性也更高。因此，在向 DOR 患者告知 IVF-PGT-A 的成功率时，不仅需要告知每次移植的成功率，也要告知有可移植整倍体囊胚的可能性[24]。有两项研究提供了预期不良反应者中 PGT-A 与标准形态学评估的比较数据，虽然 PGT-A 组中由于无可移植整倍体胚胎而取消周期的患者更多，但 PGT-A 组中每个随机患者的分娩率更高（36% vs. 21.9%，$P < 0.05$），这种改善是因为该组患者每次移植的妊娠率显著提高（52.9% vs. 24.2%，$P < 0.001$）和流产率显著降低（2.7% vs. 39%，$P < 0.001$）[25]。事实上，如果临床上发现唯一可用的胚胎是非整倍体，那么在这项研究中那些被随机分配到 PGT-A 的患者将没有可移植胚胎，但这类患者的真正受益可能是避免了无效移植，并迅速进入下一个刺激周期或卵子 / 胚胎捐赠，因此，对 DOR 患者而言受孕时间可能是首要指标，而流产率则排在第 2 位[26]。

另一个原因是 PGT-A 诊断结果的准确性。避免错误诊断和减低非整倍体妊娠的比率非常重要。而且，由于 DOR 患者中可供移植的胚胎数量少，避免在这类患者出现非整倍体误诊就显得尤为重要。同时，误将正常胚胎标记为异常也可能会使患者丧失唯一的移植机会。出现误诊的原因既有可能是技术上，也可能归结于生物学上的原因。任何筛查平台都可能因技术原因出现错误，如 DNA 污染、等位基因丢失、人为错误、扩增失败等[27]。即使人们尽力完善技术平台，因生物学上带来的误诊有时也无法避免，如胚胎为嵌合体，二倍体和非整倍体的混合物，这类胚胎通常不能移植，其后期发育预后不良，同时仅从单一的 TE 活检不能准确地反映胚胎中 TE 和 ICM 的整体情况[28]。在技术上，aCGH 这一方法检测嵌合体的能力取决于 TE 活检样本中非整倍体细胞的百分比，NGS 目前能够从分子上检测嵌合体现象。与 aCGH 相比，NGS 报告嵌合体的比率更高，这也带来另一个问题，就是对嵌合体诊断的有效性提出了质疑[29]。基于上述，如果由于诊断结果上的假阳性或嵌合体而放弃部分存活的胚胎，对于 DOR 患者而言，其可利用的卵母细胞和胚胎的数量就会非常有限，治疗就会受到影响[30]。

此外，在医疗中实施一项技术，即使能够逐步改善临床结局，其性价比也需要进行仔细的考量。目前，PGT-A 的成本仍然很高，如果不通过医疗保险进行支付，很多患者都无法负担。此外，应用该项技术会带来后续一些难以量化的指标，包括植入失败、流产、所有产科、新生儿疾病等，同时也无法完全消除非整倍体胚胎的出现，这些都会带来许多无形的成本，因此还需要进行更多研究来帮助患者、临床医生和保险公司决定是否选择并为该技术支付费用[22]。

最近，美国生殖医学学会（ASRM）在回顾了这些数据后得出结论，使用 PGT-A 的研究存在局限性，人们对不同的患者如何选择相应的测试平台依然感到困惑。例如，RCT 中大多是卵巢反应良好的患者，随机分组是在囊胚形成日开始，而不是在促排卵日开始。关于检测结果的假阳性、活组织检查可能造成的胚胎损伤、第 3 天到第 5 天之间可能出现的整倍体胚胎丢失及囊胚形成等问题尚未得到解决。正如我们在第 19 章中所讨论的，ASRM 也指出并非所有的胚胎都能在体外培养存活到囊胚期进行活检，尽管如果在卵裂期移植，它们可能会产生活产[22]。总之，关于 PGT-A 利弊的争论仍在继续[31]。

六、结论

PGT-A、囊胚培养、活组织检查和冷冻等技术有可能缩短 DOR 患者持续妊娠的时间，减少流产和降低持续非整倍体妊娠的概率。对该人群完整的疗效评估需要更多关于遗传变异、生物学卵巢老化和 DOR 多种表型等信息。然而，目前尚无足够的证据推荐在 DOR 患者中常规使用囊胚活检进行非整倍体检测。因此，鉴于患者的个体化差异，应根据 PGT-A 手术的利弊提供全面咨询，为这一具有挑战性的患者群体提供最佳处理方案。

参 考 文 献

[1] Handyside AH, Kontogianni EH, Hardy K, Winston RM. Pregnancies from biopsied human preimplantation embryos sexed by Y–specific DNA amplification. Nature. 1990;344(6268):768–70.

[2] Handyside AH, Lesko JG, Tarin JJ, Winston RM, Hughes MR. Birth of a normal girl after in vitro fertilization and preimplantation diagnostic testing for cystic fibrosis. N Engl J Med. 1992;327(13):905–9.

[3] Harper JC, Sengupta SB. Preimplantation genetic diagnosis: state of the art 2011. Hum Genet. 2012;131(2):175–86.

[4] Griffin DK, Wilton LJ, Handyside AH, Winston RM, Delhanty JD. Dual fluorescent in situ hybridisation for simultaneous detection of X and Y chromosome-specific probes for the sexing of human preimplantation embryonic nuclei. Hum Genet. 1992;89(1):18–22.

[5] Munne S, Sandalinas M, Escudero T, Velilla E, Walmsley R, Sadowy S, et al. Improved implantation after preimplantation genetic diagnosis of aneuploidy. Reprod Biomed Online. 2003;7(1):91–7.

[6] Wells D, Delhanty JD. Comprehensive chromosomal analysis of human preimplantation embryos using whole genome amplification and single cell comparative genomic hybridization. Mol Hum Reprod. 2000;6(11):1055–62.

[7] Griffin DK, Ogur C. Chromosomal analysis in IVF: just how useful is it? Reproduction. 2018;156(1):F29–50.

[8] Gianaroli L, Magli MC, Pomante A, Crivello AM, Cafueri G, Valerio M, et al. Blastocentesis: a source of DNA for preimplantation genetic testing. Results from a pilot study. Fertil Steril. 2014;102(6):1692–9.e6.

[9] Liu W, Liu J, Du H, Ling J, Sun X, Chen D. Non–invasive pre–implantation aneuploidy screening and diagnosis of beta thalassemia IVSII654 mutation using spent embryo culture medium. Ann Med. 2017;49(4):319–28.

[10] McArthur SJ, Leigh D, Marshall JT, de Boer KA, Jansen RP. Pregnancies and live births after trophectoderm biopsy and preimplantation genetic testing of human blastocysts. Fertil Steril. 2005;84(6):1628–36.

[11] Capalbo A, Rienzi L, Cimadomo D, Maggiulli R, Elliott T, Wright G, et al. Correlation between standard blastocyst morphology, euploidy and implantation: an observational study in two centers involving 956 screened blastocysts. Hum Reprod. 2014;29(6):1173–81.

[12] Treff NR, Su J, Tao X, Levy B, Scott RT Jr. Accurate single cell 24 chromosome aneuploidy screening using whole genome amplification and single nucleotide polymorphism microarrays. Fertil Steril. 2010;94(6):2017–21.

[13] Wells D, Alfarawati S, Fragouli E. Use of comprehensive chromosomal screening for embryo assessment: microarrays and CGH. Mol Hum Reprod. 2008;14(12):703–10.

[14] Treff NR, Tao X, Ferry KM, Su J, Taylor D, Scott RT Jr. Development and validation of an accurate quantitative real–time polymerase chain reaction–based assay for human blastocyst comprehensive chromosomal aneuploidy screening. Fertil Steril. 2012;97(4):819–24.

[15] Knapp M, Stiller M, Meyer M. Generating barcoded libraries for multiplex high–throughput sequencing. Methods Mol Biol. 2012;840:155–70.

[16] Yan L, Huang L, Xu L, Huang J, Ma F, Zhu X, et al. Live births after simultaneous avoidance of monogenic diseases and chromosome abnormality by next–generation sequencing with linkage analyses. Proc Natl Acad Sci U S A. 2015;112(52):15964–9.

[17] Brezina PR, Kutteh WH. Clinical applications of preimplantation genetic testing. BMJ. 2015;350:g7611.

[18] Scott RT Jr, Ferry K, Su J, Tao X, Scott K, Treff NR. Comprehensive chromosome screening is highly predictive of the reproductive potential of human embryos: a prospective, blinded, nonselection study. Fertil Steril. 2012;97(4):870–5.

[19] Yang Z, Liu J, Collins GS, Salem SA, Liu X, Lyle SS, et al. Selection of single blastocysts for fresh transfer via standard morphology assessment alone and with array CGH for good prognosis IVF patients: results from a randomized pilot study. Mol Cytogenet. 2012;5(1):24.

[20] Lee E, Illingworth P, Wilton L, Chambers GM. The clinical effectiveness of preimplantation genetic diagnosis for aneuploidy in all 24 chromosomes (PGD–A): systematic review. Hum Reprod. 2015;30(2):473–83.

[21] Chen M, Wei S, Hu J, Quan S. Can comprehensive chromosome screening technology improve IVF/ICSI outcomes? A meta–analysis. PLoS One. 2015;10(10):e0140779.

[22] Practice Committees of the American Society for Reproductive Medicine, the Society for Assisted Reproductive Technology. Electronic address: ASRM@asrm.org, Practice Committees of the American Society for Reproductive Medicine, the Society for Assisted Reproductive Technology. The use of preimplantation genetic testing for aneuploidy (PGT–A): a committee opinion. Fertil Steril. 2018;109(3):429–36.

[23] Shahine LK, Marshall L, Lamb JD, Hickok LR. Higher rates of aneuploidy in blastocysts and higher risk of no embryo transfer in recurrent pregnancy loss patients with diminished ovarian reserve undergoing in vitro fertilization. Fertil Steril. 2016;106(5):1124–8.

[24] Lathi RB, Kort JD. Caution: counseling patients with diminished ovarian reserve and recurrent pregnancy loss about in vitro fertilization with preimplantation genetic screening. Fertil Steril. 2016;106(5):1041–2.

[25] Rubio C, Bellver J, Rodrigo L, Castillon G, Guillen A, Vidal C, et al. In vitro fertilization with preimplantation genetic diagnosis for aneuploidies in advanced maternal age: a randomized, controlled study. Fertil Steril. 2017;107(5):1122–9.

[26] Morin SJ, Kaser DJ, Franasiak JM. The dilemma of aneuploidy screening on low responders. Curr Opin Obstet Gynecol. 2018;30(3):179–84.

[27] Brezina PR, Kutteh WH, Bailey AP, Ke RW. Preimplantation genetic screening (PGS) is an excellent tool, but not perfect: a guide to counseling patients considering PGS. Fertil Steril. 2016;105(1):49–50.

[28] Gleicher N, Orvieto R. Is the hypothesis of preimplantation genetic screening (PGS) still supportable? A review. J Ovarian Res. 2017;10(1):21.

[29] Munne S, Grifo J, Wells D. Mosaicism: "survival of the fittest" versus "no embryo left behind". Fertil Steril. 2016;105(5):1146–9.

[30] Rosenwaks Z, Handyside AH. Is preimplantation genetic testing for aneuploidy an essential tool for embryo selection or a costly 'add–on' of no clinical benefit? Fertil Steril. 2018;110(3):351–2.

[31] Rosenwaks Z, Handyside AH, Fiorentino F, Gleicher N, Paulson RJ, Schattman GL, et al. The pros and cons of preimplantation genetic testing for aneuploidy: clinical and laboratory perspectives. Fertil Steril. 2018;110(3):353–61.

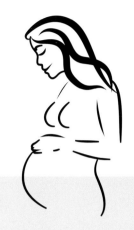

第四篇

展望未来
Future Prospects

第 25 章 人工卵母细胞和人造卵巢的发育

Artificial Oocyte and Artificial Ovary Development

Kotaro Sasaki 著

章志国 译

一、概述

在过去几十年里，我们见证了发育工程和干细胞生物学的快速发展，这包含着生殖克隆和包括人类在内的各种哺乳动物多能干细胞的建立。值得注意的是，多能胚胎干细胞具有分化为人体任何细胞类型的潜力，它包含植入前胚胎或任何体细胞中获得的多能干细胞（cmbryonic stem cell，ESC）和诱导多能干细胞（inducible pluripotent stem cell，iPSC），而该种特性为治疗目的的组织再生提供了前所未有的机会[1]。这些细胞在体外也有分化成生殖细胞如卵母细胞或精子的潜能吗？如果在人类身上取得成功，这一技术不仅将为解释哺乳动物生殖细胞形成的分子机制提供了一个极有价值的平台，而且还将为治疗配子缺失或功能缺陷引起的不孕症提供一种新的治疗方式。另外，这类技术使得从"非生命"体细胞创造"生命"成为可能，因此需要对其安全性和伦理上的考虑进行仔细的审查。由于其对科学和医学的广泛影响，体外配子发生的概念在几个世纪以来吸引了许多科学家。尽管如此，关于哺乳动物生殖细胞在体内如何进行发育（体外重构的先决条件）的信息匮乏，一直阻碍了此类技术的发展，直到最近才有了新的进展[2]。随着这些关于生殖细胞发育的知识积累，特别是近 20 年来小鼠生殖细胞谱系与体细胞谱系早期分离的机制，逐渐使体外生殖细胞系的重建成为可能。在本篇中，我们将回顾早期小鼠生殖细胞发育机制的研究进展及其在体外的成功重组，以及人类生殖细胞发育的最新突破性发现和人类配子体外形成的尝试。

二、小鼠早期生殖细胞发育的机制

原始生殖细胞（primordial germ cell，PGC）是卵母细胞和精子的共同前体，其短暂的存在于胚胎/胎儿时期。哺乳动物 PGC 的发育研究多以小鼠为动物模型[2]。小鼠上胚层由受精卵形成，这是着床期的一个多能细胞谱系并且整个胚胎就是从这里形成的。原肠胚的形成始于上胚层的后部，并在 E6.5 天左右产生 3 个胚层（外胚层、中胚层和内胚层）[3]。这是小鼠 PGC（mouse PGC，mPGC）首次被指定在后方和近端外胚层内，随后在 E7.0 左右扩展到在胚胎外中胚层（extraembryonic mesoderm，ExM）内形成一个约 30 个 PGC 的集群（图 25–1）[4, 5]。在体外移植实验中，将上胚层不同部位进行重新组合，结果表明无论上胚层在体内的位置如何，体外培养的外胚层均具有生成 mPGC 的能力，这表明胚胎外的信号指导上胚层成为生殖系或体细胞

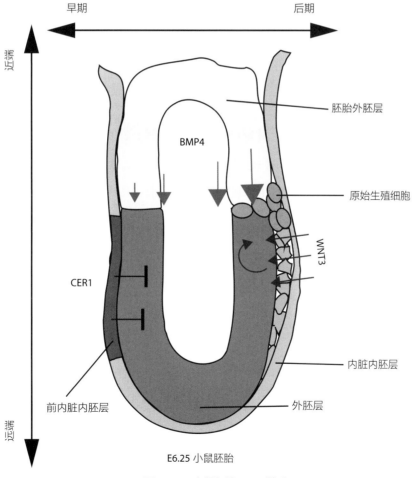

▲ 图 25–1　小鼠胚胎 PGC 说明

小鼠 PGC 在 BMP4 和 WNT3 刺激下主要定位于外胚层（EPI）的后端和近端，BMP4 主要由胚胎外胚层（EXE）、滋养外胚层（后期发育成胎盘）产生，WNT3 由内脏内胚层（VE）和（或）EPI 产生。CER1 是前内脏内胚层（AVE）产生的 BMP4 的拮抗因子，抑制前 EPI 中 PGC 的形成

系[6]。在后续的研究中使用小鼠遗传学表明，由胚外外胚层（extraembryonic ectoderm，EXE）或内脏内胚层（visceral endoderm，VE）分泌的 BMP1 和 WNT3，对于外胚层内的 mPGC 特化发挥了重要作用，而来自前内脏内胚层（anterior visceral endoderm，AVE）分泌的抑制因子如 CER1 和 DKK1 则抑制了外胚层内的 mPGC 特化[7, 8]。这些研究表明，小鼠或许还有大多数其他哺乳动物的生殖细胞系，是通过表观遗传学接收外部诱导信号而在多能外胚层中被指定的，而其他后生动物物种（如果蝇、非洲爪蟾）的生殖细胞是由母系遗传决定因素通过预先形成而指定的。这些研究还表明，哺乳动物生殖细胞系可以在体外经多能干细胞重建。2000 年初期，研究人员鉴定出了 mPGC 特化期的关键转录因子和标记基因，包括 *Stella*、*Blimp1*、*Tfap2c* 和 *Prdm14*[4, 9-11]。这些因子的鉴定不仅为小鼠生殖细胞发育的机制提供了重要的见解，而且使新生 PGC 在体内和体外的可视化成为可能。斋藤（Saitou）及其同事通过使用一系列小鼠遗传学实验，证明了 *Blimp1* 和 *Prdm14* 在外胚层通过 BMP4 信号触发 PGC 特定基因的表达，如 *Nanos3*、*Tdrd5*、*Dnd1* 和 *Stella* 以及多能性相关的基因，如 *Pou5f1*、*Nanog* 和 *Sox2*，同时抑制基因表达的体细胞系。*Blimp1* 和 *Prdm14* 也在全基因组表观遗传重编程过程中发挥关键作用，如全 DNA 去甲基化[12]。

小鼠体外配子发生

PGC 是一种稀有且短暂的存在，因为只在胚胎期出现，由此阻碍了需要大量细胞进行详细生化分析的可能性。因此，人们致力于通过从多能细胞如小鼠 ESC（mESC）或 iPSC（miPSC）中诱导 PGC 的产生来克服这些障碍。自 2000 年初期以来，研究人员已经进行了许多这样的尝试，但没有成功地生成有功能配子或健康后代，这可能是由于诱导效率低和（或）缺乏合适的标记来分离和特征化体外衍生物[13-16]。值得注意的是，这些研究使用的标记具有较差的 PGC 特异性或仅在晚期表达，因此未能捕捉早期 PGC 的发展，从而导致成熟配子的发展轨迹。生殖细胞发育过程是充满困惑而漫长的，若想要在体外重建此过程，以一种渐进的方式是至关重要的。Ohinata 等通过使用含有 *Blimp1-mVenus*（*BV*）、*Stella-Ecfp*（*SC*）报告基因的上胚层细胞来观察早期 PGC 的形成，并通过添加 BMP4 和其他生长因子（SCF、EGF、LIF、BMP8b）成功地在培养皿中诱导前原肠胚外胚层细胞为 BVSC 阳性的类 PGC（图 25-2）[8]。无论在基因表达还是表观基因组模式上，这些细胞都与在体内的 PGC 非常相似。当 c-Kit 突变体（W/Wv）小鼠的内源生殖细胞耗尽后，将其移植到曲细精管中，经胞浆内精子注射（intracytoplasmic sperm injection，ICSI）后分化为功能性精子，并成功产生健康后代。在后来的研究中，Hayashi 等成功地从 2i（CHIR99021，PD0325901）+ LIF 存在的 BVSC 阳性幼稚 mESC 或 miPSC 体外诱导出小鼠原始生殖细胞样细胞（mouse primordial germ cell–like cell，mPGCLC）[17]。在此研

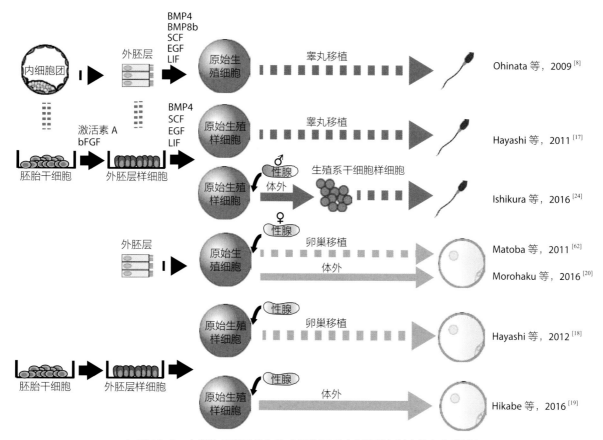

▲ 图 25-2 小鼠体外配子发生的功能验证图（此图彩色版本见书末彩插）

第一例成功展示鼠 PGC 发展的重建可以追溯到 2009 年，Ohinata 等研究表明外胚层在 E6.0 时可以在体外被诱导为类 PGC 细胞（PGCLC），在 BMP4、BMP8b、SCF、EGF 和 LIF 存在的条件下培养，PGCLC 移植到新生儿睾丸上可以成熟为具有功能的精子[8]。在随后的研究中，ESC 作为原始材料，在激活素 A 和 bFGF 的存在下，通过单层培养将其诱导成外胚层样细胞（EpiLC），进而诱导成 PGCLC[17]，PGCLC 移植后同样有助于功能性精子的形成。2011 年，Matoba 等提出一种方法，通过将 PGC 异位移植到肾囊中，将其在体外诱导为成熟的卵母细胞[62]。Hayashi 等对该方法进行了微小的修改，成功地从 PGCLC 诱导到具有生育力的卵母细胞[18]。最近，在体外首先使用 PGC[20]，然后使用 mESC[19] 诱导的 PGCLC，对后一种卵子生成过程进行了再现。这些研究使用的卵巢是一种重构卵巢，其生殖细胞与来自于 E12.5 卵巢的性腺体细胞进行共培养。男性精子发生也被部分重构，从 PGCLC 中通过重构睾丸诱导出种系干细胞样细胞（GSCLC），移植到受体睾丸后，有助于产生可育精子[24]

究中，他们首先在激活素 -a 和 bFGF 的存在下培养 2 天初生 mESC 或 miPSC，并将其诱导成上胚层样细胞（epiblast-like cell，EpiLC），而 EpiLC 非常类似于胚系 E5.75 的前原肠胚上胚层。Ohinata 等使用基于 BMP4 的细胞因子混合物进一步诱导 EpiLC 为 mPGCLC。值得注意的是，mPGCLC 与体内 PGC 在 E9.0 天具有高度相似的转录组和表观基因组特征，并有助于 W/Wv 小鼠移植后的功能精子形成。同样的，将 mPGCLC 来源的精子通过 ICSI 并移植因此得到的受精卵到养母体内，从而得到的健康的子代。

在随后的一项研究中，Hayashi 等同样在体外诱导雌性 mESC 转变为 mPGCLC（图 25-2）[18]。通过用胚胎卵巢获得的体细胞（重组卵巢法）培养，mPGCLC 进一步分化为处于第一次减数分裂前期的卵母细胞。mPGCLC 来源的卵母细胞在移植到免疫缺陷小鼠的卵巢后成熟为完全成熟的卵母细胞，通过体外成熟（in vitro maturation，IVM）和体外受精（in vitro fertilization，IVF）成为受精卵，并产生可育后代[18]。总之，这些研究首次提供了令人信服的证据，小鼠生殖系可以在体外使用多功能干细胞重建。

值得注意的是，上述小鼠体外配子发生的所有尝试均依赖于宿主生态位环境，通过将mPGCLC移植到受体小鼠体内，最终成熟为卵母细胞或精子（图25-2）[8,17,18]。然而，最近有一些研究团队报道了在体外成功地重建了卵母细胞的后半部分。在这些研究中，作者根据体内卵子形成途径将培养分为体外分化（in vitro differentiation，IVD）、体外生长（in vitro growth，IVG）和IVM 3个步骤。通过使用再造的卵巢对每个步骤进行仔细的验证，作者成功地重构了体外卵子生成的整个过程，并通过体外再造的卵子体外受精产生了健康的后代[19-21]。这些研究为分析体外卵子发生的机制提供了支持，并将为今后人类体外配子发生提供指导。

在男性睾丸中，由于具有自我更新能力的精原干细胞的存在，因此可在较长时间内产生终端分化的精子[21]。在小鼠中，可以从新生儿和成年睾丸中培养出具有强大精原细胞潜能的细胞，即生殖系干细胞（germline stem cell，GSC）[22,23]。最近，Ishikura等用从E12.5雄性胚胎中获得性腺体细胞进行培养并成功地诱导了雄性mPGCLC中的类GSC（GSC-like cell，GSCLC）（图25-2）[24]。移植后，GSCLC能够在成年睾丸中定植并产生功能精子，具有GSC的特征。在此之前，Ogawa和他的同事成功地通过新生儿睾丸器官培养从GSC中诱导出精子，GSC在培养前被移植到新生儿睾丸中[25]。将这些方法结合起来，在体外重建精子形成的整个过程在技术上是可行的，并将在不久的将来实现。

三、人类和非人类灵长类动物生殖系的发展

准确了解人类生殖细胞在体内的发育过程是人类配子体外发生的先决条件。然而，直到目前，由于伦理和技术上的限制，在分析一个只存在于胚胎或胎儿中的稀缺群体时，人们对其生殖细胞的发育知之甚少。迄今为止，我们对人类生殖细胞发育的认识主要来自20世纪初至中期的形态学描述。

其中一个最早的描述可以追溯到近一个世纪前，Fuss等发现了一组具有独特形态学特征的细胞，这表明在人类胚胎受孕后4周，卵黄囊后部出现了人类PGC（hPGC）[26,27]。随后的一系列组织学和超微结构评估进一步证明，PGC从卵黄囊内胚层向外迁移，并进一步通过后肠内胚层和肠系膜背侧迁移，直到它们在受孕后5周达到性腺为止[28-30]。最近，几组研究报道了性腺内hPGC的转录组和免疫组化特征[31-34]。性腺hPGC显示生殖细胞标记物（如BLIMP1、

TFAP2C、*NANOS3*、*DND1*、*DDX4*、*DAZL*）和多能性相关基因（如 *POU5F1*、*NANOG*、*SALL4*、*LIN28A*、*PRDM14*）的表达与 mPGC 相似。然而，hPGC 和 mPGC 之间存在显著的差异，SOX2 是 mPGC 多能性的核心转录因子，对生殖细胞的发育至关重要，但在 hPGC 中没有表达，相反，它显示了 SOX17 的持续表达，SOX17 以前被称为内胚层标志物 [32, 35]。另外，SOX17 只在早期 mPGC 中短暂表达，而在性腺 mPGC 中不表达 [36]。近几年来对 hPGC 的表观遗传学特征，特别是全基因组甲基化的研究表明，hPGC 在移行期和性腺早期发生了全基因组去甲基化，其全基因组 5- 甲基胞嘧啶（5mC）水平类似于 mPGC，在受孕后 9 周时达到约 5% [31-33]。

尽管上述的研究从受孕后 5 周开始对体内性腺 hPGC 的生物学特性提供了一些见解，但由于我们无法获得这些样本，因此 hPGC 是如何在早期阶段发展并被指定的仍然是一个谜。值得注意的是，小鼠和包括人类在内的灵长类动物的受孕胚胎在解剖结构上存在显著差异 [37]。例如，BMP4 的来源 EXE 在 mPGC 规格中也起着重要作用，但在移植后早期灵长类胚胎中并不存在。另外，原肠胚发育前的早期灵长类胚胎在外胚盘背侧出现的新生羊膜，并不存在于原肠胚发育前的小鼠胚胎中，因此不能直接将小鼠原肠胚发育前胚胎形成过程中的信号传导原理直接应用到灵长类动物胚胎中。为此，Sasaki 等用食蟹猴胚胎作为替代模型，得出了与人类胚胎早期发育非常相似的过程 [38, 39]。通过对不同发育阶段的食蟹猴胚胎进行一系列免疫组化检测，发现食蟹猴 PGC（cyPGC）的起源可追溯到 E11 前原肠胚羊膜背侧约 10 个细胞簇，此后，它向后端移动并通过 E17 进入卵黄囊（内脏）内胚层（图 25-3）[38]。这些早期的 cyPGC 表达生殖细胞标记物（BLIMP1、TFAP2C 和 SOX17）和多潜能相关标记物（POU5F1、NANOG 和 PRDM14），但类似于性腺 hPGC 缺乏 SOX2。有趣的是，E17 之前的 cyPGC 不表达 DDX4 或 DAZL，这表明这些标记物在小鼠和灵长类动物中都是一种晚期（性腺）PGC 标记物。组织切片上的原位杂交进一步证明了 mPGC 特化的关键决定因素 BMP4 及其下游靶基因 ID2 和 MSX2 在新生羊膜中的特异性定位，这表明 cyPGC 可能通过 BMP4 信号的自分泌作用在新生羊膜中被指定 [38]。这一发现与 mPGC 特化的模式不一致，mPGC 是通过从 EXE（图 25-1）接收 BMP4 信号而起源于后外胚层的，并突出了 PGC 特别在物种间的机制差异 [7, 8]。然而，这项研究是基于静态观察的，因此有待进一步验证，如在体外使用报告系统追踪 cyPGC，但即使在当前的发展工程技术中，这也是一个挑战。

人类 PGC 样细胞的诱导

利用 hESC 或 hiPSC 体外重建人生殖系对基础研究和临床前景都有重大影响。由于伦理原因无法获得受孕 4 周内，即 hPGC 出现时的人类胚胎，因此从多能干细胞体外诱导的人类 PGC 样细胞（hPGCLC）为理解 hPGC 规范的分子机制提供了不可缺少的工具。此外，在体外重组

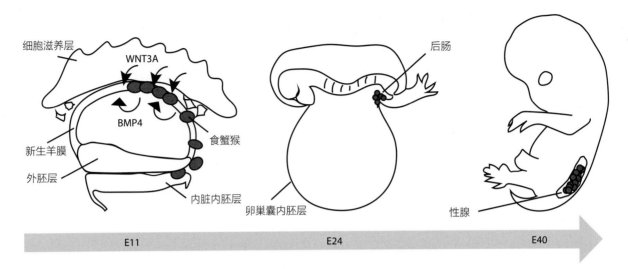

▲ 图 25-3　灵长类原始生殖细胞在体内发育的过程图

食蟹猴 PGC（cyPGC）最早出现在胚胎发育至 11 日的羊膜背侧。BMP4 和 WNT3A 作为生殖细胞的关键指标，分别在新生羊膜（AM）和细胞滋养层（CT）中表达。cyPGC 随后通过后部 AM 进入内脏内胚层（VE）。值得注意的是，cyPGC 在外胚层（EPI）中未被鉴定到，而 cyPGC 随后又在卵黄囊内胚层（YS）（VE 的衍生物）的后端形成松散的簇，该簇在胚胎发育至 24 日通过胚胎折卷整合进后肠内胚层，cyPGC 在胚胎发育至 40 日经肠系膜背进一步迁移至两侧的性腺

人生殖系还可以对生殖系发育过程中的重要过程进行分子解剖，包括表观遗传重编程、基因组印记、X 染色体重新激活，或通过功能分析的得失进行减数分裂，这反过来又对生殖细胞发育异常导致不孕或出生缺陷的原因提供了重要的见解[2]。此外，在培养皿中产生可育卵或精子为配子有缺陷的不育夫妇提供了新的机会。尽管如此，人类体外配子发生仍有几个障碍需要克服，这使得它比小鼠更具挑战性。第一，我们对人体内生殖系的认识，特别是对受孕 4 周之前的人生殖系的认识非常有限，因此我们很难保证 hPGCLC 能够概括体内 hPGC 的发展。第二，小鼠和人类在 ESC/iPSC 特性上存在种属差异。hESC/hiPSC 表现出"启动"多能性，类似于体内胃周成纤维细胞，而 mESC/miPSC 表现出"幼稚"多能性，再现了内细胞团（ICM）的特征[37]。尽管已知 mESC/miPSC 具有种系能力，但 hESC/hiPSC 是否具有这种能力尚不清楚。第三，人类缺乏检测生殖细胞功能的系统。尽管受到伦理和法律的限制，但使用 hPGCLC 衍生的配子进行受精、观察连续的胚胎发育可能提供线索，表明这些生殖细胞有可能产生胚胎和胚胎外组织，这是生殖系的一个特征[2]。

尽管有技术和伦理约束，许多实验室仍在过去 20 年中尝试从多能干细胞中诱导人类生殖系。这些研究使用了各种方法，包括随机微分法[40, 41]、使用 BMP4[42-44] 或维甲酸[45] 进行定向分化，或过度按压 DAZ 基因家族[43]。然而，这些研究要么由于未能在体内重现 hPGC 的发育而导致诱导效率低下，要么使用对人类生殖细胞没有特异性或只能在人类生殖细胞晚期检测到的标记（如 DDX4、DAZL 或减数分裂标记）不适当地评估诱导。

最近，Sasaki 等采用逐步方法重建人类 PGC 发育的第一步（图 25-4）[39]。为了总结早期 PGC 的发展，他们在 BLIMP1 和 AP2γ（也称为 TFAP2C）启动子下产生了含有 *tdTomato* 或 *EGFP* 报告基因的双报告 hiPSC，分别是［*BLIMP1-tdTomato*（*BT*）；*AP2γ-EGFP*（*AG*）］，这是 mPGC 和 cyPGC[10, 38, 46] 以及体内性腺 hPGC[32, 47] 中已知的最早标记物。BTAG-hiPSC 通过多代传代维持在无培养条件下，具有稳定的核型，基因表达模式与"启动多能性"一致。作者证明，BTAG-hiPSC 首先通过 WNT 激动剂分化为早期中胚层样细胞（iMeLC），在 BMP4、SCF、EGF 和 LIF（用于诱导 mPGCLC 的类似生长因子）的存在下培养，CHIR99021 和激活素 -A 可被进一步诱导到 HPGCLC 中[17, 39]。这些细胞同时表达 BT 和 AG 荧光蛋白，表达效率达 60%，在体内表现出与 cyPGC 和 hPGC 相似的基因表达模式。然而，值得注意的是，与性腺 PGC 相比，hPGCLC 缺乏晚期生殖细胞标记物，如 DDX4 或 DAZL，这些标记物只有在迁移到性腺后才能表达。hPGCLC 与早期 cyPGC（取自 E13-E21 胚胎）和性腺 cyPGC 的进一步比较证实，hPGCLC 实际上更像早期 cyPGC，而不像性腺 cyPGC，它们还没有进行表观遗传重编程，如整体去甲基化[38, 39]。Sasaki 等还鉴定了高特异性的细胞表面标记物 ITGA6 和 EpCAM，当它们结合使用时，能够从使用不同 hiPSC 的 hPGCLC 诱导培养物中分离出几乎 99% 的 hPGCLC，这些 hiPSC 不含有荧光报告基因[39]。

在这项研究发表的同时，Surani 及其同事还从维持在"4i 状态"的 hESC 和 hiPSC 中诱导了 hPGCLC，它由 4 种激酶（MAPK、GSK3、p38 和 c-Jun N N- 末端激酶 [JNK]）的抑制

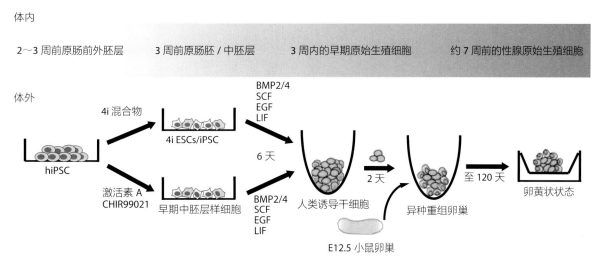

▲ 图 25-4　人类配子的体外发生（此图彩色版本见书末彩插）

Sasaki 等证明，在激活素 A 和 CHIR99021 作用下，先在单层中培养无饲养层的 hiPSC 获 ESC，以诱导 iMeLC[39, 52]。在 Irie 等提出的替代方法中[35]，在含有 GSK3、p38、JNK 和 MAPK 抑制剂的 4i 混合物中，将 hiPSC 或 ESC 与 LIF、bFGF 和 TGF-β₁ 一起添加进培养液中，诱导 4i-ESC/iPSC[48]。4i-ESC/iPSC 或 iMeLC 通过 BMP2/4、SCF、EGF 和 LIF 在类似于 mPGCLC 的三维聚集体中进一步诱导 hPGCLC；hPGCLC 与 E12.5 小鼠卵巢的体细胞混合培养 2 天，形成异种重组卵巢，在硝化纤维素膜上进行长达 120 天的气液界面培养，产生具有卵原细胞状细胞，其表达后期生殖细胞标记物（如 DDX4 和 DAZL）与发生全部 DNA 去甲基化

剂组成，这些激酶被用于诱导人类的初始多能性[35, 48]。作者证明，通过类似的 mPGCLC 诱导方案，4i 状态 hESC/hiPSC 成功诱导成为 hPGCLC 的效率约为 50%，而传统"启动"状态的 hESC/hiPSC 与 Sasaki 等的研究相反，未能产生 hPGCLC（图 25-4）[39]。后来的研究解决了这一矛盾，表明 4i 状态下的 hESC/hiPSC 不具有初始多能性，尽管他们打算在诱导方法上表现出类似于 Sasaki 等的 iMeLC 的早期中胚层分化[39, 49]。Sasaki 等的这些精囊研究为人类生殖系发育和体外配子发生下游的机制奠定了基础。通过使用 Sasaki 等的方法，一些研究确定了人类生殖系规范中的关键决定因素[50-52]。EOMES 是 WNT3 信号的靶基因，诱导 SOX17。EOMES 与 BMP4 信号通路下游的 TFAP2C 协同，建立了 hPGCLC 诱导的转录程序，包括 BLIMP1 的上调，BLIMP1 反过来抑制了体细胞和神经元程序，并进一步加强了生殖系的转录调控[51]。

尽管在体内基因表达与 PGC 相似，但 hPGCLC 是否代表真正的 hPGC 仍有待研究来验证其功能，以期创造出成熟的配子和后代。如此严格的功能测试有许多技术和道德上的障碍，因此，转录组或表观基因组与体内 hPGC 或 CyPGC 在不同阶段的逐步比较将作为推动这项技术前进的有价值的替代物。

四、hPGCLC 的进一步分化及体外配子发生的前景

最近，Yamashiro 等通过异种卵巢重建成功地从 hPGCLC 中诱导出卵母细胞样细胞（图 25-4）[53]。在这项研究中，首先通过 iMeLC 将 hiPSC 诱导到 hPGCLC 中，随后 iMeLC 与来自 E12.5 胚胎卵巢的小鼠性腺体细胞进行重组，以创建异种的重组卵巢（xro）。经过长期的器官培养（120 天），一小部分 hPGCLC 上调为晚期生殖细胞标记物，如 DDX4 和 DAZL，并获得卵原细胞样基因表达谱。重要的是，这些细胞显示出部分印记擦除、X 染色体重新激活和进行性 DNA 去甲基化的迹象，它们的整体 DNA 甲基化在培养 120 天后达到约 13%，表明该系统可在体内重现表观遗传重编程过程。然而即使在诱导 4 个月后，这些细胞也未能进入减数分裂前期，到那时，至少有一些处于相应阶段的人类卵原细胞已经在体内启动了减数分裂重组。此外，诱导效率通常很低（约 4%），这表明异种生态位环境不能为 hPGCLC 的存活和成熟提供合适的支持信号，而利用人或猴胚胎性腺可提供更多的生理生态位信号，从而有助于提高它们的生存和成熟，包括进入减数分裂。

或者使用这个平台筛选和验证各种因素，如 BMP2 或维甲酸[54]，以确定人类卵原细胞进入减数分裂的关键决定因素。一旦这种重建系统建立，必将为了解人类减数分裂的机制、物种的进化及由异常减数分裂重组引起的先天性畸形提供重要工具。

而用 hPGCLC 是否也能重建精子发生有待进一步研究。但 GSC 的培养方法还没有在人类身上建立，这给男性通道的重建增加了另一层挑战。单细胞研究[55-57]对人精原细胞及其生态位环境的表征，可能为制订有效的人 GSC 培养策略提供重要线索。

五、结论

由于哺乳动物生殖细胞在小鼠和人身上的研究进展迅速，在不久的将来产生具有某些功能的体外成熟的人类配子也就不足为奇了。然而，在将这种技术转化为临床试验（如不孕症治疗）之前，必须对其有效性和安全性进行严格的验证，特别是对这些配子的基因组和表观基因组的检测，如它们功能的替代标记、植入前培养期间发育潜力的验证，以及以猴子为替代物的几代体外衍生配子后代的正常性。来源于 hiPSC 的体细胞已经积累了大量的突变，而这种突变在生殖系中被抑制到了最低程度[58]。因此，利用体细胞创造生殖细胞有可能给下一代带来有害的突变，所以有必要通过高分辨率全基因组测序对体外衍生配子的基因组进行质量控制，以排除这种突变的存在。如果这种突变是不可避免的，则可以选择使用 CRISPR/Cas9 等基因组编辑技术纠正有害突变，但有可能产生额外的"非靶向"突变[59]。此外，鉴于严格区分突变和多态性的困难，提及患者决定纠正哪些基因可能为"设计"婴儿创造空间。重要的是，一些国家对体外配子的受精有一定的规定[60,61]，总之，今后将这种技术用于临床应用则需要从伦理和法律角度仔细讨论[62]。

参 考 文 献

[1] Shi Y, Inoue H, Wu JC, Yamanaka S. Induced pluripotent stem cell technology: a decade of progress. Nat Rev Drug Discov. 2016;16:245.

[2] Saitou M, Miyauchi H. Gametogenesis from pluripotent stem cells. Cell Stem Cell. 2016;18:721–35.

[3] Takaoka K, Hamada H. Cell fate decisions and axis determination in the early mouse embryo. Development. 2012;139:3–14.

[4] Saitou M, Barton SC, Surani AM. A molecular programme for the specification of germ cell fate in mice. Nature. 2002;418:293.

[5] Lawson K, Hage W. Clonal analysis of the origin of primordial germ cells in the mouse. Ciba Found Symp. 1994;182:68–84; discussion 84–91.

[6] Tam P, Zhou SX. The allocation of epiblast cells to ectodermal and germ–line lineages is influenced by the position of the cells in the gastrulating mouse embryo. Dev Biol. 1996;178:124–32.

[7] Lawson KA, Dunn RN, Roelen B, Zeinstra LM, Davis AM, Wright C, Korving J, Hogan B. Bmp4 is required for the generation of primordial germ cells in the mouse embryo. Genes Dev. 1999;13:424–36.

[8] Ohinata Y, Ohta H, Shigeta M, Yamanaka K, Wakayama T, Saitou M. A signaling principle for the

specification of the germ cell lineage in mice. Cell. 2009;137:571–84.

[9] Yamaji M, Seki Y, Kurimoto K, Yabuta Y, Yuasa M, Shigeta M, Yamanaka K, Ohinata Y, Saitou M. Critical function of Prdm14 for the establishment of the germ cell lineage in mice. Nat Genet. 2008;40:186.

[10] Ohinata Y, Payer B, O'Carroll D, et al. Blimp1 is a critical determinant of the germ cell lineage in mice. Nature. 2005;436:207.

[11] Pauls K, Jäger R, Weber S, Wardelmann E, Koch A, Büttner R, Schorle H. Transcription factor AP-2γ, a novel marker of gonocytes and seminomatous germ cell tumors. Int J Cancer. 2005;115:470–7.

[12] Saitou M, Yamaji M. Primordial germ cells in mice. Cold Spring Harb Perspect Biol. 2012;4:a008375.

[13] Nayernia K, Nolte J, Michelmann HW, et al. In vitro-differentiated embryonic stem cells give rise to male gametes that can generate offspring mice. Dev Cell. 2006;11:125–32.

[14] Hübner K, Fuhrmann G, Christenson LK, Kehler J, Reinbold R, Fuente R, Wood J, Strauss JF, Boiani M, Schöler HR. Derivation of oocytes from mouse embryonic stem cells. Science. 2003;300:1251–6.

[15] Geijsen N, Horoschak M, Kim K, Gribnau J, Eggan K, Daley GQ. Derivation of embryonic germ cells and male gametes from embryonic stem cells. Nature. 2003;427:148.

[16] Lacham-Kaplan O, Chy H, Trounson A. Testicular cell conditioned medium supports differentiation of embryonic stem cells into ovarian structures containing oocytes. Stem Cells. 2006;24:266–73.

[17] Hayashi K, Ohta H, Kurimoto K, Aramaki S, Saitou M. Reconstitution of the mouse germ cell specification pathway in culture by pluripotent stem cells. Cell. 2011;146:519–32.

[18] Hayashi K, Ogushi S, Kurimoto K, Shimamoto S, Ohta H, Saitou M. Offspring from oocytes derived from in vitro primordial germ cell–like cells in mice. Science. 2012;338:971–5.

[19] Hikabe O, Hamazaki N, Nagamatsu G, et al. Reconstitution in vitro of the entire cycle of the mouse female germ line. Nature. 2016;539:299–303.

[20] Morohaku K, Tanimoto R, Sasaki K, Kawahara-Miki R, Kono T, Hayashi K, Hirao Y, Obata Y. Complete in vitro generation of fertile oocytes from mouse primordial germ cells. Proc Natl Acad Sci U S A. 2016;113:9021–6.

[21] Kubota H, Brinster RL. Spermatogonial stem cells. Biol Reprod. 2018;99:52. https://doi. org/10.1093/biolre/ioy077.

[22] Kubota H, Avarbock MR, Brinster RL. Growth factors essential for self-renewal and expansion of mouse spermatogonial stem cells. Proc Natl Acad Sci U S A. 2004;101:16489–94.

[23] Kanatsu-Shinohara M, Ogonuki N, Inoue K, Miki H, Ogura A, Toyokuni S, Shinohara T. Long-term proliferation in culture and germline transmission of mouse male germline stem cells. Biol Reprod. 2003;69:612–6.

[24] Ishikura Y, Yabuta Y, Ohta H, et al. In vitro derivation and propagation of spermatogonial stem cell activity from mouse pluripotent stem cells. Cell Rep. 2016;17:2789–804.

[25] Sato T, Katagiri K, Gohbara A, Inoue K, Ogonuki N, Ogura A, Kubota Y, Ogawa T. In vitro production of functional sperm in cultured neonatal mouse testes. Nature. 2011;471:504.

[26] Fuss A. Über die Geschlechtszellen des Menschen und der Säugetiere. Arch Mikrosk Anat. 1912;81:a1–23.

[27] Fuss A. Uber extraregionare Geschlechtszellen bei einem menschlichen Embryo von 4 Wochen. Anat Am. 1911;39:407–9.

[28] Witschi E. Migration of the germ cells of human embryos from the yolk sac to the primitive gonadal folds: with 24 plates. Contrib Embryol Carnegie Inst. 1948;32:67–80.

[29] Politzer G. Über einen menschlichen Embryo mit sieben Urwirbelpaaren. Z Anat Entwicklungsgesch. 1930;93:386–428.

[30] Politzer G. Die Keimbahn des Menschen. Z Anat Entwicklungsgesch. 1933;100:331–61.

[31] Gkountela S, Zhang KX, Shafiq TA, Liao W-W, Hargan-Calvopiña J, Chen P-Y, Clark AT. DNA demethylation dynamics in the human prenatal germline. Cell. 2015;161:1425–36.

[32] Tang W, Dietmann S, Irie N, Leitch HG, Floros VI, Bradshaw CR, Hackett JA, Chinnery PF, Surani AM. A unique gene regulatory network resets the human germline epigenome for development. Cell. 2015;161:1453–67.

[33] Guo F, Yan L, Guo H, et al. The transcriptome and

DNA methylome landscapes of human primordial germ cells. Cell. 2015;161:1437–52.

[34] Li L, Dong J, Yan L, et al. Single-cell RNA-seq analysis maps development of human germline cells and gonadal niche interactions. Cell Stem Cell. 2017;20:858–873.e4.

[35] Irie N, Weinberger L, Tang WW, Kobayashi T, Viukov S, Manor YS, Dietmann S, Hanna JH, Surani AM. SOX17 is a critical specifier of human primordial germ cell fate. Cell. 2015;160:253.

[36] Kurimoto K, Yabuta Y, Ohinata Y, Shigeta M, Yamanaka K, Saitou M. Complex genome-wide transcription dynamics orchestrated by Blimp1 for the specification of the germ cell lineage in mice. Genes Dev. 2008;22:1617–35.

[37] Boroviak T, Nichols J. Primate embryogenesis predicts the hallmarks of human naïve pluripotency. Development. 2017;144:175–86.

[38] Sasaki K, Nakamura T, Okamoto I, et al. The germ cell fate of cynomolgus monkeys is specified in the nascent amnion. Dev Cell. 2016;39:169–85.

[39] Sasaki K, Yokobayashi S, Nakamura T, et al. Robust in vitro induction of human germ cell fate from pluripotent stem cells. Cell Stem Cell. 2015;17:178–94.

[40] Clark AT, Bodnar MS, Fox M, Rodriquez RT, Abeyta MJ, Firpo MT, Pera RA. Spontaneous differentiation of germ cells from human embryonic stem cells in vitro. Hum Mol Genet. 2004;13:727–39.

[41] Chen H-F, Kuo H-C, Chien C-L, Shun C-T, Yao Y-L, Ip P-L, Chuang C-Y, Wang C-C, Yang Y-S, Ho H-N. Derivation, characterization and differentiation of human embryonic stem cells: comparing serum-containing versus serum-free media and evidence of germ cell differentiation. Hum Reprod. 2007;22:567–77.

[42] West FD, Roche-Rios MI, Abraham S, Rao RR, Natrajan MS, Bacanamwo M, Stice SL. KIT ligand and bone morphogenetic protein signaling enhances human embryonic stem cell to germ-like cell differentiation. Hum Reprod. 2010;25:168–78.

[43] Kee K, Angeles VT, Flores M, Nguyen H, Pera RA. Human DAZL, DAZ and BOULE genes modulate primordial germ-cell and haploid gamete formation. Nature. 2009;462:222.

[44] Kee K, Gonsalves JM, Clark AT, Pera RA.

Bone morphogenetic proteins induce germ cell differentiation from human embryonic stem cells. Stem Cells Dev. 2006;15:831–7.

[45] Eguizabal C, Montserrat N, Vassena R, Barragan M, Garreta E, Garcia-Quevedo L, Vidal F, Giorgetti A, Veiga A, Belmonte IJ. Complete meiosis from human induced pluripotent stem cells. Stem Cells. 2011;29:1186–95.

[46] Weber S, Eckert D, Nettersheim D, et al. Critical function of AP-2gamma/TCFAP2C in mouse embryonic germ cell maintenance. Biol Reprod. 2010;82:214–23.

[47] Schäfer S, Anschlag J, Nettersheim D, Haas N, Pawig L, Schorle H. The role of BLIMP1 and its putative downstream target TFAP2C in germ cell development and germ cell tumours. Int J Androl. 2011;34:e152–9.

[48] Gafni O, Weinberger L, Mansour A, et al. Derivation of novel human ground state naive pluripotent stem cells. Nature. 2013;504:282.

[49] Kobayashi T, Zhang H, Tang WW, et al. Principles of early human development and germ cell program from conserved model systems. Nature. 2017;546:416.

[50] Yokobayashi S, Okita K, Nakagawa M, Nakamura T, Yabuta Y, Yamamoto T, Saitou M. Clonal variation of human induced pluripotent stem cells for induction into the germ cell fate. Biol Reprod. 2017;96:1154. https://doi.org/10.1093/biolre/iox038.

[51] Kojima Y, Sasaki K, Yokobayashi S, et al. Evolutionarily distinctive transcriptional and signaling programs drive human germ cell lineage specification from pluripotent stem cells. Cell Stem Cell. 2017;21:517–532.e5.

[52] Chen D, Liu W, Lukianchikov A, et al. Germline competency of human embryonic stem cells depends on eomesodermin. Biol Reprod. 2017;97:850. https://doi.org/10.1093/biolre/iox138.

[53] Yamashiro C, Sasaki K, Yabuta Y, et al. Generation of human oogonia from induced pluripotent stem cells in vitro. Science. 2018;362:eaat1674.

[54] Miyauchi H, Ohta H, Nagaoka S, Nakaki F, Sasaki K, Hayashi K, Yabuta Y, Nakamura T, Yamamoto T, Saitou M. Bone morphogenetic protein and retinoic acid synergistically specify female germ-cell fate in mice. EMBO J. 2017;36:3100–19.

[55] Guo J, Grow EJ, Yi C, et al. Chromatin and single-cell RNA-seq profiling reveal dynamic signaling and

metabolic transitions during human spermatogonial stem cell development. Cell Stem Cell. 2017;21:533–546.e6.

[56] Hermann BP, Cheng K, Singh A, et al. The mammalian spermatogenesis single–cell transcriptome, from spermatogonial stem cells to spermatids. Cell Rep. 2018;25:1650–1667.e8.

[57] Wang M, Liu X, Chang G, et al. Single–cell RNA sequencing analysis reveals sequential cell fate transition during human spermatogenesis. Cell Stem Cell. 2018;23:599–614.e4.

[58] Milholland B, Dong X, Zhang L, Hao X, Suh Y, Vijg J. Differences between germline and somatic mutation rates in humans and mice. Nat Commun. 2017;8:ncomms15183.

[59] Adli M. The CRISPR tool kit for genome editing and beyond. Nat Commun. 2018;9:1911.

[60] Ishii T, Saitou M. Promoting in vitro gametogenesis research with a social understanding. Trends Mol Med. 2017;23:985. https://doi.org/10.1016/j.molmed.2017.09.006.

[61] Ishii T, Pera R, Greely HT. Ethical and legal issues arising in research on inducing human germ cells from pluripotent stem cells. Cell Stem Cell. 2013;13:145–8.

[62] Matoba S, Ogura A. Generation of functional oocytes and spermatids from fetal primordial germ cells after ectopic transplantation in adult mice. Biol Reprod. 2011;84:631–8.

第 26 章　卵巢皮质激活

Activation of Ovarian Cortex

Orhan Bukulmez　著

李　艳　译

一、卵巢自体移植

卵巢皮质组织冷冻保存作为一种重要的年轻女性生育力保存方法，在世界范围内被广泛接受，这也是保持青春期前女孩生育能力的唯一途径。卵巢皮质组织冷冻保存的主要目的是通过自体卵巢组织移植来诱导青春期发育和恢复生育能力[1-4]。

据报道，卵巢子宫内膜异位症标本经脐带孔从盆腔取出后，卵巢组织会被移植到腹腔镜脐带切口处[5]，并可通过无血管蒂的新生血管恢复其功能，这是卵巢自体移植的第 1 例报道，已被许多相关文章引用，而自体卵巢移植的历史可以追溯到 20 世纪初。

自体移植在子宫切除术和双侧输卵管卵巢切除术中已被应用，是将其中 1 个或 2 个卵巢部分移植到腹壁。3 名妇女在移植手术期间观察到绝经后（也称为"去势"）症状的显著缓解。此外，为了维持月经而不切除子宫时，卵巢自体移植可以在子宫壁内进行[6]。移植的具体过程为：卵巢被完全切除并包裹在纱布中，置于盛有约 37.8℃普通盐溶液的容器内，然后钝性分离腹膜和腹直肌的下表面形成腹膜袋，取外观健康的卵巢组织用于移植。将卵巢一切为二，形成 2.5cm 的圆盘状小块，将 2~3 个小块移植到腹膜袋中，无须任何缝合线将移植物固定在移植部位。作者认为，将卵巢组织切成多个小组织块进行移植可以得到更好的效果，因为较大的表面积可确保更充足的血流供应[6]。据介绍，接受这种自体卵巢组织移植的女性平均年龄为 30.5 岁，最小年龄为 20 岁，最大年龄为 41 岁，术后 5 周至 6 个月内可观察到移植物的功能。诚然，关于医学史的信息是丰富的，甚至更早的出版物现在也可以通过电子方式获得。现在让我们总结一下卵巢移植术后卵巢早衰妇女卵巢皮质激活的现状。

（一）历史经验的应用

通过对兔子的观察，Pincus 在其文章中指出，无论培养液中是否存在垂体激素或甲状腺素，卵母细胞离开卵泡后都能够发生自我成熟。因此，卵母细胞的成熟可以通过将其与正常卵泡进行环境隔离而实现，此类成熟的卵母细胞暴露于精子时亦可以正常受精[7]。如前所述，已表明卵巢组织在小腹膜袋内以小块形式自体移植时，卵巢组织随着卵泡的发育而被激活，从而减轻绝经症状。在肿瘤患者的生育力研究中，冷冻卵巢组织经解冻和小片自体移植后，其活性可恢复 93% 以上，再移植可使卵巢活性延长 11 年以上[8, 9]。

Silber 观察到，以大皮质条带形式的玻璃化卵巢组织自体移植也能延长移植物的存活时间。与卵巢衰老的一般概念和旧模型相反，原始卵泡丢失和卵泡生长增加导致卵母细胞储备减少，但最终减缓卵巢储备功能的逐渐下降，并可能导致自体移植后薄而不碎裂的卵巢皮质功能延长，这可能与自体移植可减轻卵巢间质和髓质对卵巢皮质的压力有关。因此，延长移植物存活时间的方法甚至有助于延缓女性的生理更年期[10, 11]。

（二）促性腺激素水平升高与卵巢储备减少和（或）早发性卵巢功能不全的关系

一些临床数据表明卵巢储备功能减退（diminished ovarian reserve，DOR）与下丘脑 – 垂体 – 卵巢轴功能障碍和促性腺激素水平升高有关，从而导致卵巢自身发生一定的变化，进而导致卵巢功能进一步恶化的正反馈回路。高促性腺激素水平，如大多数 FSH 高于 20U/L，可能与卵泡生长动力学异常有关，G 蛋白偶联受体脱敏也可能随之而来，因此，长期抑制 FSH 可能会减少早期卵泡被迫选择，并在需要时恢复卵泡对 FSH 的反应性，这或许是通过减轻脱敏作用来实现的[12, 13]。因此，在卵巢刺激前和自体移植后卵巢功能恢复期间，外源性雌激素被尝试用来抑制黄体期 FSH 水平[14]。此外，长期升高的 LH 水平对卵巢间质的影响目前也在仔细研究中。

在具有较高基础 LH 水平的高生育年龄（advanced reproductive age，ARA）妇女中可以观察到卵巢间质纤维化[15]。多囊卵巢综合征女性患卵巢癌的风险也与 LH 水平升高相关[16]。随着 LH 的升高，间质雄激素水平升高可能导致卵巢间质增生和纤维化[17, 18]。在小鼠中，由于 LH 水平升高，会导致卵巢间质中 CYP17A1（17α- 羟化酶 /17-20 裂解酶，用于糖皮质激素，雄激素和最终的雌激素的合成）、CYP19A1（将雄激素转化为雌激素的芳香化酶）和 LH/hCG 受体表达增加的细胞非正常积聚[19, 20]。超长 GnRH 拮抗药治疗方案可逆转 LH 和雄激素升高引起的小鼠卵巢间质纤维化[20]。也有人认为卵巢间质纤维化可能会阻碍次级卵泡或窦前卵泡的发育，这可以通过超长 GnRH 拮抗药治疗来缓解[20]。这一点很重要，因为它提供了一种无创性的方法来评估与卵巢纤维化相关的卵巢组织的硬度，并能相应地改进治疗方案[21]。如温和刺激部分所述，对于重度 DOR 患者，我们建议使用超长 GnRH 激动剂抑制方案，并在温和刺激前使用雌二醇进行早期干预，直到观察到窦卵泡。DOR 患者促性腺激素水平的增加反映了长期抑制 FSH 和 LH 达到的缓解效果。

因此，通过医学或外科手段降低卵巢的机械应力，可能通过降低 Yes 相关蛋白（Yes-associated protein，YAP）的磷酸化和抑制 Hippo 通路来实现次级卵泡生长。次级卵泡的生长可以通过在体外或体内切割卵巢和自体卵巢皮质移植来实现 [10, 11, 22]。

（三）如何在本例中应用体外激活

Hippo（又称 potamus）通路虽然没有明确定义，但可以通过调控细胞增殖、凋亡和干细胞自我更新来控制器官的大小 [23, 24]。它参与细胞骨架调节的细胞接触抑制和蛋白质泛素化过程。目前已经发现蛋白激酶 Hippo 突变，即 MST-1/2，可导致器官过度生长。此外，Hippo 信号通路失调可能导致癌症发生。因此，Hippo 信号通路被认为是一种肿瘤抑制级联反应 [25]。事实上，Hippo 通路中的某些成分，如 YAP（Yes-relatedprotein tyrosine kinase）/TAZ，在肿瘤干细胞程序设计中促进增殖和抑制凋亡，被认为是致癌基因。YAP/TAZ（具有 PDZ 结合基序的转录共激活因子）磷酸化可通过使其滞留在细胞质中而致其失活。阻断 Hippo 途径导致 YAP/TAZ 去磷酸化，使 YAP/TAZ 进入细胞核，从而作用于器官生长、细胞增殖、凋亡抑制，并发挥致癌作用。

卵巢皮质中产生的机械应力作为颗粒细胞机械诱导系统的一部分，可通过抑制 YAP/TAZ 来抑制卵泡生长。同理，在体外将卵巢皮质切成碎块会干扰 Hippo 信号传导通路，球状肌动蛋白聚合成丝状肌动蛋白亦能扰乱 Hippo 信号通路。卵巢组织碎裂诱导肌动蛋白聚合，这与 YAP 在小鼠卵泡初级和次级颗粒细胞中的核定位有关 [22]。随着磷酸化的 YAP 减少，YAP 在细胞核中的水平增加，这导致它们与转录因子 TAED 相互作用，从而引起细胞外基质 CCN 生长因子的增加，这些因子包括富含半胱氨酸的血管生成蛋白 6CCN1、结缔组织生长因子 CCN2、肾母细胞瘤过表达基因 CCN3 和 3Wnt 诱导的分泌蛋白。CCN 生长因子刺激细胞生长增殖并抑制细胞凋亡 [26]。因此，刺激卵巢次级卵泡的生长可以通过上述机制在卵巢皮质破碎后或通过降低卵巢基质成分对卵巢皮质的压力来实现。

二、卵巢皮质体外激活和自体移植

据观察，多囊卵巢综合征（polycystic ovary syndrome，PCOS）引起的无排卵可对楔形切除或卵巢钻孔引起的可控性卵巢损伤做出反应[27, 28]。PCOS 与卵巢高储备功能有关，与卵巢储备功能减退（DOR）无关，但在这种卵巢组织破坏性手术后，窦卵泡恢复了其对 FSH 的敏感性，从而导致卵泡生长并最终排卵。

一般认为，在妊娠中期，胎儿中原始生殖细胞停止增殖。静止在减数分裂第一阶段的生殖细胞被单层颗粒细胞包围，形成原始卵泡。出生时原始卵泡的数量可能在 150 万～200 万之间，但随着卵泡闭锁在青春期减少至约 40 万，而绝经后仍可能残留约 1000 个原始卵泡[29]。在卵巢储备功能减退的情况下，原始卵泡池减少，并且在早发性卵巢功能不全（premature ovarian insufficiency，POI）存在的情况下卵泡储备进一步降低。在 POI 病例中，50% 的 POI 患者可能表现出间歇性卵巢功能，且 5%～10% 的人可能受孕，均证明原始卵泡仍然存在[30]。患有 POI 的女性大部分在诊断后的第一年内可能表现出排卵功能恢复，且后来被诊断为 POI 的妇女或诊断患有 POI 的妇女的后代是健康的。此外，据报道，患有 POI 的年轻妇女（从 20 岁出头到 30 岁出头）的生育率可能与同年龄组的妇女相当[31, 32]。因此，原始卵泡可以被激活以支持卵泡的生长和排卵，从而产生合格的卵母细胞和健康的后代。

原始卵泡的刺激可能是通过另一条致癌途径。研究显示，小鼠卵母细胞 10 号染色体磷酸酶和张力蛋白同源物（PTEN）特异性缺失会导致原始卵泡的成熟前激活，引发卵巢储备消耗并最终导致卵巢早衰[33]。PTEN 是磷脂酰肌醇 3 激酶（PI3K，phosphatidylinositol3-kinase）的主要抑制剂，PI3K 诱导 Akt（急性转化逆转录病毒胸腺瘤蛋白激酶）激活，其中 Akt 是一种丝氨酸/苏氨酸激酶，也称为蛋白激酶 B。正常情况下，Akt 信号通路在原始卵泡的生长中至关重要。在小鼠颗粒细胞中选择性地干扰 PTEN 激活 PI3K，可以增加排卵卵泡并延长黄体寿命[34]。Akt 信号通路激活也被证实能够刺激次级卵泡的生长[22]。

在小鼠中，短暂使用 PTEN 抑制剂 bpV（HOPIC）可用于激活原始卵泡以产生成熟的卵母细胞，并通过对其进行体外受精孕育后代小鼠[35]。因此，小鼠研究表明，患有 POI 的女性的卵巢皮质可以被激活，然后这项技术被应用于人类卵巢。

人类卵巢组织通过腹腔镜从 POI 女性患者获得，在体外通过阻断 Hippo 信号通路和刺激 Akt 信号通路激活卵巢组织，辅以自体移植后的体外受精（in vitro fertilization，IVF）[22]。腹腔镜切除卵巢，然后将厚度为 1～2mm，大小 1cm×1cm 的卵巢皮质组织条带进行玻璃化冷冻。接下来解冻卵巢皮质组织条带，并进一步将其切成更小的尺寸（1～2mm）。将这些组织与可逆性 PTEN 抑制剂双过氧化钒或 bpV（dipotassium bisperoxo，5-羟基吡啶-2-羧基钒酸盐，又名 HOPIC）和 Akt 激活剂 740YP（Tocris）共培养 24h，然后仅用 740YP 继续培养 24h，最后进行清洗。接下来通过腹腔镜将 40～80 个这样的碎片自体移植到输卵管浆膜下手术形成的腹膜袋中，并用缝合线将这些碎片固定在此位置。患者每周或每两周进行经阴道超声检查及血清雌二醇和 FSH 水平检测。27 例患者中，13 例有残留卵泡的组织学证据，8 例有卵泡运动活性，且在自体移植前的组织标本中均显示残留卵泡。所有这些妇女在自体移植后 6 个月内均发育出排卵前卵泡（约 20mm），有的甚至在 3 周内形成排卵前卵泡。因此，次级卵泡发育可能是卵泡生长时间较短的原因，因为根据常识从原始卵泡发育到排卵前卵泡阶段可能至少需要 6 个月的时间 [36]。当卵泡直径＞ 5mm 时，开始 FSH 治疗，当卵泡直径＞ 16mm 时，使用 hCG 扳机。注射 hCG 后 36h 取卵。从 5 名妇女身上获得成熟卵子，然后通过卵胞浆内单精子注射受精。3 名患者接受了胚胎移植，1 名没有怀孕，另一名患者仅表现出 hCG 水平升高，最后一名患者在 25 岁时被诊断为 POI，然后进行了单胎妊娠，在 37^{+2} 周分娩一个健康的 3254g 婴儿，并在 29 岁时切除了卵巢 [22]。

同一个研究小组发表了一份关于体外激活和自体移植结果的随访报告 [14]。他们描述了 37 位接受过治疗的 POI 女性，其中 54%（n = 20）表现出自体移植前有残留卵泡的组织学证据。在这 20 名有残留卵泡证据的妇女中，有 9 人的自体移植体中显示出卵泡生长（45%）。有 6 名妇女可以进行取卵，共获得 24 个卵母细胞，4 名女性能够进行 IVF 和胚胎移植，3 名妇女的妊娠试验阳性，但只有两人获得活产。因此，组织学上有残留卵泡的女性活产率为 10%（2/20）。若总人数计为 37 名妇女，计算出的活产率更低。作者原始纳入标准为满足超过 1 年闭经史且血清 FSH 水平＞ 40mU/ml 条件的 POI 女性（n = 31）。然而，最终有 6 名闭经史＞ 4 个月且血清 FSH 水平＞ 35mU/ml（n = 6）的女性被纳入，用以包括闭经时间较短的 POI 患者。尽管还需要进行更多的研究，但报告的卵巢激活率和妊娠率与上文讨论的普通 POI 患者类似（50% 的 POI 患者可能表现出间歇性的卵巢功能，5%～10% 的人可能自然受孕）。

体外激活的安全注意事项

自从采用这种技术获得活产的报道发表以来，争论便随之而来。目前尚不清楚自体移植后单一的卵巢组织碎片是否足以激活整体卵泡的生长。如上所述，阻断 Hippo 信号通路似乎与激活次级卵泡发育至窦卵泡过程更加密切相关。对于原始卵泡活化，体外活化也集中在增强 Akt 信号传导的同时阻断 PTEN 的作用，由于对潜在致癌化学物质应用的担忧，尚不清楚该步骤是否确实必要。

挽救生命治疗后的卵巢皮质组织自体移植数据表明，自体移植后的原始卵泡生长不需要体外激活 [37, 38]。针对体外激活研究的主要批评是他们的研究不包括未经体外激活的自体移植对照组 [39]。

还有一个问题是，自体移植前的体外激活实际上可能会降低移植物的寿命率，因为休眠卵泡池的广泛激活可能会导致卵泡的耗尽。另一个问题是如何将自体移植片段的大小维持在一个非常小的体外活化研究中。有研究表明，解冻的卵巢皮质条带的功能恢复优于卵巢小碎片的功能恢复[40]。如上所述，玻璃化冷冻、解冻和自体移植卵巢皮质组织已被观察到延长移植物的存活和功能[10, 11, 41]。延长移植物的内分泌功能对减少健康问题和早期更年期也至关重要。一般情况下，当卵巢储备功能下降时，卵泡募集率会降低，但随着体外激活，卵泡耗竭似乎加速。因此，在自体卵巢皮质组织移植前接受体外激活的患者应注意其卵泡激活和短期妊娠结局[39]。

在对 POI 患者自体移植前的体外激活研究中，研究人员意识到冷冻保存卵巢皮质组织生育力实际上不同于用于治疗不孕症的体外激活。他们甚至建议，新鲜的卵巢皮质应该在体外激活而不需要玻璃化和融化，并且卵巢皮质组织碎片应该在治疗 2 天后进行自体移植[42]。这种方法可能会引起一些其他安全问题，即已经暴露于这些潜在有毒化学物质的卵泡可能会导致怀孕。作者指出，如果组织中仍有残留的次级和早期窦卵泡，则可省略体外药物治疗，并立即进行自体移植。因此，无冷冻保存的体外激活以及无药物和冷冻保存的体外激活的术语被引入，并引用了通过前一种方法获得的在中国正在进行的一例妊娠。后一种仅涉及卵巢皮质组织获得和自体移植碎片的方法被应用在根据博洛尼亚标准诊断为卵巢低反应（poor ovarian response，POR）的女性中，已能够观察到取卵数量的增加[42]。

关于体外激活使用的化学物质，作者称在移植前已将暴露于这些化学物质 2 天的卵巢块充分冲洗，并在超声波的观察下未发现移植部位的异常生长。此外，通过腹腔镜检查观察到再次进行自体移植的患者之前的自体移植部位没有出现任何异常[42]。目前尚缺乏长期的观测数据来解释此类安全问题。但是，向 DOR 和 POR 以及在挽救生命治疗前接受卵巢皮质组织冻存的女性患者推广这类技术是一种趋势[43]。

另外，用 1μmol/LbpV（HOPIC）或对照培养基培养人卵巢组织碎块 24h 后，两组在对照培养基中继续培养 5 天，两组均显示发生了卵泡激活，但是 HOPIC 治疗组中明显有更多的次级卵泡发育。HOPIC 组激活增加与 Akt 磷酸化增加及叉头框蛋白 3（FOXO3，forkhead box O3）的核定位增加有关，正如 PTEN 抑制后的预期效果。尽管如此，与未暴露于化学物质的对照组组织相比，暴露于 HOPIC 的组织分离和培养出的卵泡显示出生长受限并且存活率降低现象。因此，PTEN 抑制能够促进卵泡激活向次级卵泡阶段发育，但随后会严重损害次级卵泡的存活[44]。

总之，时间会证明这些接受或不接受化学处理的手术方法是否能够真正成为 POI 或重度 DOR 妇女广泛接受的方法。

三、富血小板血浆激活卵巢皮质

富血小板血浆（platelet-rich plasma，PRP）浓缩物在再生医学中被发现了一些新用途。血小板除了在止血中起作用外，还分泌各种产物作用于细胞迁移，增殖和分化以及血管生成和组织修复[45,46]。因此，PRP 已被用于支持各种临床情况下的组织修复和再生，例如雄激素性脱发[47]。对 4 例 35 岁以上不孕且至少有一次 IVF 周期失败 / 取消或闭经超过 3 个月的 DOR 患者进行了一项试点试验。从常规静脉穿刺采集的 8ml 血液中离心分离血小板，然后用葡萄糖酸钙活化血小板制备 PRP。之后用 17g，35cm 的单腔针头将 PRP 注入卵巢，在此过程中，大约 1ml 的 PRP 样本沉积在卵巢被膜下。手术是在两个卵巢上进行的，患者不需要任何镇静药或麻醉。术后每 2 周监测一次，特别是术后月经第二天或第三天检测 FSH 和 E_2。当 AMH 升高和（或）FSH 降低时进行 IVF。与注射 PRP 前相比，4 例患者 FSH 水平均下降。此外，3/4 的患者在注射 PRP 后不久显示 AMH 水平升高。接受 IVF 的所有 4 名患者至少 1 天产生了 5 个囊胚，其中有 3 名患者囊胚冷冻用于储存。1 名患者接受了胚胎移植并获得继续妊娠[48]。

由于抗衰老产业通过类似的声明蓬勃发展，世界各地的一些生殖机构正在宣传用于 POI 和 DOR 妇女的"卵巢再生"。PRP 的应用，以及上文所述的卵巢自体移植和下面所述的干细胞技术，都涉及这些活动中。接下来，我们将简要介绍与卵巢有关的干细胞。

四、干细胞激活卵巢及其他的干细胞治疗

本书的开头简要介绍了 Jonathan Tilly 团队提出的卵巢干细胞的存在。卵原干细胞（oogonial stem cell，OSC）在小鼠中被定义为导致卵母细胞更新的具有有丝分裂活性的细胞，也被认为存在于成年小鼠的骨髓和外周血中[49,50]。OSC 已经从小鼠和人类卵巢皮质中分离出来，尽管它们与人类的关系仍然存在争议。目前，缺乏唯一在 OSC 中表达，却不在分化中减数分裂前生殖细胞或卵母细胞中表达的基因启动子来证实 OSC 的存在。卵巢皮质中 OSC 的数量很少，估计占小鼠卵巢细胞总数的 0.014%，并随年龄增长而减少。此外，将经过改造表达绿色荧光蛋白（green fluorescent protein，GFP）的人 OSC 导入人卵巢皮质组织，再异种移植到免疫缺陷雌鼠，在 2 周后会形成含有 GFP 阳性卵母细胞的卵泡[51]。

为了从新生小鼠中分离 OSC，可以使用两步法对卵巢组织进行酶消化，随后使用膜标记物 DEAD 框肽 4（DEAD box polypeptide 4，DDX4/VAS，小鼠中为 MVH）进行免疫磁珠分选，

膜标记物具有细胞质末端，这在两性生殖细胞中很常见，因为它也在精原细胞中表达。这些细胞也可以称为雌性生殖干细胞，可以培养超过 15 个月，传代 68 次以上，这是任何体细胞都无法达到的，而且成年小鼠也可以进行类似的分选。在转染表达 GFP 后，将这些细胞注射到经化学疗法致不孕的小鼠卵巢中，从而产生表达 GFP 和 DDX4 的卵母细胞 [52]。使用带有细胞质末端的膜标记引起了一些问题。DDX4 在卵母细胞胞浆中表达，但在 OSC 中具有跨膜成分，可用于细胞分选 [53]。另外，有证据显示 GFP 本身引起有丝分裂，因为若没有 GFP，OSC 并不会发生有丝分裂。一个研究小组开发了一种不同的荧光小鼠模型来跟踪表达 DDX4 的 OSC，但是在卵巢中无法检测到荧光信号，结论是 OSC 不能进入有丝分裂，不能促进卵细胞再生 [54]。

通过使用严格的膜标记物，即阶段特异性胚胎抗原 4（state-specific embryonic antigen-4，SSEA-4），可从人卵巢皮质细胞培养物中分离出能够产生卵母细胞样细胞的小 OSC 样细胞 [55, 56]。研究人员使用其他干细胞标记物来检测和定义 OSC，但只有 Fragilis 有效 [57]。众所周知，包括人类在内的许多物种的卵巢中都存在具有 OSC 特性的细胞。然而，最佳检测方法尚未在文献中确定，也不清楚这些细胞是否参与了女性卵泡的发育 [58]。

人类 OSC 的应用之一是通过自体细胞质移植改善接受辅助生殖技术（assisted reproductive technologies，ART）治疗的妇女的卵母细胞质量，这种被称为自体生殖系线粒体能量移植（autologous germline mitochondrial energy transfer，AUGMENT）的技术仍需要更多研究 [59, 60]。最近的一个前瞻性随机对照试验未显示出 AUGMENT 对有不良胚胎质量史的女性有任何临床结局显著益处 [61]。

大多数基于卵巢干细胞提出的疗法都是针对 POI 或重度 DOR 女性患者，此类方法通常以卵巢再生为主题进行探索。其中之一是基于骨髓来源的干细胞疗法，该方法的标题为应用干细胞（ROSE-1）使早衰卵巢恢复功能（ClinicalTrials.gov，标识码：NCT02696889），这项研究是基于骨髓穿刺分离骨髓间充质干细胞（mesenchymal stem cell，MSC），然后将自体 MSC 注射到活检的右侧卵巢。该技术的第一篇摘要发表于 2018 年 3 月，作者介绍了 2 名患者，均从髂后嵴分离出人类自体 MSC，并通过腹腔镜方法将其注入卵巢。手术后患者随访长达 1 年，2 名患者均恢复月经，并伴随雌激素水平升高及绝经后症状缓解。在本文撰写之时，该研究仍处在开放中，以招募更多的受试者 [62]。

自体干细胞卵巢移植（autologous stem cell ovarian transplantation，ASCOT）已在卵巢反应低下的妇女中进行过尝试。粒细胞集落刺激因子动员 5 天后从外周血中获得骨髓源性干细胞，单次采集 CD34+ 细胞。分离 CD133+ 细胞，经卵巢动脉导管注入其中一个卵巢。17 名患者接受了手术。输注后 2 周内，窦卵泡数量增加，尤其是治疗侧卵巢。一些患者的 AMH 水平升高。治疗未增加胚胎整倍体率，但 3 名自然受孕，2 名经 IVF 治疗后怀孕 [63]。

五、结论

在患 POI 和严重 DOR 的妇女中，有人试图通过有或没有条件培养系统的卵巢移植或卵巢注射富血小板血浆来激活卵巢皮质。有几种基于干细胞的疗法被提到用于卵巢反应不良或 ART 治疗后胚胎质量差的患者。在干细胞方面，OSC 的线粒体曾被注射到获取的卵母细胞中，但尚未证明其对于妊娠率有改善作用。骨髓间充质干细胞已被应用于少数 POI 妇女中并获得了一些内分泌反应。据报道，通过卵巢动脉导管注射骨髓源性 CD133$^+$ 干细胞在治疗卵巢反应低下的妇女方面取得了一些令人鼓舞的结果。所有这些干预措施，尽管仍处于实验阶段，但都是治疗 POI、DOR 或 POR 妇女进展中的里程碑。

参 考 文 献

[1] Poirot C, Abirached F, Prades M, Coussieu C, Bernaudin F, Piver P. Induction of puberty by autograft of cryopreserved ovarian tissue. Lancet. 2012;379(9815):588.

[2] Ernst E, Kjaersgaard M, Birkebaek NH, Clausen N, Andersen CY. Case report: stimulation of puberty in a girl with chemo– and radiation therapy–induced ovarian failure by transplantation of a small part of her frozen/thawed ovarian tissue. Eur J Cancer. 2013;49(4):911–4.

[3] Donnez J, Dolmans MM, Pellicer A, Diaz–Garcia C, Sanchez Serrano M, Schmidt KT, et al. Restoration of ovarian activity and pregnancy after transplantation of cryopreserved ovarian tissue: a review of 60 cases of reimplantation. Fertil Steril. 2013;99(6):1503–13.

[4] Demeestere I, Simon P, Dedeken L, Moffa F, Tsepelidis S, Brachet C, et al. Live birth after autograft of ovarian tissue cryopreserved during childhood. Hum Reprod. 2015;30(9):2107–9.

[5] Marconi G, Quintana R, Rueda–Leverone NG, Vighi S. Accidental ovarian autograft after a laparoscopic surgery: case report. Fertil Steril. 1997;68(2):364–6.

[6] Girard FR. Ovarian autotransplantation. Cal State J Med. 1922;20(1):21–6.

[7] Pincus G, Enzmann EV. The comparative behavior of mammalian eggs in vivo and in vitro: I. The activation of ovarian eggs. J Exp Med. 1935;62(5):665–75.

[8] Bastings L, Beerendonk CC, Westphal JR, Massuger LF, Kaal SE, van Leeuwen FE, et al. Autotransplantation of cryopreserved ovarian tissue in cancer survivors and the risk of reintroducing malignancy: a systematic review. Hum Reprod Update. 2013;19(5):483–506.

[9] Donnez J, Dolmans MM. Ovarian cortex transplantation: 60 reported live births brings the success and worldwide expansion of the technique towards routine clinical practice. J Assist Reprod Genet. 2015;32(8):1167–70.

[10] Silber S. Ovarian tissue cryopreservation and transplantation: scientific implications. J Assist Reprod Genet. 2016;33(12):1595–603.

[11] Silber S. How ovarian transplantation works and how resting follicle recruitment occurs: a review of results reported from one center. Womens Health (Lond). 2016;12(2):217–27.

[12] Menon V, Edwards RL, Lynch SS, Butt WR. Luteinizing hormone–releasing hormone analog in treatment of hypergonadotrophic amenorrhoea. Br J Obstet Gynecol. 1983;90(6):539–42.

[13] Ishizuka B, Kudo Y, Amemiya A, Ogata T. Ovulation induction in a woman with premature ovarian failure resulting from a partial deletion of the X chromosome long arm, 46, X, del(X) (q22). Fertil Steril.

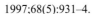
1997;68(5):931–4.

[14] Suzuki N, Yoshioka N, Takae S, Sugishita Y, Tamura M, Hashimoto S, et al. Successful fertility preservation following ovarian tissue vitrification in patients with primary ovarian insufficiency. Hum Reprod. 2015;30(3):608–15.

[15] Matt DW, Kauma SW, Pincus SM, Veldhuis JD, Evans WS. Characteristics of luteinizing hormone secretion in younger versus older premenopausal women. Am J Obstet Gynecol. 1998;178(3):504–10.

[16] Schildkraut JM, Schwingl PJ, Bastos E, Evanoff A, Hughes C. Epithelial ovarian cancer risk among women with polycystic ovary syndrome. Obstet Gynecol. 1996;88(4 Pt 1):554–9.

[17] Futterweit W, Deligdisch L. Effects of androgens on the ovary. Fertil Steril. 1986;46(2):343–5.

[18] Futterweit W, Deligdisch L. Histopathological effects of exogenously administered testosterone in 19 female to male transsexuals. J Clin Endocrinol Metab. 1986;62(1):16–21.

[19] Risma KA, Clay CM, Nett TM, Wagner T, Yun J, Nilson JH. Targeted overexpression of luteinizing hormone in transgenic mice leads to infertility, polycystic ovaries, and ovarian tumors. Proc Natl Acad Sci U S A. 1995;92(5):1322–6.

[20] Umehara T, Kawai T, Kawashima I, Tanaka K, Okuda S, Kitasaka H, et al. The acceleration of reproductive aging in Nrg1(flox/flox); Cyp19–Cre female mice. Aging Cell. 2017;16(6):1288–99.

[21] Wood CD, Vijayvergia M, Miller FH, Carroll T, Fasanati C, Shea LD, et al. Multi–modal magnetic resonance elastography for noninvasive assessment of ovarian tissue rigidity in vivo. Acta Biomater. 2015;13:295–300.

[22] Kawamura K, Cheng Y, Suzuki N, Deguchi M, Sato Y, Takae S, et al. Hippo signaling disruption and Akt stimulation of ovarian follicles for infertility treatment. Proc Natl Acad Sci U S A. 2013;110(43):17474–9.

[23] Pan D. Hippo signaling in organ size control. Genes Dev. 2007;21(8):886–97.

[24] Zhao B, Tumaneng K, Guan KL. The Hippo pathway in organ size control, tissue regeneration, and stem cell self–renewal. Nat Cell Biol. 2011;13(8):877–83.

[25] Hergovich A. Mammalian Hippo signaling: a kinase network regulated by protein–protein interactions.

Biochem Soc Trans. 2012;40(1):124–8.

[26] Holbourn KP, Acharya KR, Perbal B. The CCN family of proteins: structure–function relationships. Trends Biochem Sci. 2008;33(10):461–73.

[27] Stein IF, Cohen MR, Elson R. Results of bilateral ovarian wedge resection in 47 cases of sterility; 20–year–end results; 75 cases of bilateral polycystic ovaries. Am J Obstet Gynecol. 1949;58(2):267–74.

[28] Costello MF, Ledger WL. Evidence–based management of infertility in women with polycystic ovary syndrome using surgery or assisted reproductive technology. Womens Health (Lond). 2012;8(3): 291–300.

[29] Kaipia A, Hsueh AJ. Regulation of ovarian follicle atresia. Annu Rev Physiol. 1997;59:349–63.

[30] Welt CK. Primary ovarian insufficiency: a more accurate term for premature ovarian failure. Clin Endocrinol. 2008;68(4):499–509.

[31] Bidet M, Bachelot A, Bissauge E, Golmard JL, Gricourt S, Dulon J, et al. Resumption of ovarian function and pregnancies in 358 patients with premature ovarian failure. J Clin Endocrinol Metab. 2011;96(12):3864–72.

[32] Daan NM, Hoek A, Corpeleijn E, Eijkemans MJ, Broekmans FJ, Fauser BC, et al. Reproductive characteristics of women diagnosed with premature ovarian insufficiency. Reprod Biomed Online. 2016;32(2):225–32.

[33] Reddy P, Liu L, Adhikari D, Jagarlamudi K, Rajareddy S, Shen Y, et al. Oocyte–specific deletion of Pten causes premature activation of the primordial follicle pool. Science. 2008;319(5863):611–3.

[34] Fan HY, Liu Z, Cahill N, Richards JS. Targeted disruption of Pten in ovarian granulosa cells enhances ovulation and extends the life span of luteal cells. Mol Endocrinol. 2008;22(9):2128–40.

[35] Adhikari D, Gorre N, Risal S, Zhao Z, Zhang H, Shen Y, et al. The safe use of a PTEN inhibitor for the activation of dormant mouse primordial follicles and generation of fertilizable eggs. PLoS One. 2012;7(6):e39034.

[36] McGee EA, Hsueh AJ. Initial and cyclic recruitment of ovarian follicles. Endocr Rev. 2000;21(2):200–14.

[37] Gavish Z, Peer G, Roness H, Cohen Y, Meirow D. Follicle activation and 'burn–out' contribute to post–transplantation follicle loss in ovarian tissue

grafts: the effect of graft thickness. Hum Reprod. 2014;29(5):989–96.

[38] Smitz J, Dolmans MM, Donnez J, Fortune JE, Hovatta O, Jewgenow K, et al. Current achievements and future research directions in ovarian tissue culture, in vitro follicle development and transplantation: implications for fertility preservation. Hum Reprod Update. 2010;16(4):395–414.

[39] Meirow D, Roness H, Kristensen SG, Andersen CY. Optimizing outcomes from ovarian tissue cryopreservation and transplantation; activation versus preservation. Hum Reprod. 2015;30(11):2453–6.

[40] Meirow D, Levron J, Eldar-Geva T, Hardan I, Fridman E, Zalel Y, et al. Pregnancy after transplantation of cryopreserved ovarian tissue in a patient with ovarian failure after chemotherapy. N Engl J Med. 2005;353(3):318–21.

[41] Silber S, Kagawa N, Kuwayama M, Gosden R. Duration of fertility after fresh and frozen ovary transplantation. Fertil Steril. 2010;94(6):2191–6.

[42] Kawamura K, Cheng Y, Sun YP, Zhai J, Diaz-Garcia C, Simon C, et al. Ovary transplantation: to activate or not to activate. Hum Reprod. 2015;30(11):2457–60.

[43] Novella-Maestre E, Herraiz S, Rodriguez-Iglesias B, Diaz-Garcia C, Pellicer A. Short-term PTEN inhibition improves in vitro activation of primordial follicles, preserves follicular viability, and restores AMH levels in cryopreserved ovarian tissue from cancer patients. PLoS One. 2015;10(5):e0127786.

[44] McLaughlin M, Kinnell HL, Anderson RA, Telfer EE. Inhibition of phosphatase and tensin homolog (PTEN) in human ovary in vitro results in increased activation of primordial follicles but compromises development of growing follicles. Mol Hum Reprod. 2014;20(8):736–44.

[45] Gurtner GC, Werner S, Barrandon Y, Longaker MT. Wound repair and regeneration. Nature. 2008;453(7193):314–21.

[46] Stellos K, Kopf S, Paul A, Marquardt JU, Gawaz M, Huard J, et al. Platelets in regeneration. Semin Thromb Hemost. 2010;36(2):175–84.

[47] Gkini MA, Kouskoukis AE, Tripsianis G, Rigopoulos D, Kouskoukis K. Study of platelet-rich plasma injections in the treatment of androgenetic alopecia through a one-year period. J Cutan Aesthet Surg. 2014;7(4):213–9.

[48] Sills ES, Rickers NS, Li X, Palermo GD. First data on in vitro fertilization and blastocyst formation after intraovarian injection of calcium gluconate-activated autologous platelet-rich plasma. Gynecol Endocrinol. 2018;34(9):756–60.

[49] Johnson J, Canning J, Kaneko T, Pru JK, Tilly JL. Germline stem cells and follicular renewal in the postnatal mammalian ovary. Nature. 2004;428(6979):145–50.

[50] Johnson J, Bagley J, Skaznik-Wikiel M, Lee HJ, Adams GB, Niikura Y, et al. Oocyte generation in adult mammalian ovaries by putative germ cells in bone marrow and peripheral blood. Cell. 2005;122(2):303–15.

[51] White YA, Woods DC, Takai Y, Ishihara O, Seki H, Tilly JL. Oocyte formation by mitotically active germ cells purified from ovaries of reproductive-age women. Nat Med. 2012;18(3):413–21.

[52] Zou K, Yuan Z, Yang Z, Luo H, Sun K, Zhou L, et al. Production of offspring from a germline stem cell line derived from neonatal ovaries. Nat Cell Biol. 2009;11(5):631–6.

[53] Dunlop CE, Telfer EE, Anderson RA. Ovarian stem cells – potential roles in infertility treatment and fertility preservation. Maturitas. 2013;76(3):279–83.

[54] Zhang H, Zheng W, Shen Y, Adhikari D, Ueno H, Liu K. Experimental evidence showing that no mitotically active female germline progenitors exist in postnatal mouse ovaries. Proc Natl Acad Sci U S A. 2012;109(31):12580–5.

[55] Stimpfel M, Skutella T, Cvjeticanin B, Meznaric M, Dovc P, Novakovic S, et al. Isolation, characterization, and differentiation of cells expressing pluripotent/multipotent markers from adult human ovaries. Cell Tissue Res. 2013;354(2):593–607.

[56] Virant-Klun I, Stimpfel M, Cvjeticanin B, Vrtacnik-Bokal E, Skutella T. Small SSEA-4-positive cells from human ovarian cell cultures: related to embryonic stem cells and germinal lineage? J Ovarian Res. 2013;6:24.

[57] Zou K, Hou L, Sun K, Xie W, Wu J. Improved efficiency of female germline stem cell purification using fragilis-based magnetic bead sorting. Stem Cells Dev. 2011;20(12):2197–204.

[58] Telfer EE, Anderson RA. The existence and potential of germline stem cells in the adult mammalian ovary.

Climacteric. 2019;22(1):22–6.

[59] Tilly JL, Sinclair DA. Germline energetics, aging, and female infertility. Cell Metab. 2013;17(6):838–50.

[60] Oktay K, Baltaci V, Sonmezer M, Turan V, Unsal E, Baltaci A, et al. Oogonial precursor cell–derived autologous mitochondria injection to improve outcomes in women with multiple IVF failures due to low oocyte quality: a clinical translation. Reprod Sci. 2015;22(12):1612–7.

[61] Labarta E, de Los Santos MJ, Herraiz S, Escriba MJ, Marzal A, Buigues A, et al. Autologous mitochondrial transfer as a complementary technique to intracyto-plasmic sperm injection to improve embryo quality in patients undergoing in vitro fertilization–a randomized pilot study. Fertil Steril. 2019;111(1): 86–96.

[62] Gavrilova–Jordan LSB, Andaloussi EA, Sportes C, Pantin J, Al–Hendy A, editors. Bone marrow–derived human mesenchymal stem cells transplantation in the ovary restores steroidogenesis in women with premature ovarian insufficiency. 100th annual meeting of the Endocrine Society; 2018 March 17–March 20, 2018. Endocrine Reviews: Chicago; 2018.

[63] Herraiz S, Romeu M, Buigues A, Martinez S, Diaz–Garcia C, Gomez–Segui I, et al. Autologous stem cell ovarian transplantation to increase reproductive potential in patients who are poor responders. Fertil Steril. 2018;110(3):496–505 e1.

第27章　卵母细胞低温保存宜早进行

Oocyte Cryopreservation at an Earlier Age

Rachel M. Whynott　Hakan E. Duran　著

陈蓓丽　译

一、卵母细胞低温保存简史

保存物品以备将来使用的想法可以追溯到早期人类，他们学会了保存食物以便长途旅行和度过饥荒。随着时间的推移，人们发明了各种保存重要物品的方法，如使用防腐剂和干燥剂、脱水和冷冻[1]。第一个成功保存人类配子的报道是关于精子的，1953年世界上第1例借助冷冻精子获得妊娠的婴儿出生[1,2]。但是第1例借助冷冻卵子诞生婴儿却在33年后的1986年才得以实现[3]，而在此之前2年世界上第1例冷冻胚胎移植获得活产[2]。此后几年间再未见到冷冻卵子获得活产的相关报道。最初那些受益于卵母细胞冷冻保存的患者主要是癌症患者，他们没有伴侣，也因为伦理原因不太能接受冻存胚胎[4]。

为什么卵母细胞的冷冻和复苏这两个过程都要比精子或者胚胎困难？减数分裂期卵母细胞的纺锤体对温度变化非常敏感，并且卵母细胞内胞浆含水量多，胞膜为单层膜结构，其体积与表面积之比大[5,6]。慢速冷冻是卵母细胞冷冻最初的保存方法，该方法将卵子置于低浓度的冷冻保护剂中，并缓慢降低温度，直到达到冷冻的目的[7]。胞浆中的水分在这一过程中形成冰晶，可能会损伤减数分裂过程中正常的纺锤体结构。不同的冷冻保护剂配比和冷冻复苏程序的调整对于提高慢冷冻法的整体效率没有多大帮助，平均每个卵母细胞只有2%的活产率[8]。后来发明了玻璃化冷冻方法，通过把卵母细胞暴露在较高浓度的冷冻保护剂中，以非常小的体积迅速投入液氮，最大限度地提高冷却速度[2,7]。这种方法使得卵母细胞处于"玻璃化"状态，减少降温过程中冰晶的形成，提高卵母细胞的存活率和妊娠率[1,2,7,9]。由于玻璃化冷冻技术为患者带来更高的成功率，自2012年起卵母细胞冷冻保存不再被认为是实验性的[1,2,6,7]。冷冻卵子的周期数自那时起一直在不断增加。女性冻存卵子可能有以下几个原因：即将接受化疗等对性腺有毒性作用的治疗，或者在没有伴侣的情况下冻存。

二、年轻患者冷冻保存卵母细胞的基本依据

（一）基于需求

育龄期妇女可能会面临着一种特殊情况，即被建议使用有生殖毒性的药物（如以烷基化剂为基础的化疗或盆腔放疗）来治疗包括癌症在内的多种疾病。在美国，每年约有 7 万名 15—39 岁的男女被诊断出患有癌症 [10]。其中一些人可能没有孩子，或者还没有组建家庭。这都会增加癌症患者的精神压力和疾病的破坏性，即便经过治疗有很好的预后 [11]。保障这类患者生殖潜力最常用的技术是在一个疗程后通过控制性超促排卵的方法获取卵子，后续将卵母细胞或胚胎冷冻保存 [12]。当然，理想的做法是在任何有生殖毒性治疗之前完成，并且这些可以在任何现代辅助生殖技术中心实现。其他方法，如卵巢组织冷冻保存和在术前或术中单独使用 GnRH 激动药以保护原位卵母细胞的方法，仍被认为是实验性的或有争议的，不在本章讨论范围之内。

自从女性生育力保存成为可能，咨询和接受这些技术的患者随时间的推移不断增加 [13]。一项对 5000 多名患者的研究显示，大多数被建议进行生育力保存的女性已被诊断为乳腺癌（41%），其次是淋巴瘤（28%）[13]。仅有 7% 的患者患有良性疾病，需要进行具有生殖毒性的治疗。而良性疾病中最常见的是全身性红斑狼疮，占 24.8% [13]

2017 年，Quinn 等发表的一项研究表明，在年龄匹配的乳腺癌患者和计划进行卵母细胞冷冻保存的健康女性之间，基础窦卵泡计数和卵巢刺激后成熟卵母细胞的数量是相似的 [14]。另一项规模更大的研究评估了许多其他恶性肿瘤，包括肉瘤、霍奇金和非霍奇金淋巴瘤、胃肠癌、脑癌、妇科癌症以及其他恶性肿瘤与乳腺癌患者进行比较卵母细胞的产生是否减少 [13]。他们发现卵子数量不受恶性肿瘤类型（除了卵巢癌）的影响，而与患者年龄相关 [13]。其他一些研究也表明了这一点 [15-17]。

基于烷基化剂的治疗手段对女性生育力的影响是最大的，如环磷酰胺、盆腔放疗（主要是影响卵巢而不是子宫），以及大剂量的颅脑放疗（损害垂体功能）[10]。这些影响通常取决于治疗剂量以及接受治疗时女性的年龄 [18]。较大剂量的药物使用者和高龄妇女往往有更坏的结果。然而，即使女性在接受癌症治疗后仍能保持生育能力，但其妊娠率和活产率通常也低于同年龄妇女的平均水平 [18]。当患者提出有卵母细胞冷冻保存的需要，那么在医疗团队内部包括肿瘤学家和生殖内分泌学家在内的开放性讨论是十分重要的，应该慎重考虑针对癌症的治疗计划，同时应该考虑治疗方式对生育力的影响。如果治疗可以被合理推迟，那么就可以安排卵巢刺激、获取卵子，适当地进行生育力保存。

（二）计划性卵母细胞低温保存（"预期卵子耗竭""选择性""社会性"）

2007—2016 年，美国青少年怀孕率下降了 51%[19]。20 岁左右女性的生育率仅在 1 年内就下降了 4%（2015—2016 年），并且自 2006 年以来逐年下降[19]。自 20 世纪 60 年代以来，这两个年龄段的生育率一直处于历史低水平，而 30 岁、40 岁左右的女性生育率则达到了最高水平[19]。美国总体生育率从 2007 年到 2013 年一直在下降，并在 2015 年和 2016 年继续下降[19]。目前美国母亲首次生育的平均年龄是 26.6 岁，为美国的最高纪录[19]。

是什么因素导致了生育年龄的推迟？原因可能是多方面的。一方面可能由于避孕方法的改进以及大众更易于掌握这些避孕知识和手段[20]。另外，为达到或实现某些教育、经济或职业目标也可能导致生育年龄的推迟[20-23]。然而，大多数女性表示她们在怀孕前都在等待合适的伴侣[22-24]。随着美国结婚率和未婚妇女生育率的下降，这个现象并不奇怪[19,25]。相较于女性常常由于无法控制的原因而推迟分娩，为与惯用的术语区别，使用计划性卵母细胞冷冻表明这种方式是"选择性的""社会性的"或"非医学因素的"，是为预防卵子衰竭而做出的决定[26]。女性在进行有生殖毒性的治疗前通过冷冻保存对卵子进行预防性医学保护，而那些希望卵子免受时间威胁的妇女也正在做同样的事情——在未来预防可能发生的不育[26]。几十年来，男性一直可以在没有"医学适应证或必要性"的情况下保存生育能力，那么随着卵母细胞冷冻保存技术的简化，现在似乎也应该成为女性可以决定的选择。

三、提供卵母细胞冷冻保存有限制吗

（一）年龄下限

当患者在很小的年龄就需要接受有性腺毒性的治疗时，卵母细胞冷冻保存年龄下限的设定就变得很重要。正如前一节所讨论的，有几种生育力保存方法正在研究中，如卵巢组织冷冻保存和卵母细胞体外成熟，这在未来可能对青春期前的女性是有帮助的[27,28]。在撰写本文时，通过卵巢刺激获取卵子后进行玻璃化冷冻保存的方法已被青春期后女性采用，对于尚未进入青春期的女性，这种治疗则被认为是实验性的[29]。如果年轻的患者刚刚进入青春期，并且对保存卵母细胞有兴趣，与患者和其父母进行讨论是必要的，以帮助他们了解在这个过程中所涉及的一系列内容，包括药物注射、血液检查和超声检查。根据患者的身体情况，可以从腹部进行卵泡监测，在进行经阴道取卵过程中可以使用镇静药减少患者的不适感。出于宗教、文化或其他原因，家庭成员在此过程中可能不支持阴道超声或骨盆检查，因此最好在治疗前讨论这些问题，

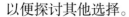

以便探讨其他选择。

（二）年龄上限

是否应该存在一个年龄上限，医生不建议或不允许患者进行卵母细胞冷冻保存？美国生殖医学协会（ASRM）希望那些有意愿捐赠卵子的人在 21—34 岁进行捐献，以降低卵母细胞年龄相关的细胞遗传学风险[30]。ASRM 没有对希望使用或冷冻自己卵母细胞的患者提出关于年龄上限的建议，尽管应该提供关于这样做的风险咨询[31]。患者年龄 ≤ 35 岁冷冻卵子的成功率更高[4]。然而，女性 38 岁时冷冻卵子，在 40 岁时使用，可能比在 40 岁时自然怀孕或借助辅助生殖技术的成功率更高[4]。在美国，提供卵子冻存服务的机构各不相同，每个诊所都有各自的年龄门槛[31]。评估患者的卵巢储备，进行相应的咨询，比较可能获得的益处是否大于进行卵巢刺激、取卵和冻存的风险和成本，这可能是合理的[9, 32]。

如果有机会，应鼓励患者在年轻时进行卵母细胞冷冻保存，以避免年龄较大时卵母细胞发生遗传学异常的风险，减少随着年龄增长卵巢储备下降带来的卵子数量减少、卵子质量下降而导致最终活产率下降的可能性[32]。不幸的是，前来咨询卵母细胞冻存女性的平均年龄在 36—38 岁[20, 24]。因此，继续对女性进行宣教，了解年龄是影响生育力的重要因素，同时要向她们提供卵母细胞冻存后获得活产的真实数据。拟进行卵母细胞冷冻保存的女性也应该被告知胚胎移植的时间和可被允许的最大年龄，这些都是生殖中心根据产科和其他相关风险得出的建议。

四、卵巢刺激方案

女性进行卵母细胞冷冻保存时，医生不必担心卵巢刺激在新鲜周期中影响子宫内膜的生长或妊娠的发生。另外，接受卵母细胞冷冻保存的妇女更有可能是卵巢高反应者，因为他们不是因为不孕症来就诊，因此可能面临更高的发生卵巢过度刺激综合征（OHSS）风险。应在具有良好卵巢储备的个体中，考虑采用诸如仅使用激动药扳机的 GnRH 拮抗药方案以降低 OHSS 风险的策略。

在时间紧急的情况下，例如癌症患者的卵母细胞冷冻保存，可以考虑采用一些新的卵巢刺激方案，如随机启动和双刺激周期策略。这些策略基于以下理论：卵泡的生长周期呈波浪形，并且两个或多个卵泡群同时生长可以避免不必要的延迟而提供卵母细胞[33]。

在随机开始的刺激周期中，开始刺激时无须考虑患者处于月经周期的哪个阶段，这降低了卵巢刺激以及使用性腺毒性治疗疾病被延迟的可能性。由于可以大大缩短癌症治疗被延迟的时间，因此允许更多的患者能够利用卵母细胞冷冻进行生育力保存。比较随机启动的癌症患者与因男性、输卵管或子宫因素而接受常规卵巢刺激的患者显示，随机启动患者的刺激持续时间长了一天，但卵母细胞总数和成熟卵母细胞总数更高 [34]。在一项比较癌症患者随机启动和早卵泡期启动刺激的研究中，两组获得的卵母细胞和胚胎数量相似 [35]。2017 年一项对 19 篇文献的系统性回顾表明，随机启动卵巢刺激对于癌症患者是一种有效的选择，其结果与传统方案相似，但持续时间更短 [36]。

在双刺激周期中，患者在一个 28 天的"周期"或时间范围内经历两次刺激和两次取卵，这可能潜在地增加了与常规刺激周期相同的时间段内获得的卵母细胞或胚胎总数。2018 年，有研究针对卵巢储备功能下降的女性比较了双刺激周期中卵泡期与随后的黄体期刺激情况，卵母细胞和胚胎的数量和质量，了解双刺激方案是否会增加总的获卵数和胚胎数 [37]。研究发现卵泡期与黄体期刺激的卵母细胞和胚胎质量相似，在相同时间内获得的卵母细胞和胚胎数量比仅行单次刺激时要多 [37]。这一结果在之前的小规模研究中也得到了证实 [38, 39]。一个包含 10 例进行卵母细胞冻存的癌症患者小型研究显示，患者既没有延迟治疗，也没有被诊断为 OHSS [40]。双刺激方案的使用已在卵巢低反应人群中进行了研究。考虑到癌症患者正常的卵巢储备，还需要进行更多的研究来评估其安全性。

五、已报道的卵母细胞复苏率及后期发育

卵母细胞冷冻保存时患者的年龄、冷冻保存方法（玻璃化与慢速冷冻）以及各个 ART 中心的成功率都会影响解冻后卵母细胞的复苏率和后期发育。玻璃化冷冻卵母细胞的存活率约为 85%～95%，与年龄较大患者相比，年轻患者冷冻的卵母细胞存活率更高 [2, 4, 41, 42]。每个中心的成功率可能不同，但总的来说，每个玻璃化冷冻的卵母细胞和每个慢速冷冻的卵母细胞经过复苏后的活产率分别为 4%～7% 和 2% [6, 8, 43]。最近许多研究比较了玻璃化冷冻保存的卵母细胞与新鲜卵母细胞之间的结果 [2, 42, 44, 45]。然而，对辅助生殖技术协会（SART）2013—2015 年数据的回顾性分析显示，新鲜供体卵母细胞的活产率比冷冻捐赠卵母细胞高 11.4% [46]。这一发现不太可能影响患者对卵母细胞冷冻保存的兴趣，因为她可能出于个人或医疗原因推迟怀孕，并且无法选择使用自己的新鲜卵母细胞。此外，与使用新鲜捐赠卵母细胞相比，患者可能更愿意使用自己的生物学遗传材料尝试借助辅助生殖技术助孕。然而，经过冷冻保存的卵母细胞中会发生物理变化，其中一些是不可逆的（如透明带硬化），可能有助于解释某些结果的差异。

已经有几种工具被设计来协助医生就冷冻保存的最佳卵母细胞数量向患者提供咨询 [41, 44]。

要使用这些工具，需要基于患者的目的想法。询问患者未来可接受的无活产的风险比，以及他们最终想要多少个孩子。2013 年，盖洛普民意调查显示，年龄在 30—49 岁的女性中，有 47% 的人希望最终能有 2 个孩子，而 25% 的人希望有 3 个孩子 [47]。这可以帮助指导患者和医生决定需要进行多少个冻存周期才能获得合理数量的卵母细胞以接近患者的目标，或就患者期望的现实程度进行讨论。这些工具也是根据特定方案的成功率而设计的，并且它们在是否考虑胚胎整倍性等方面也有所不同。医生在使用这些工具为患者提供咨询时需要考虑这些因素。

六、年轻患者卵母细胞冷冻保存可行性探讨及未来展望

如前所述，当女性尝试在晚些时候实现生育希望，无论她的理由是什么，卵母细胞冷冻保存正在成为一个广泛的选择。对卵母细胞冷冻保存技术的一个负面评论是，到目前为止，使用玻璃化冻存卵子重新复苏后进行助孕的女性人数相对较少，但是由于卵母细胞冷冻保存是一种相对较新的技术，这些数据可能会随着时间的推移而增加。对 2007—2015 年因非癌症原因进行卵母细胞冷冻保存的 1468 名女性的研究表明，平均 2.1 年后，有 9.3% 的患者返回诊所使用她们的卵子助孕 [4]。这些女性中大多是因为年龄因素而进行卵母细胞冻存，而其他 12% 的女性是患有癌症以外的其他疾病，因此她们提前冷冻了卵子 [4]。大多数女性在冻卵时是单身，其中一半的人因为后来找到伴侣而返回使用冻存的卵母细胞 [4]。另一半返回的女性在使用她们卵母细胞的同时使用了捐赠精子 [4]。不返回的原因可能包括自然妊娠或根本不再考虑妊娠。

尽管返回使用冷冻卵子的女性数量相对较少，但对 2012—2016 年接受卵母细胞冷冻保存的 201 名妇女进行的一项研究显示，大多数妇女（89%）表示，她们很高兴自己进行了生育力保存，即使她们再也不会回来使用卵母细胞 [48]。大多数女性认为卵母细胞冷冻保存使她们对生育计划有了更多的可控性（88%）[48]。接受过卵母细胞冷冻保存的女性中，16% 患者感到遗憾，这种感觉的出现可能与信息获取不足，情感缺乏支持以及获卵数少于 10 枚有关 [48]。这表明，有必要进行强有力的预处理及咨询，包括对治疗的现实期望以及将来需要使用其他手段的可能性（需要进行更多的刺激周期获取更多的卵母细胞，以便在未来进行卵母细胞的复苏和胚胎移植）。在此过程中，还可以将患者转介到其他机构，以进行情感疏导和心理支持。

经过适当的咨询，对于希望在晚些时候有机会怀孕的女性，卵母细胞冷冻保存可能是一种有效的治疗方法。随着卵母细胞冷冻保存变得更普遍，继续随访患者和他们是否最终使用低温保存的卵母细胞将成为研究的重要方向。对于有经济考虑的患者，进一步加大宣传是十分必要的，因为不管这些患者冷冻卵子的动机如何，成本和费用通常会成为那些已经了解卵母细胞冻

存并有兴趣尝试进行生育力保存患者的障碍。我们希望，那些期待成为母亲，但尚未找到合适的伴侣或被诊断患有严重疾病的女性能够有切实的机会实现这一梦想。

参 考 文 献

[1] Ali J, AlHarbi NH, Ali N. Chapter 1. Historical background on gamete and embryo cryopreservation. Methods Mol Biol. 2017;1568:3–20.

[2] Mature oocyte cryopreservation: a guideline. Fertil Steril. 2013;99:37–43.

[3] Chen C. Pregnancy after human oocyte cryopreservation. Lancet. 1986;327:884–6.

[4] Cobo A, Garcia-Velasco JA, Coello A, Domingo J, Pellicer A, Remohi J. Oocyte vitrification as an efficient option for elective fertility preservation. Fertil Steril. 2016;105:755–64.e8.

[5] Shaw JM, Oranratnachai A, Trounson AO. Fundamental cryobiology of mammalian, oocytes and ovarian tissue. Theriogenology. 2000;53:59–72.

[6] Potdar N, Gelbaya TA, Nardo LG. Oocyte vitrification in the 21st century and post-warming fertility outcomes: a systematic review and meta-analysis. Reprod Biomed Online. 2014;29:159–76.

[7] Levi Setti PE, Porcu E, Patrizio P, Vigiliano V, de Luca R, d'Aloja P, et al. Human oocyte cryopreservation with slow freezing versus vitrification. Results from the National Italian Registry data, 2007–2011. Fertil Steril. 2014;102:90–5.e2.

[8] Essential elements of informed consent for elective oocyte cryopreservation: a Practice Committee opinion. Fertil Steril. 2008;90:S134–5.

[9] Saumet J, Petropanagos A, Buzaglo K, McMahon E, Warraich G, Mahutte N. No. 356–egg freezing for age-related fertility decline. J Obstet Gynaecol Can. 2018;40:356–68.

[10] Coccia PF, Pappo AS, Beaupin L, Borges VF, Borinstein SC, Chugh R, et al. Adolescent and young adult oncology, version 2.2018, NCCN Clinical Practice Guidelines in Oncology. J Natl Compr Canc Netw. 2018;16:66–97.

[11] Assi J, Santos J, Bonetti T, Serafini PC, Motta ELA, Chehin MB. Psychosocial benefits of fertility preservation for young cancer patients. J Assist Reprod Genet. 2018;35:601–6.

[12] von Wolff M, Dittrich R, Liebenthron J, Nawroth F, Schuring AN, Bruckner T, et al. Fertility-preservation counselling and treatment for medical reasons: data from a multinational network of over 5000 women. Reprod Biomed Online. 2015;31:605–12.

[13] von Wolff M, Bruckner T, Strowitzki T, Germeyer A. Fertility preservation: ovarian response to freeze oocytes is not affected by different malignant diseases–an analysis of 992 stimulations. J Assist Reprod Genet. 2018;35:1713–9.

[14] Quinn MM, Cakmak H, Letourneau JM, Cedars MI, Rosen MP. Response to ovarian stimulation is not impacted by a breast cancer diagnosis. Hum Reprod. 2017;32:568–74.

[15] Lefebvre T, Mirallie S, Leperlier F, Reignier A, Barriere P, Freour T. Ovarian reserve and response to stimulation in women undergoing fertility preservation according to malignancy type. Reprod Biomed Online. 2018;37:201–7.

[16] Garcia-Velasco JA, Domingo J, Cobo A, Martinez M, Carmona L, Pellicer A. Five years' experience using oocyte vitrification to preserve fertility for medical and nonmedical indications. Fertil Steril. 2013;99:1994–9.

[17] Almog B, Azem F, Gordon D, Pauzner D, Amit A, Barkan G, et al. Effects of cancer on ovarian response in controlled ovarian stimulation for fertility preservation. Fertil Steril. 2012;98:957–60.

[18] van Dorp W, Haupt R, Anderson RA, Mulder RL, van den Heuvel-Eibrink MM, van Dulmen-den Broeder E, et al. Reproductive function and outcomes in female survivors of childhood, adolescent, and young adult cancer: a review. J Clin Oncol. 2018;36:2169–80.

[19] Martin J, Hamilton BE, Osterman MJK, Driscoll A, Drake P. Births: final data for 2016. National Vital Statistics Reports from the Centers for Disease

Control and Prevention. 2018;67.

[20] Fritz R, Jindal S. Reproductive aging and elective fertility preservation. J Ovarian Res. 2018;11:66.

[21] Heck KE, Schoendorf KC, Ventura SJ, Kiely JL. Delayed childbearing by education level in the United States, 1969–1994. Matern Child Health J. 1997;1:81–8.

[22] Hammarberg K, Kirkman M, Pritchard N, Hickey M, Peate M, McBain J, et al. Reproductive experiences of women who cryopreserved oocytes for non–medical reasons. Hum Reprod. 2017;32:575–81.

[23] Cooke A, Mills TA, Lavender T. Advanced maternal age: delayed childbearing is rarely a conscious choice a qualitative study of women's views and experiences. Int J Nurs Stud. 2012;49:30–9.

[24] Baldwin K, Culley L, Hudson N, Mitchell H, Lavery S. Oocyte cryopreservation for social reasons: demographic profile and disposal intentions of UK users. Reprod Biomed Online. 2015;31:239–45.

[25] System CNNVS. Provisional number of marriages and marriage rate: United States, 2000–2016.

[26] Stoop D, van der Veen F, Deneyer M, Nekkebroeck J, Tournaye H. Oocyte banking for anticipated gamete exhaustion (AGE) is a preventive intervention, neither social nor nonmedical. Reprod Biomed Online. 2014;28:548–51.

[27] Abir R, Ben–Aharon I, Garor R, Yaniv I, Ash S, Stemmer SM, et al. Cryopreservation of in vitro matured oocytes in addition to ovarian tissue freezing for fertility preservation in paediatric female cancer patients before and after cancer therapy. Hum Reprod. 2016;31:750–62.

[28] Revel A, Revel–Vilk S, Aizenman E, Porat–Katz A, Safran A, Ben–Meir A, et al. At what age can human oocytes be obtained? Fertil Steril. 2009;92:458–63.

[29] Loren AW. Fertility issues in patients with hematologic malignancies. Hematology Am Soc Hematol Educ Program. 2015;2015:138–45.

[30] Medicine ASfR. Recommendations for gamete and embryo donation: a committee opinion 2013.

[31] Klitzman RL. How old is too old? Challenges faced by clinicians concerning age cutoffs for patients undergoing in vitro fertilization. Fertil Steril. 2016; 106:216–24.

[32] Dondorp W, de Wert G, Pennings G, Shenfield F, Devroey P, Tarlatzis B, et al. Oocyte cryopreservation for age–related fertility loss. Hum Reprod. 2012;27:1231–7.

[33] Sighinolfi G, Sunkara SK, La Marca A. New strategies of ovarian stimulation based on the concept of ovarian follicular waves: from conventional to random and double stimulation. Reprod Biomed Online. 2018;37(4):489–97.

[34] Kim JH, Kim SK, Lee HJ, Lee JR, Jee BC, Suh CS, et al. Efficacy of random–start controlled ovarian stimulation in cancer patients. J Korean Med Sci. 2015;30:290–5.

[35] Muteshi C, Child T, Ohuma E, Fatum M. Ovarian response and follow–up outcomes in women diagnosed with cancer having fertility preservation: comparison of random start and early follicular phase stimulation – a cohort study. Eur J Obstet Gynecol Reprod Biol. 2018;230:10–4.

[36] Danis RB, Pereira N, Elias RT. Random start ovarian stimulation for oocyte or embryo cryopreservation in women desiring fertility preservation prior to gonadotoxic cancer therapy. Curr Pharm Biotechnol. 2017;18:609–13.

[37] Cimadomo DVaiarelli A, Colamaria S, Trabucco E, Alviggi C, Venturella R, et al. Luteal phase anovulatory follicles result in the production of competent oocytes: intra–patient paired case–control study comparing follicular versus luteal phase stimulations in the same ovarian cycle. Hum Reprod. 2018; https://doi.org/10.1093/humrep/dey217.

[38] Ubaldi FM, Capalbo A, Vaiarelli A, Cimadomo D, Colamaria S, Alviggi C, et al. Follicular versus luteal phase ovarian stimulation during the same menstrual cycle (DuoStim) in a reduced ovarian reserve population results in a similar euploid blastocyst formation rate: new insight in ovarian reserve exploitation. Fertil Steril. 2016;105:1488–95.e1.

[39] Cardoso MCA, Evangelista A, Sartorio C, Vaz G, Werneck CLV, Guimaraes FM, et al. Can ovarian double–stimulation in the same menstrual cycle improve IVF outcomes? JBRA Assist Reprod. 2017; 21:217–21.

[40] Tsampras N, Gould D, Fitzgerald CT. Double ovarian stimulation (DuoStim) protocol for fertility preservation in female oncology patients. Hum Fertil. 2017;20:248–53.

[41] Goldman RH, Racowsky C, Farland LV, Munne S,

Ribustello L, Fox JH. Predicting the likelihood of live birth for elective oocyte cryopreservation: a counseling tool for physicians and patients. Hum Reprod. 2017;32:853–9.

[42] Almodin CG, Minguetti–Camara VC, Paixao CL, Pereira PC. Embryo development and gestation using fresh and vitrified oocytes. Hum Reprod. 2010;25:1192–8.

[43] Cil AP, Turkgeldi L, Seli E. Oocyte cryopreservation as a preventive measure for age–related fertility loss. Semin Reprod Med. 2015;33:429–35.

[44] Doyle JO, Richter KS, Lim J, Stillman RJ, Graham JR, Tucker MJ. Successful elective and medically indicated oocyte vitrification and warming for autologous in vitro fertilization, with predicted birth probabilities for fertility preservation according to number of cryopreserved oocytes and age at retrieval. Fertil Steril. 2016;105:459–66.e2.

[45] Grifo JA, Noyes N. Delivery rate using cryopreserved oocytes is comparable to conventional in vitro fertilization using fresh oocytes: potential fertility preservation for female cancer patients. Fertil Steril. 2010;93:391–6.

[46] Kushnir VA, Darmon SK, Barad DH, Gleicher N. New national outcome data on fresh versus cryopreserved donor oocytes. J Ovarian Res. 2018;11:2.

[47] Newport F, Wilke J. Desire for children still norm in U.S. Gallup 2013.

[48] Greenwood EA, Pasch LA, Hastie J, Cedars MI, Huddleston HG. To freeze or not to freeze: decision regret and satisfaction following elective oocyte cryopreservation. Fertil Steril. 2018;109:1097–104.e1.

第 28 章 卵巢皮质组织自体移植的活检和冷冻

Ovarian Cortical Tissue Biopsy and Freezing for Autotransplantation

Trisha Shah　Erkan Buyuk　著

周　平　译

一、概述

卵巢组织冷冻保存和自体移植是保存生育力的有效方法。人类卵巢自体移植包括卵巢组织的提取、冷冻，在患者的疾病治愈后再解冻组织，将其移植到该患者自身的过程。Parkes 等在 1953 年利用大鼠模型进行卵巢组织移植，首次提出卵巢组织冷冻保存和自体移植的概念 [1]。几十年后，有学者在绵羊模型中进行卵巢自体移植后，成功地恢复了其生育能力 [2]。1996 年人类的卵巢组织低温保存和移植过程得以报道 [3]。2000 年首次报道了人冷冻组织自体移植后在体内卵巢功能的恢复 [4]。2004 年首次报道了在人卵巢组织冷冻保存（ovarian tissue cryopreservation，OTC）和自体移植后的一例活产 [5]。尽管在过去 20 年里这种保存生育力的方法仍处于试验阶段，但它已经成为一种全球范围的实践。在 21 个国家进行的数百例卵巢移植手术，迄今已报道 130 多例活产 [6, 7]。美国临床肿瘤学会（American Society of Clinical Oncology）在 2018 年更新了指导意见，将卵巢组织冷冻保存和移植作为一项生育力保存的策略，申明与癌症患者讨论生育力保存的重要性 [8]。

二、卵巢皮质组织活检及冷冻的适应证

在许多情况下可采用卵巢皮质组织活检和冷冻保存生育力，如患有需要化疗、放疗或骨

髓移植的恶性或非恶性疾病[9]。每 10 万女性中大约有 17 人在 20 岁以下时被诊断出患有癌症，约 10% 的女性癌症患者正处于生育年龄。由于癌症诊断和治疗方法的进步，儿童阶段 5 年生存率大于 80%[7, 10]。影响生育力需要行卵巢组织冷冻保存的最常见的恶性肿瘤包括乳腺癌、血液系统恶性肿瘤和肉瘤等实体恶性肿瘤。在非恶性全身性疾病中，因血液疾病如镰状细胞性贫血或再生障碍性贫血而需要造血干细胞移植的女性，或患有免疫抑制治疗难以治愈的自身免疫性疾病的女性，均可选择卵巢组织冷冻保存[11]。在寻求卵巢组织冷冻的患者中，恶性肿瘤患者约占 85%，非恶性疾病患者约占 15%[6]。

卵巢暴露于细胞毒性化疗或放疗，会对卵巢原始卵泡、卵泡的募集和生长造成显著的不可逆损害，或直接对卵母细胞造成损害，从而导致不育。烷基化化疗药物以及对卵巢的细胞毒性损伤风险最高的盆腔、腹部、头部或全身放疗，可导致生育力丧失[12]。即使未进行手术，暴露于化疗和放疗后，其卵巢早衰（premature ovarian failure，POI）的相对风险增加 13 倍[13]。生育力丧失的程度因诊断和治疗时的年龄、癌症类型和分期以及细胞毒性药物种类和剂量、用药部位等而不同。数据显示这些因素也会对妊娠结局产生严重的不良影响，如流产、早产和低出生体重发生率增加[14]。与胚胎或卵母细胞冷冻保存的人群相比，卵巢皮质组织活检在肿瘤患者生育保存方面具有独特的优势，如可用于青春期前女性、激素敏感性恶性肿瘤患者或需要立即进行化疗的患者。

卵巢皮质组织活检和冷冻的其他适应证包括卵巢疾病，如虽为双侧卵巢良性肿瘤，但有卵巢扭转高风险；或严重与复发的卵巢子宫内膜异位症[15]。也可鼓励对于有遗传或家族史的原发性卵巢功能不全（POI）高危风险的人群选择该方法保存生育力[7]。在国外，越来越多的女性由于个人原因选择保存卵巢组织，通过自体移植技术保存生育力。

三、卵巢组织活检和冷冻技术

获取卵巢组织最好在化疗之前进行。文献报道可以通过腹腔镜、机器人辅助腹腔镜、小型剖腹手术或剖腹手术获得卵巢组织，也可在卵巢固定术、盆腔或腹部恶性肿瘤手术切除时获得。卵巢组织冷冻保存（ovarian tissue cryopreservation，OTC）可行部分卵巢切除术（> 50% 卵巢）或全卵巢切除术[9]。虽然目前还没有人类自体全卵巢移植成功的报道，但为了今后进行自体全卵巢移植，全卵巢切除术时需要充分保留卵巢大血管蒂。大部分卵泡位于卵巢皮质，因此即使获得少量的皮质组织也能产生大量卵母细胞。冷冻前将卵巢皮质与髓质分离，用组织切片器将其切成 1mm × 5mm × 10mm 的条状，这样有利于冷冻保护剂的渗透和自体移植时血管的重建。卵巢皮质可以通过慢速冷冻或玻璃化法冷冻保存[16, 17]。

慢速冷冻是将卵巢皮质组织置于冷冻保护剂中，以设置的低速率（约 1℃ /min）将组织缓慢冷却至约 –140℃，之后将组织保存在 –196℃液氮中。使用这种慢速冷冻方法进行冷冻和解冻的程序已经很完善，迄今为止记录的大多数活产使用的都是这种技术。玻璃化冷冻是将卵巢皮质组织置于浓度更高的冷冻保护剂中，然后直接浸入液氮，以极快的速度（约 20 000℃ /min）将其超快速冷却至 –196℃。玻璃化冷冻有几个优点，如技术上相对简单、可在更短时间内完成，更经济有效，同时细胞内冰晶形成的风险低。但由于需要使用高浓度的冷冻保护剂，可能增加细胞毒性和渗透损伤的风险。并且由于这是一种较新的用于卵巢组织冷冻保存的方法，迄今为止只有 2 例使用该方法后活产的报道[9, 18]。

Keros 等利用形态学指标对玻璃化和慢速冷冻后人卵母细胞进行了系统的比较，结果表明，2 种技术对卵母细胞的保存效果相似，而玻璃化冷冻后人卵巢组织内支持细胞和基质的保存效果更好[19]。这表明，玻璃化法可能比慢速冷冻法得到更好的结果。但因为玻璃化法应用时间短，到目前为止，在人卵巢组织还没有一项前瞻性的研究来比较每一种冷冻保存技术的临床结局。由于冷冻保护剂在整个卵巢内不能充分弥散，这 2 种方法对于整个卵巢的冷冻保存都存在导致更高冷冻损伤的风险。

有经验的实验室除做好冷冻保存以外，还应对冷冻前后卵巢组织进行评估。这是为了防止恶性细胞再次植入，或将不能存活、功能不好的卵巢组织进行移植。主要的评估方法包括：组织学检查、透射电镜、免疫组织化学、脱氧核糖核苷酸末端转移酶介导的缺口末端标记法（TUNEL）试验、聚合酶链反应（polymerase chain reaction，PCR）、体外雌二醇和孕酮检测及异种移植[9]。

四、自体移植技术

自体卵巢皮质组织移植可通过手术进行原位移植或异位移植[5, 20, 21]。原位自体卵巢组织移植是将解冻的卵巢皮质组织移植回同一患者的盆腔部位，如剩余的卵巢、卵巢窝或阔韧带处[22]。异位自体卵巢组织移植包括将解冻的卵巢皮质组织移植回同一患者的盆腔外部位，如前臂或腹部。Oktay 等报道了在前臂的筋膜和皮下组织之间移植条形的皮质组织的技术[23]。他们还介绍了与 1 位乳腺癌患者前臂移植相同的缝合拉穿技术的腹部入路方法[22, 24]。

这 2 种 OTC 方法的相似之处在于，它们都不需要预先刺激卵巢而进行卵母细胞或胚胎冷冻保存，不会延迟化疗。此外还可以用于青春期前的女性或激素敏感性的恶性肿瘤。虽然这 2

种技术都可以恢复内分泌功能，但异位移植的患者不能自然妊娠，因此需要接受进一步的辅助生殖（ART）治疗。对于盆腔严重粘连，盆腔放疗后盆腔血液供应不足的患者，异位移植可能是首选的方式（表 28-1）。此外，异位移植对移植组织情况的监测也更容易 [11, 25, 26]。

表 28-1　原位自体移植和异位自体移植的比较

	原位自体移植	异位自体移植
移植部位	盆腔	盆腔外
预先刺激卵巢	不需要	不需要
内分泌功能恢复	能	能
自然妊娠能力	能	不能，需要体外受精

鉴于这 2 种技术均为无血管移植，存在移植后缺血和卵泡闭锁的风险。已有研究表明，只有 7% 的卵泡损失是由于冻融过程造成的，而大部分卵泡损失是由于缺血 / 再灌注损伤造成的 [27]。避免缺血 / 再灌注损伤的一种方法是将冻融的带血管蒂的整个卵巢自体移植 [28]。由于血管和微血管吻合困难，这是一项具有挑战性的手术，并且术后血管并发症的风险较高，可能危及整个卵巢。虽然绵羊在自体全卵巢移植后成功活产，但迄今为止还没有人自体全卵巢移植后活产的报道 [29]。尽管这在生物学上是可行的选择，考虑到自体原位和异位移植的临床成功率，仅在极少情况下采用全卵巢移植 [28]。

五、自体卵巢移植的临床结局

文献报道，冻融卵巢皮质组织移植后卵巢功能恢复的时间不同，可能在术后 2～9 个月恢复 [9]。内分泌功能的恢复比例也不相同，2 项大型 Meta 分析报道的分别为 63.9% 和 95% [6, 30]。移植组织的平均寿命不相同，主要取决于获得的卵巢块的大小、移植组织的总表面积。移植组织平均存活时间为 4～5 年；也有存活持续 10 年、移植后多次妊娠的报道 [18]。

在安全性方面，尚无文献报道原位移植与原癌复发相关。Jadoul 等通过问卷调查，追踪 140 名接受 OTC 移植治疗的女性手术并发症的发生情况，报告 4 例轻微并发症和 1 例因腹腔内出血再次手术的严重并发症。患者对该过程总体满意率为 96%。这些低并发症和高满意率的数据支持使用 OTC 移植 [31]。

虽然国际上尚未统一，但据文献报道，单次卵巢皮质组织移植的活产率约为 30% [32-35]。最大的一项来自同一机构的 545 例数据 Meta 分析显示，其中 4% 女性进行了自体移植，活产率为 33% [31]。另外 2 项大型全球 Meta 分析回顾了 300 多个病例，报道的活产率分别为 27% 和 37%，这与之前的数据也一致 [6, 30]。自 2014 年以来，全球 OTC 移植后活产数量已经超过 130 例，呈指数级增长（图 28-1）。报道显示这些怀孕有 50% 是自然妊娠 [6]。其中 1 个系列研究报道了单次卵巢组织移植手术后 3 例活产 [18]。

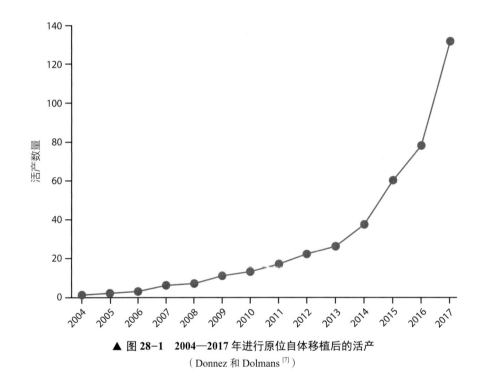

▲ 图 28-1　2004—2017 年进行原位自体移植后的活产
（Donnez 和 Dolmans [7]）

对 40 例活产的新生儿结局数据进行回顾，结果表明新生儿的平均孕龄为 39 周，平均出生体重为 3168 克，与其他单胎妊娠出生时的结果一致。另外 93 例活产中仅有 1 例胎儿异常，这与一般人群 1%～2% 的先天性异常发生率相一致 [6, 18]。

六、自体移植的局限性

自体移植的成功是革命性的，但上述方法有其局限性，特别是在卵巢恶性肿瘤或可能转移到卵巢的恶性肿瘤存在的情况下，有再输入恶性细胞的风险。Dolmans 等采用基于 PCR 的研究显示白血病患者的恶性细胞存在于冷冻保存的卵巢组织中 [36]。尽管有证据表明冻融的有恶性细胞污染的卵巢组织异种移植到小鼠身上后并没有传输疾病，分离技术的改进（包括对卵泡进行3 次清洗）也没有发现恶性细胞，但是目前这些方法在人的治疗中是禁忌的 [37, 38]。因此，如果白血病或其他癌症有可能累及卵巢，则需要进行如体外成熟（in vitro maturation，IVM）或卵巢卵泡移植（人工卵巢）的其他方法。

七、体外成熟培养

IVM 是一种提取和分离窦前卵泡，在体外培养基中完成最后成熟阶段的技术。未成熟的卵母细胞从生发泡阶段（germinal vesicles，GV），经过减数分裂 I 期（meiosis I，M I）到细胞分裂中期（meiosis II，M II）。这一阶段的细胞核成熟和细胞质成熟后需要进行受精，并受表观遗传因子的控制 [39]。1991 年第一个应用 IVM 技术的婴儿诞生。由于 IVM 整体成功率较低以及卵母细胞和胚胎冷冻保存技术的改进，在临床实践中 IVM 的使用已经减少 [40]。但是，这种保留生育力的方法能够消除或减少促性腺激素对患者的刺激。对于具有雌激素升高禁忌证的患者，如血栓栓塞或激素敏感性的恶性肿瘤，IVM 方法尤其重要。它也可以作为无法延迟化疗治疗的人保存生育力的方法。另外，可以用于多囊卵巢综合征患者或卵巢过度刺激综合征的高危人群。

获得未成熟卵母细胞进行 IVM 的方法有 2 个：①微量控制性卵巢超促排（controlled ovarian hyperstimulation，COH）或没有 COH，穿刺卵泡吸出卵母细胞；②卵巢皮质组织冷冻、解冻后组织体外培养（IVM），也可能包括人工卵巢的研究 [41]。

（一）IVM 通过穿刺获得卵母细胞的过程

卵母细胞的抽吸方法和前面描述的 IVM 过程相同。在卵泡小于 10mm 的 IVM 中，穿刺针的类型、负压压力或网状细胞过滤器的使用，都与体外受精（IVF）中获取成熟卵母细胞的方法不同 [41]。尽管缺乏大的前瞻性研究，但 IVM 用于保存生育力的临床结果是可接受的。一项大规模的回顾性研究表明，在需要紧急化疗的癌症女性中，采用无 COH 的卵母细胞穿刺技术，192 个 IVM 周期中有 105 个 IVM 周期（54.7%）实现了卵母细胞的冷冻保存，82 个 IVM 周期（42.7%）实现了胚胎的冷冻保存。早期卵泡、晚期卵泡或黄体阶段抽吸卵泡的 IVM 结果相同，即与卵母细胞抽吸时的月经周期相无关 [42]。在 IVM 与 600 多个 IVF 联合 IVM 周期的比较中，IVF 采集的平均卵母细胞数和成卵率较高，胚胎冷冻保存率也较高。在 33 个尝试妊娠的周期中，IVF 后的活产率（LBR）为 31%，IVM 后为 7%，差异没有统计学意义 [43]。

（二）经过卵巢皮质组织获取卵母细胞的 IVM 及组织冷冻

文献已介绍从卵巢组织中分离出未成熟的卵母细胞、经过 IVM 后冷冻保存的方法。一项对 4 名患者进行的小型回顾性研究，从切除的卵巢组织的窦卵泡中取出未成熟卵母细胞，成功培养出 8 个成熟卵母细胞并行玻璃化冷冻[44]。2015 年 Segers 等用这种方法获得持续的临床妊娠，点亮了其临床前景[45]。Sermondade 等对 54 例经 IVM 后卵母细胞冷冻并对患者卵巢皮质组织冷冻时原始卵泡密度进行比较，使用抗米勒管激素（anti-Müllerian hormone，AMH）水平和窦卵泡计数（antral follicle count，AFC）作为 IVM 后卵母细胞冷冻数目的临床预测指标，发现当 AMH > 3.5ng/ml 和 AFC > 19 个卵泡时，IVM 后可获得至少 8 个成熟卵母细胞进行冷冻。他们还发现在 OTC 组织中原始卵泡的密度和血清 AMH 显著相关。原始卵泡密度与冻存成熟卵母细胞数量也相关[46]。这些数据支持了将 OTC 方法作为获取卵母细胞的可能性，以及与卵泡抽吸后卵巢皮质冷冻相结合，以增加妊娠机会。尽管还需要更多的研究，这些临床参数对保存生育力的适当方法的选择起到作用[47]。

（三）人工卵巢

人工卵巢是将分离的卵泡和卵巢基质细胞包埋于生物相容性和生物可降解的三维基质并移植到患者体内。人工卵巢为卵泡提供卵巢物质运输重要管道，可以将基质环境、毛细血管和神经与卵泡隔离，数个研究小组已经对此进行了体外和动物体相关研究，提示这种方法可以消除卵巢自体移植过程中恶性细胞的传播风险[48-52]。人工卵巢的技术基于血浆凝块悬浮液的基础研究[53]，其他领域研究发现纤维蛋白支架作为人工卵巢的基质，可以促进细胞增殖、移植和生长因子的传递[54, 55]。作为卵巢基质，纤维蛋白原液滴和分离的卵巢基质细胞悬液结合，并添加凝血酶以产生纤维蛋白凝块。体外研究表明，纤维蛋白凝块之间形成可再生的降解纤维蛋白网络，可以支持基质细胞的存活和增殖，并且增加基质细胞密度[56]，将其置于纤维蛋白支架应用于鼠类动物模型的自体移植。Luyckx 等研究发现，在纤维蛋白基质自体移植 1 周后，小鼠窦前卵泡能够存活并发育，支持卵巢细胞增殖，移植物的内皮细胞增殖并形成毛细血管。在小鼠自体移植后，纤维蛋白基质凝块成功恢复了更多的卵泡（32%），在之前的研究中发现血浆凝块移植的人类卵泡恢复了 20.3%[53, 57]。进一步的鼠类研究表明，移植 1 周后的次级卵泡比原始卵泡及初级卵泡在纤维蛋白基质中更容易存活和发育，这意味着纤维蛋白基质支持已经存在的较大卵泡[58]。2016 年，Paulini 等发现在鼠类模型中异种移植时，分离的人卵泡在被纤维蛋白凝块包裹后能够存活[59]。利用人类卵泡形成纤维蛋白凝块并移植的技术可能成为生育力保存的一项新技术，但未来还需要进行进一步的研究。

抽吸或分离卵泡并按照上述方法进行培养，卵泡可以在体外培养成熟。已有几种成熟的卵泡体外培养液，目前发现在培养基中添加激素会提高着床率[60]。FSH 有助于卵丘 – 卵母细胞复合体（cumulus-oocyte complex，COC）的扩张和卵母细胞成熟，LH 和 hCG 有助于恢复卵母细胞减数分裂和最终的成熟，随后体内 LH 激增并排卵。成熟培养基中含有不同来源的蛋白质，可能是母体血清、人卵泡液、人血清白蛋白（human serum albumin，HSA）等，还可以添加含有生长因子和氨基酸等复杂成分的血清[41]。

迄今为止，癌症患者因保留生育力而进行的 IVM 仅有 4 例活产；行 IVM 出生超过 1400 例，估计全世界超过 5000 例[43, 61]。文献中报道行 IVM 孕育的新生儿结局与传统 IVF 相似[62-64]。2017 年的一项前瞻性单盲研究比较了妊娠早期筛查、妊娠 21 周、分娩和 2 岁时的结果，发现 IVM 结局与 IVF 和 ICSI 对照组相比，不会增加后代的风险[65]。目前，IVM 仍然被认为是一种生育力保存的实验技术，需要更多的研究来阐明其在临床应用中的安全性和有效性[66]。

八、展望

卵巢皮质组织活检和冷冻技术用于自体移植已证实是保存生育力的有效方法，但目前仍处在试验阶段。未来这个领域仍需要更广泛的临床实践。国际注册将改进数据的收集和临床结果的随访，最终目的是使这项技术能够应用于临床。目前，指导临床决策的标准尚未统一，但对重要因素的共识可以帮助我们指导患者选择保留生育能力的方法。与目前使用的卵母细胞和胚胎的冷冻保存方法相比，这项技术有其优点，可为患者提供更多的选择。其缺点可以通过 IVM 和人工卵巢等方法来弥补，但将其应用于常规临床仍然需要更多的研究。

参 考 文 献

[1] Parkes AS, Smith AU. Regeneration of rat ovarian tissue grafted after exposure to low temperatures. Proc R Soc Lond B Biol Sci. 1953;140(901):455–70.

[2] Gosden RG, Baird DT, Wade JC, Webb R. Restoration of fertility to oophorectomized sheep by ovarian autografts at e196 degrees C. Hum Reprod. 1994;9:597–603.

[3] Newton H, Aubard Y, Rutherford A, Sharma V, Gosden R. Low temperature storage and grafting of human ovarian tissue. Hum Reprod. 1996;11(7):1487–91.

[4] Oktay K, Karlikaya G. Ovarian function after transplantation of frozen, banked autologous ovarian tissue. N Engl J Med. 2000;342(25):1919.

[5] Donnez J, Dolmans MM, Demylle D, Jadoul P, Pirard C, Squifflet J, et al. Livebirth after orthotopic transplantation of cryopreserved ovarian tissue. Lancet (London, England). 2004;364(9443):1405–10.

[6] Gellert SE, Pors SE, Kristensen SG, Bay–Bjorn AM,

Ernst E, Yding Andersen C. Transplantation of frozen-thawed ovarian tissue: an update on worldwide activity published in peer-reviewed papers and on the Danish cohort. J Assist Reprod Genet. 2018;35(4):561–70.

[7] Donnez JA, Dolmans M. Fertility preservation in women. N Engl J Med. 2017;377(17):1657–65.

[8] Kutluk Oktay BEH, Partridge AH, Quinn GP, Reinecke J, Taylor HS, Hamish Wallace W, Wang ET, Loren AW. Fertility preservation in patients with cancer: ASCO clinical practice guideline update. J Clin Oncol. 2018;38(19):1994–2001.

[9] Salama M, Woodruff TK. New advances in ovarian autotransplantation to restore fertility in cancer patients. Cancer Metastasis Rev. 2015;34(4):807–22.

[10] Siegel R, Ma J, Zou Z, Jemal A. Cancer statistics, 2014. CA Cancer J Clin. 2014;64:9–29.

[11] Demeestere I, et al. Orthotopic and heterotopic ovarian tissue transplantation. Hum Reprod Update. 2009;15(6):649–65.

[12] Marci R, et al. Radiations and female fertility. Reprod Biol Endocrinol. 2018;16(1):112.

[13] Andersen AN. Chemotherapy risks to fertility of childhood cancer survivors. Lancet (London, England). 2016;17(5):540–1.

[14] Bea G. Reproductive outcomes after a childhood and adolescent young adult cancer diagnosis in female cancer survivors: a systematic review and meta-analysis. J Adolesc Young Adult Oncol. 2018;7:627–42.

[15] Kitajima M, Dolmans M, Donnez O, Masuzaki H, Soares M, Donnez J. Enhanced follicular recruitment and atresia in cortex derived from ovaries with endometriomas. Fertil Steril. 2014;101:1031–7.

[16] Nagy ZP, Varghese AC, Agarwal A, editors. Cryopreservation of mammalian gametes and embryos: methods and protocols. New York: The Humana Press; 2017.

[17] Practice Committee of American Society for Reproductive Medicine. Ovarian tissue cryopreservation: a committee opinion. Fertil Steril. 2014;101(5):1237–43.

[18] Jensen AK, Macklon KT, Fedder J, Ernst E, Humaidan P, Andersen CY. 86 successful births and 9 ongoing pregnancies worldwide in women transplanted with frozen-thawed ovarian tissue: focus on birth and perinatal outcome in 40 of these children. J Assist Reprod Genet. 2017;34(3):325–36.

[19] Keros V, Xella S, Hultenby K, Pettersson K, Sheikhi M, Volpe A, et al. Vitrification versus controlled-rate freezing in cryopreservation of human ovarian tissue. Hum Reprod. 2009;24:1670–83.

[20] Oktay K, Tilly J. Livebirth after cryopreserved ovarian tissue autotransplantation. Lancet (London, England). 2004;364(9451):2091–2; author reply 2–3.

[21] Kim SS, Hwang IT, Lee HC. Heterotopic autotransplantation of cryobanked human ovarian tissue as a strategy to restore ovarian function. Fertil Steril. 2004;82(4):930–2.

[22] Oktay K, Buyuk E. Ovarian transplantation in humans: indications, techniques and the risk of reseeding cancer. Eur J Obstet Gynecology Reprod Biol. 2004;113(Suppl 1):S45–7.

[23] Oktay KBE, Rosenwaks Z, Rucinski J. A technique for transplantation of ovarian cortical strips to the forearm. Fertil Steril. 2003;80:193–8.

[24] Oktay K, Buyuk E, Veeck L, Zaninovic N, Xu K, Takeuchi T, Opsahl M, Rosenwaks Z. Embryo development after heterotopic transplantation of cryopreserved ovarian tissue. Lancet (London, England). 2004;363(9412):837–40.

[25] Sonmezer M, Oktay K. Orthotopic and heterotopic ovarian tissue transplantation. Best Pract Res Clin Obstet Gynaecol. 2010;24(1):113–26.

[26] Donnez J, Dolmans M. Transplantation of ovarian tissue. Best Pract Res Clin Obstet Gynaecol. 2014;28(8):1188–97.

[27] Baird DT, Webb R, Campbell BK, Harkness LM, Gosden RG. Long-term ovarian function in sheep after ovariectomy and transplantation of autografts stored at −196 C. Endocrinology. 1999;140:462–71.

[28] Martinez-Madrid B, Dolmans M, Van Langendonckt A, Defrere S, Donnez J. Freeze-thawing intact human ovary with its vascular pedicle with a passive cooling device. Fertil Steril. 2004;82:1390–4.

[29] Arav A, Revel A, et al. Oocyte recovery, embryo development and ovarian function after cryopreservation and transplantation of whole sheep ovary. Hum Reprod. 2005;20(12):3554–9.

[30] Pacheco F, Oktay K. Current success and efficiency of autology ovarian transplantation: a meta-analysis. Reprod Sci. 2017;24(8):1111–20.

[31] Jadoul P, Guilmain A, Squifflet J, Luyckx M,

Votino R, Wyns C, et al. Efficacy of ovarian tissue cryopreservation for fertility preservation: lessons learned from 545 cases. Hum Reprod. 2017;32(5):1046–54.

[32] Dittrich R, Hackl J, Lotz L, Hoffmann I, Beckmann MW. Pregnancies and live births after 20 transplantations of cryopreserved ovarian tissue in a single center. Fertil Steril. 2015;103(2):462–8.

[33] Stoop D, et al. Fertility preservation for age-related fertility decline. Lancet (London, England). 2014;384:1311–9.

[34] Van der Ven H, Liebenthron J, Beckmann M, Toth B, Korell M, Krüssel J, Frambach T, Kupka M, Hohl MK, Winkler–Crepaz K, et al. Ninety–five orthotopic transplantations in 74 women of ovarian tissue after cytotoxic treatment in a fertility preservation network: tissue activity, pregnancy and delivery rates. Hum Reprod. 2016;31:2031–41.

[35] Donnez J, Dolmans M. Ovarian cortex transplantation: 60 reported live births brings the success and worldwide expansion of the technique towards routine clinical practice. J Assist Reprod Genet. 2015;32:1167–70.

[36] Dolmans MM, Marinescu C, Saussoy P, Van Langendo-nckt A, Amorim C, Donnez J. Reimplantation of cryopreserved ovarian tissue from patients with acute lymphoblastic leukemia is potentially unsafe. Blood. 2010;116:2908–14.

[37] Dolmans MM, Luyckx V, Donnez J, Andersen CY, Greve T. Risk of transferring malignant cells with transplanted frozen–thawed ovarian tissue. Fertil Steril. 2013;99:1514–22.

[38] Tea G. Cryopreserved ovarian cortex from patients with leukemia in complete remission contains no apparent viable malignant cells. Blood. 2012;120(22):4311–6.

[39] Practice Committees of the American Society for Reproductive Medicine and the Society for Assisted Reproductive Technology. In vitro maturation: a committee opinion. Fertil Steril. 2013;99(3):663–6.

[40] Cha KY, Koo JJ, Ko JJ, Choi DH, Han SY, Yoon TK. Pregnancy after in vitro fertilization of human follicular oocytes collected from nonstimulated cycles, their culture in vitro and their transfer in a donor oocyte program. Fertil Steril. 1991;55(1):109.

[41] Walls ML, Hart RJ. In vitro maturation. Best Pract Res Clin Obstet Gynaecol. 2018;53:60–72.

[42] Creux H, et al. Immature oocyte retrieval and in vitro oocyte maturation at different phases of the menstrual cycle in women with cancer who require urgent gonadotoxic treatment. Fertil Steril. 2017;107: 198–204.

[43] Creux H, et al. Thirteen years' experience in fertility preservation for cancer patients after in vitro fertilization and in vitro maturation treatments. J Assist Reprod Genet. 2018;35(4):583–92.

[44] Huang JY, et al. Combining ovarian tissue cryobanking with retrieval of immature oocytes followed by in vitro maturation and vitrification: an additional strategy of fertility preservation. Fertil Steril. 2008;89:567–72.

[45] Segers I, et al. In vitro maturation (IVM) of oocytes recovered from ovariectomy specimens in the laboratory: a promising "ex vivo" method of oocyte cryopreservation resulting in the first report of an ongoing pregnancy in Europe. J Assist Reprod Genet. 2015;32(8):1221–31.

[46] Sermondade N, et al. Serum antimüllerian hormone is associated with the number of oocytes matured in vitro and with primordial follicle density in candidates for fertility preservation. Fertil Steril. 2019;111(2):357–62.

[47] Hart R. Optimizing the opportunity for female fertility preservation in a limited time–frame for patients with cancer using in vitro maturation and ovarian tissue cryopreservation. Fertil Steril. 2019;111(2):258–9.

[48] Amorim CA, Van Langendonckt A, David A, Dolmans MM, Donnez J. Survival of human pre-antral follicles after cryopreservation of ovarian tissue, follicular isolation and in vitro culture in a calcium alginate matrix. Hum Reprod. 2009;24:92–9.

[49] Shikanov S, Xu M, Woodruff TK, Shea LD. Interpenetrating fibrin–alginate matrices for in vitro ovarian follicle development. Biomaterials. 2009;30:5476–85.

[50] Hornick JE, Duncan FE, Shea LD, Woodruff TK. Isolated primate primordial follicles require a rigid physical environment to survive and grow in vitro. Hum Reprod. 2012;27:1801–10.

[51] Smith RM, Shikanov A, Kniazeva E, Ramadurai D, Woodruff TK, Shea LD. Fibrin–mediated delivery of an ovarian follicle pool in a mouse model of infertility. Tissue Eng Part A. 2014;20:3021–30.

[52] Rajabzadeh AR, Eimani H, Mohseni Koochesfahani

H, Shahvardi AH, Fathi R. Morphological study of isolated ovarian preantral follicles using fibrin gel plus platelet lysate after subcutaneous transplantation. Cell J. 2015;17:145–52.

[53] Dolmans MM, Martinez–Madrid B, Gadisseux E, Guiot Y, Yuan WY, Torre A, Camboni A, Van Langendonckt A, Donnez J. Short–term transplantation of isolated human ovarian follicles and cortical tissue into nude mice. Reproduction. 2007;134:253–62.

[54] Boehler RM, Graham JG, Shea LD. Tissue engineering tools for modulation of the immune response. BioTechniques. 2011;51:239–40.

[55] Chiu CL, Hecht V, Duong H, Wu B, Tawil B. Permeability of three–dimensional fibrin constructs corresponds to fibrinogen and thrombin concentrations. Biores Open Access. 2012;1(97):134–40.

[56] Luyckx V, et al. First step in developing a 3D biodegradable fibrin scaffold for an artificial ovary. J Ovarian Res. 2013;6:83.

[57] Luyckx V, et al. A new step toward the artificial ovary: survival and proliferation of isolated murine follicles after autologous transplantation in a fibrin scaffold. Fertil Steril. 2014;101(4):1149–56.

[58] Chiti MC, et al. Influence of follicle stage on artificial ovary outcome using fibrin as a matrix. Hum Reprod. 2016;31(2):427–35.

[59] Paulini F, et al. Survival and growth of human preantral follicles after cryopreservation of ovarian tissue, follicle isolation and short–term xenografting. Reprod Biomed Online. 2016;33:425–32.

[60] Yang ZY, Chian RC. Development of in vitro maturation techniques for clinical applications. Fertil Steril. 2017;108(4):577–84.

[61] Chian RC, Xu CL, Huang JY, Ata B. Obstetric outcomes and congenital abnormalities in infants conceived with oocytes matured in vitro. Facts Views Vis Obgyn. 2014;6:15–8.

[62] Soderstrom–Antilla V, Salokorpi T, Pihlaja M, Serenius–Sirve S, Suikkari AM. Obstetric and perinatal outcome and preliminary results of development of children born after in vitro maturation of oocytes. Hum Reprod. 2006;21:1508–13.

[63] Buckett WM, Chian RC, Holzer H, Dean N, Usher R, Tan SL. Obstetric outcomes and congenital abnormalities after in vitro maturation, in vitro fertilization, and intracytoplasmic sperm injection. Obstet Gynecol. 2007;110:885–91.

[64] Fadini R, Mignini Renzini M, Guarnieri T, Dal Canto M, de Ponti E, Sutcliffe A, et al. Comparison of the obstetric and perinatal outcomes of children conceived from in vitro or in vivo matured oocytes in in vitro maturation treatments with births from conventional ICSI cycles. Hum Reprod. 2012;27:3601–8.

[65] Roesner S, von Wolff M, Elsaesser M, Roesner K, Reuner G, Pietz J, et al. Two–year development of children conceived by IVM: a prospective controlled single–blinded study. Hum Reprod. 2017;32:1341–50.

[66] Practice Committee of American Society for Reproductive Medicine. Fertility preservation in patients undergoing gonadotoxic therapy or gonadectomy: a committee opinion. Fertil Steril. 2013;100(5):1214–23.

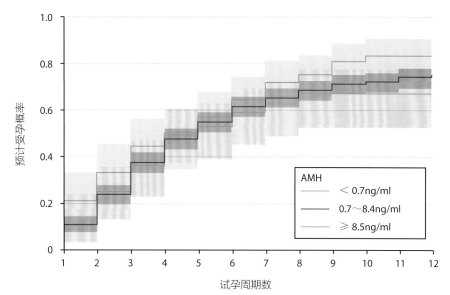

▲ 图 4-1　不同水平 AMH 患者所需妊娠时间的校正 Kaplan-Meier 曲线及 95% 置信区间

模型对年龄、BMI、种族、吸烟情况、前 1 年避孕药史进行了校正。所有置信区间重叠[22]（经许可引用）

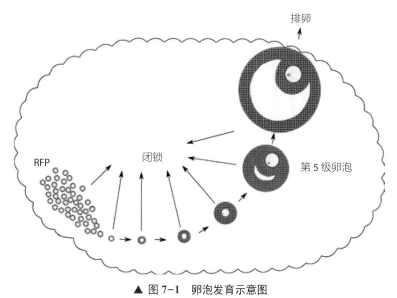

▲ 图 7-1　卵泡发育示意图

卵泡在整个生殖周期的发育和分化的各个阶段都会发生闭锁。卵泡在可被募集阶段（第 5 级）对促性腺激素变得敏感，并一直保持这种状态。RFP. 静止卵泡池，即始基卵泡

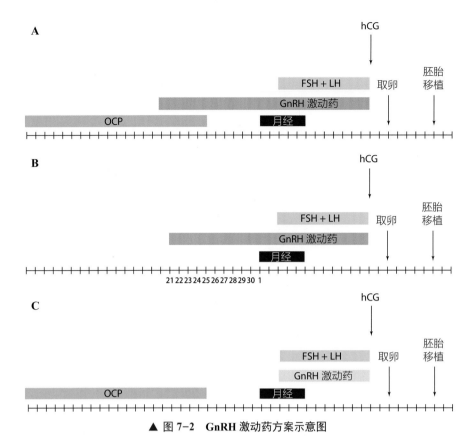

▲ 图 7-2　GnRH 激动药方案示意图

A. 口服避孕药 + 长效激动药方案；B. 未口服避孕药或长效激动药方案；C. 口服避孕药 + 短方案。直线上的每一个刻度代表月经周期中的一天。如果有数字，则数字代表月经周期天数。浅蓝绿色代表微剂量 GnRH 激动药，而深蓝绿色代表 GnRH 激动药常规剂量。OCP. 口服避孕药；FSH. 卵泡刺激素；LH. 黄体生成素；hCG. 人绒毛膜促性腺激素

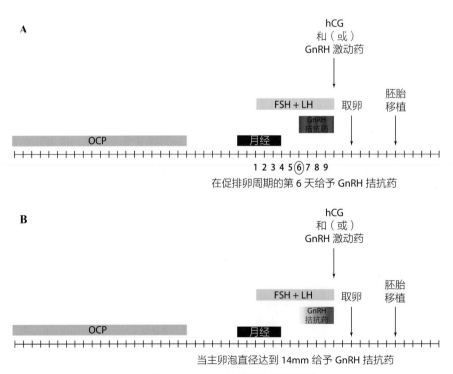

▲ 图 7-3　GnRH 拮抗药方案示意图

A. GnRH 拮抗药固定方案；B. GnRH 拮抗药灵活方案。直线上的每一个刻度代表月经周期中的一天。如果有数字，则数字代表月经周期天数。GnRH 拮抗药盒色调的梯度代表该制剂根据主卵泡直径来灵活调整启动时机。请注意，在这些方案中，hCG 或 GnRH 激动药，或两者联合均可用于诱发排卵。OCP. 口服避孕药；FSH. 卵泡刺激素；LH. 黄体生成素；hCG. 人绒毛膜促性腺激素

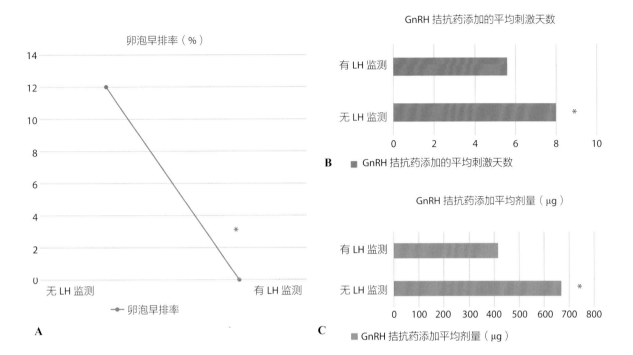

▲ 图 14-2 基于得克萨斯州达拉斯的得克萨斯大学西南医学中心收集的回顾性未发表的数据。88 例患者接受了 129 个微刺激 IVF 周期，分为无 LH 监测和在微刺激 IVF 周期中进行 LH 监测的两组患者

A. 一旦纳入 LH 监测，过早排卵率就会被消除（$P = 0.0017$）；B. 与无 LH 监测相比，有 LH 监测导致 GnRH 拮抗药的启动平均较早（$P < 0.0001$）；C. 与无 LH 监测组相比，有 LH 监测组只需约 2/3 的 GnRH 拮抗药（$P < 0.0001$）

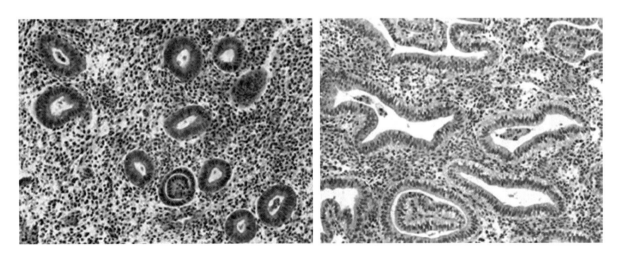

▲ 图 20-2　枸橼酸氯米芬微刺激（左）与常规刺激（右）的子宫内膜活检样本的 HE 染色

▲ 图 20-3 枸橼酸氯米芬微刺激子宫内膜活检样本中抗 -SFRP4 的免疫荧光染色图（×40 倍）

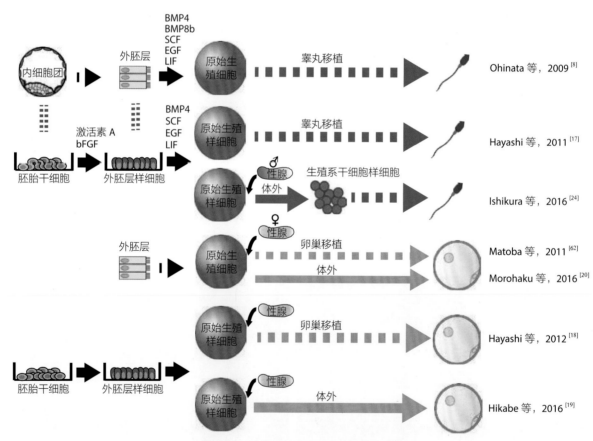

▲ 图 25-2 小鼠体外配子发生的功能验证图

第一例成功展示鼠 PGC 发展的重建可以追溯到 2009 年，Ohinata 等研究表明外胚层在 E6.0 时可以在体外被诱导为类 PGC 细胞（PGCLC），在 BMP4、BMP8b、SCF、EGF 和 LIF 存在的条件下培养，PGCLC 移植到新生儿睾丸上可以成熟为具有功能的精子[8]。在随后的研究中，ESC 作为原始材料，在激活素 A 和 bFGF 的存在下，通过单层培养将其诱导成外胚层样细胞（EpiLC），进而诱导成 PGCLC[17]，PGCLC 移植后同样有助于功能性精子的形成。2011 年，Matoba 等提出一种方法，通过将 PGC 异位移植到肾囊中，将其在体外诱导为成熟的卵母细胞[62]。Hayashi 等对该方法进行了微小的修改，成功地从 PGCLC 诱导到具有生育力的卵母细胞[18]。最近，在体外首先使用 PGC[20]，然后使用 mESC[19] 诱导的 PGCLC，对后一种卵子生成过程进行了再现。这些研究使用的卵巢是一种重构卵巢，其生殖细胞与来自于 E12.5 卵巢的性腺体细胞进行共培养。男性精子发生也被部分重构，从 PGCLC 中通过重构睾丸诱导出种系干细胞样细胞（GSCLC），移植到受体睾丸后，有助于产生可育精子[24]

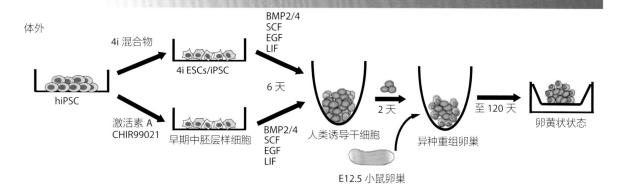

体外

4i 混合物

BMP2/4
SCF
EGF
LIF

4i ESCs/iPSC

hiPSC

激活素 A
CHIR99021

早期中胚层样细胞

BMP2/4
SCF
EGF
LIF

6 天

人类诱导干细胞

2 天

E12.5 小鼠卵巢

异种重组卵巢

至 120 天

卵黄状状态

▲ 图 25-4　人类配子的体外发生

Sasaki 等证明，在激活素 A 和 CHIR99021 作用下，先在单层中培养无饲养层的 hiPSC 获 ESC，以诱导 iMeLC [39, 52]。在 Irie 等提出的替代方法中 [35]，在含有 GSK3、p38、JNK 和 MAPK 抑制剂的 4i 混合物中，将 hiPSC 或 ESC 与 LIF、bFGF 和 TGF-β_1 一起添加进培养液中，诱导 4i-ESC/iPSC [48]。4i-ESC/iPSC 或 iMeLC 通过 BMP2/4、SCF、EGF 和 LIF 在类似于 mPGCLC 的三维聚集体中进一步诱导 hPGCLC；hPGCLC 与 E12.5 小鼠卵巢的体细胞混合培养 2 天，形成异种重组卵巢，在硝化纤维素膜上进行长达 120 天的气液界面培养，产生具有卵原细胞状细胞，其表达后期生殖细胞标记物（如 DDX4 和 DAZL）与发生全部 DNA 去甲基化

国际经典妇产科译著荟萃

中国科学技术出版社·荣誉出品

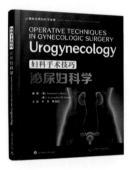

书　名：泌尿妇科学
引进地：Wolters Kluwer
主　译：乔　杰　韩劲松
开　本：大 16 开（精装）
定　价：128.00 元

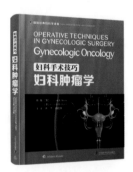

书　名：妇科肿瘤学
引进地：Wolters Kluwer
主　译：乔　杰　郭红燕
开　本：大 16 开（精装）
定　价：180.00 元

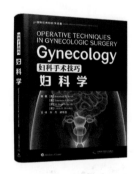

书　名：妇科学
引进地：Wolters Kluwer
主　译：乔　杰　梁华茂
开　本：大 16 开（精装）
定　价：288.00 元

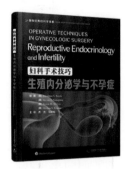

书　名：生殖内分泌学与不孕症
引进地：Wolters Kluwer
主　译：乔　杰　马彩虹
开　本：大 16 开（精装）
定　价：148.00 元

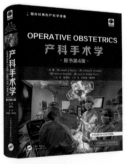

书　名：产科手术学
引进地：CRC 出版社
主　译：刘俊涛　周希亚
开　本：大 16 开（精装）
定　价：398.00 元

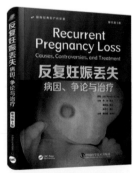

书　名：反复妊娠丢失：病
因、争论与治疗
引进地：CRC 出版社
主　译：曹云霞　向卉芬
开　本：大 16 开（精装）
定　价：158.00 元

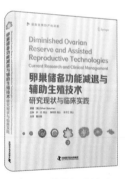

书　名：卵巢储备功能减退
与辅助生殖技术
引进地：Springer 出版社
主　译：曹云霞
开　本：大 16 开（精装）
定　价：198.00 元

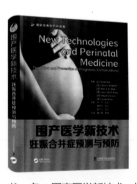

书　名：围产医学新技术：妊娠
合并症预测与预防
引进地：CRC 出版社
主　译：曹云霞
开　本：大 16 开（精装）
定　价：198.00 元

焦点医学，中国科学技术出版社重点打造的医学品牌
聚焦医学前沿，致力医学专著出版、版权引进输出